Erwachsene im Wachkoma

Behindertenpädagogik und Integration

Herausgegeben von Georg Feuser

Band 3

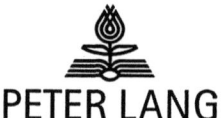

Frankfurt am Main · Berlin · Bern · Bruxelles · New York · Oxford · Wien

Patrizia Tolle

Erwachsene im Wachkoma

Ansätze für eine theoriegeleitete
und empirisch fundierte Pflege

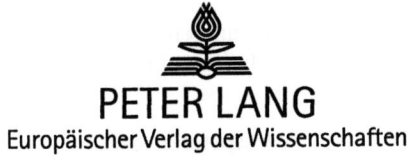

PETER LANG
Europäischer Verlag der Wissenschaften

Bibliografische Information Der Deutschen Bibliothek
Die Deutsche Bibliothek verzeichnet diese Publikation in der
Deutschen Nationalbibliografie; detaillierte bibliografische
Daten sind im Internet über <http://dnb.ddb.de> abrufbar.

Zugl.: Bremen, Univ., Diss., 2004

D 46
ISSN 1611-244X
ISBN 3-631-53486-8

© Peter Lang GmbH
Europäischer Verlag der Wissenschaften
Frankfurt am Main 2005
Alle Rechte vorbehalten.

Das Werk einschließlich aller seiner Teile ist urheberrechtlich
geschützt. Jede Verwertung außerhalb der engen Grenzen des
Urheberrechtsgesetzes ist ohne Zustimmung des Verlages
unzulässig und strafbar. Das gilt insbesondere für
Vervielfältigungen, Übersetzungen, Mikroverfilmungen und die
Einspeicherung und Verarbeitung in elektronischen Systemen.

www.peterlang.de

Vorwort

Die Forderung nach *Integration* wird heute im internationalen Diskurs als das Be-mühen um die Realisierung eines Menschenrechts begriffen - des Rechts auf unein-geschränkte Teilhabe und gleichberechtigte und gleichwertige Anerkennung eines jeden Menschen in der menschlichen Gemeinschaft. Dies unabhängig davon, ob er im Normengefüge wissenschaftlicher und gesellschaftlicher Konventionen als *behindert* klassifiziert wurde und wird.

Bis in unsere Gegenwart hinein wurden Menschen aufgrund der Feststellung und Zuschreibung einer Behinderung ausgegrenzt und je nach Art und Schweregrad derselben oft lebenslang hospitalisiert. Im Hitler-Faschismus wurde ihre systematische Vernichtung betrieben und die dahinter stehenden bevölkerungspolitischen Absichten und an Kosten-Nutzen-Abwägungen orientierten ökonomischen Kalküle in den Kategorien von "Lebenswert" und auf Erlösung ausgerichteter "Euthanasie" verbrämt und ethisch als moralische Handlung zu legitimieren versucht. Nahezu nahtlos setzt sich solches Begehren unter wissenschaftlichen Begründungszusammenhängen und in Verabsolutierung von Technologien, die immer mehr als Inhalte bewertet und nicht mehr als Werkzeuge des Handelns begriffen werden, auch in demokratischen, rechtsstaatlichen Systemen subtil fort.

Der vorliegende dritte Band der Reihe "Behindertenpädagogik und Integration" befasst sich mit einer Thematik, die in den letzten beiden Jahrzehnten zunehmend aus einer rein medizinischen Perspektive ihrer Betrachtung herausgetreten ist. Auch die hier im Zentrum der Arbeit stehende Frage der *rehabilitativen Pflege* verdeutlicht bereits eine Vereinheitlichung bislang (und z.T. noch immer) von einer Rehabilitation und damit von pädagogisch-(psycho) therapeutischen Zusammenhängen isolierten *Pflege* von Menschen, die länger als ein halbes Jahr im Wachkoma leben und der Phase F zugeordnet sind, die aus medizinischer Sicht bereits einen "austherapierten" Status signalisiert und Pflege allenfalls als erhaltende versteht, keinesfalls als fördernde und damit auch rehabilitative. Es ist überwiegend das Verdienst der materialistischen Behindertenpädagogik, sich in subjektwissenschaft-lich-rehistorisierender Weise Menschen im Wachlkoma, ihren Lebensverhältnissen und ihrer sozialen Lage verstehend anzunähern und aus diesem Verstehen heraus zum einen die Bedingungen zu bestimmten, die zu der schon vorliegenden sehr gravierenden *internen* Isolation als *externe* Bedingungen der Isolation dieser Menschen zu betrachten sind und zum anderen zu klären, wie sich diese externen isolierenden Bedingungen in potentielle Zustände der Isolation der betroffenen Menschen transformieren.

Diese Arbeit ist entsprechend ihrer Zielsetzung der Frage der *Pflege* primär aus pflegewissenschaftlicher Sicht verpflichtet; allerdings in interdisziplinärer

Orientierung an grundlegenden wissenschaftlichen Standards der Tätigkeitstheorie der Kulturhistischen Schule und der Behindertenpädagogik, was in einer vereinheitlichenden Theoriebildung zur Frage vor allem der *Handlungsorientierung* der rehabilitativ-therapeutischen Pflege auf der Basis hoch entfalteten Reflexionswissens resultiert - mit Fokus auf Dialog und Rehistorisierung.

Der Wechsel von einem defizit- zu einem kompetenzorientierten Denk- und Handlungsmodell in der Behindertenarbeit hat weitreichende Konsequenzen, die darin zusammengefasst werden könnten, dass es für behinderte Menschen nicht um eine defektkompensierende Rehabilitation, sondern um ihre *Habilitation* geht, nicht um die Behinderung der Betroffenen, sondern um die Frage, was sie in ihrem Lernen, ihrer Entwicklung und in einer selbstbestimmten Lebensführung *behindert* und wodurch und worin wir sie diesbezüglich *behindern*; vor allem eben auch darum, in einer nach wie vor segregierenden Gesellschaft ein weitgehend integriertes Leben führen zu können. *Behindertenpädagogik* wie *Integration* kommen die besondere Aufgabe zu, diesen Bedeutungswandel in Theorie und Praxis weiter herauszuarbeiten, ihn in den humanwissenschaftlichen Bereichen zu verdeutlichen und in die gesellschaftliche Praxis einzuführen.

Die Schriftenreihe *Behindertenpädagogik und Integration* möchte einen Beitrag zur Bewältigung der aufgezeigten Aufgabenstellungen leisten. Sie wird mit dem vorliegenden Band „ *Erwachsene im Wachkoma* " fortgesetzt.

Bremen, im Januar 2005   Georg Feuser

Herzlich bedanken

möchte ich mich bei all den Menschen, die mich im Verlauf dieser Arbeit begleitet haben und zu ihrem Gelingen beigetragen haben.
Ich bedanke mich herzlich bei den Personen, die mich im Rahmen der Datenerhebung an ihrem Wissen und ihren Erfahrungen haben teilhaben lassen. Bedanken möchte ich mich außerdem bei der Bereichsleitung der Institution, die mir die Möglichkeit der Datenerhebung eröffnet hat, für ihre Unterstützung.
Mein besonders herzlicher Dank gilt Prof. Dr. Wolfgang Jantzen, der mich bei diesem Promotionsvorhaben auf den unterschiedlichsten Ebenen sehr unterstützt hat.
Für ihr Interesse an dieser Arbeit bedanke ich mich sehr bei Prof. Dr. Georg Feuser, bei Prof. Dr. Helga Krüger und Prof. Dr. Annelie Keil. Durch die Begleitung von Prof. Dr. Hanneke van Maanen habe ich persönlich viel gelernt, dafür bedanke ich mich.
Herzlich bedanke ich mich bei den Studierenden, die bei der Auswertung der Beobachtungsdaten mitgewirkt haben, für ihr hohes Engagement und ihr eingebrachtes Wissen.
Besonders herzlich bedanke ich mich bei meinen Freundinnen und Freunden, meinen Eltern und vier Geschwistern. Sie haben den Prozess des Entstehens dieser Arbeit stets mit offenen Ohren, wohltuenden Worten und Gesten, Interesse, Spannung und Verständnis verfolgt. An dieser Stelle möchte ich mich ganz innig bei Andrea Battke für ihre konstruktive Unterstützung und die Zeit, die sie nicht nur dem „Transkriptionsprojekt" in Bezug auf diese Arbeit gewidmet hat, bedanken. Doris Bendig gilt mein herzlicher Dank für ihre Unterstützung bei der Transkription der Interviews und vieles mehr. Besonders Andrea Battke, Eveline Hermann und Annette Samuel verdanke ich viele Hinweise und Anregungen, die insgesamt zur Qualität der Arbeit beigetragen haben. Ich danke ihnen sehr für die Diskussionen, das beständige und kritische Korrekturlesen. Vor allem danke ich für die ermutigende persönliche Unterstützung, für die ich mich namentlich ebenso besonders bei Ilona und Ulf Molkentin, bei Kathrin Tweidtmann und bei Renate Weber bedanke. Herzlich bedanke ich mich bei Renate Tewes für die Unterstützung bei der Formulierung der „Kooperationsvereinbarung" und die bereichernden Gespräche, für die ich ebenso Gudrun Adler und Julia Lademann danke. Sabina Lange danke ich herzlich für das abschließende Korrekturlesen. Bei der Sparkasse Bremen bedanke ich mich für die finanzielle Unterstützung dieses Vorhabens.

Bremen, im Mai 2003   Patrizia Tolle

Inhaltsverzeichnis

1.0	Einführung	13
Teil I	**Forschungen zum Wachkoma und deren kritische Reflexion im Hinblick auf neue Anforderungen an die Pflege und Pflegeforschung**	**21**
1.0	Aspekte zur Häufigkeit von schweren Schädel-Hirn-Verletzungen als Ausgangspunkt zunehmender und neuer Pflegeprobleme im Kontext rehabilitativer Pflege	25
1.1	Aspekte zur Häufigkeit schwerer Schädel-Hirn-Verletzungen	26
1.2	Aspekte zur Häufigkeit des Wachkomas	27
1.3	Überlegungen im Hinblick auf neue Herausforderungen für die Pflege	28
1.3.1	Pflege und ihr rehabilitativer Auftrag – Kompetenz statt Defekt	28
1.3.2	Herausforderungen für die Pflege im Kontext der neurologischen Behandlungs- und Rehabilitationskette	31
2.0	Medizinische Diagnose und Ursachen des Wachkomas und deren kritische Reflexion im Spiegel neuer Herausforderungen für eine rehabilitative Pflege	35
2.1	Aspekte zur medizinischen Diagnose des Wachkomas	36
2.2	Aspekte zu den Ursachen des Wachkomas	38
2.3	Überlegungen im Hinblick auf neue Herausforderungen für die Pflege	40
2.3.1	Pflege und ihre Bezugswissenschaften – Vom Mythos des Wachkomas	40
2.3.2	Herausforderungen für die Pflege im Spiegel der erklärenden und verstehenden Diagnostik als Rehistorisierung	47
3.0	Intensive multisensorische Stimulationsprogramme und die „Sensorische Regulation" – Eine Darstellung und kritische Betrachtung in Bezug auf neue Herausforderungen für eine rehabilitativ-therapeutische Pflege von Erwachsenen im Wachkoma	49
3.1	Aspekte zu den intensiven multisensorisch ausgerichteten Stimulationsprogrammen	52
3.1.1	Die Rückbildung des Wachkomas	55
3.1.2	Beschreibung der Durchführungsmodalitäten am Beispiel des „Coma Recovery Program"	56
3.2	Aspekte zum Ansatz der „Sensorischen Regulation"	58
3.2.1	Die Rückbildung des Wachkomas	60
3.2.2	Beschreibung der Durchführungsmodalitäten der „Sensorischen Regulation"	60

3.3	Überlegungen im Hinblick auf neue Herausforderungen für die Pflege	61
3.3.1	Zur Theorie isolierender Bedingungen in Bezug zum Wachkoma	62
3.3.2	Pflege und Therapie – Aktivität statt Passivität	65
3.3.2.1	Instrumentelles Lernen bei Erwachsenen im Wachkoma	70
3.3.3	Herausforderungen für die Pflege in Bezug auf die Theorie funktioneller Systeme	73
4.0	Herausforderungen für die Pflegeforschung von heute über Erwachsene im Wachkoma oder die Ableitung der Forschungsfragen	83
Teil II	**Die theoretische Reproduktion empirischen pflegerischen Wissens zum Wachkoma**	**87**
1.0	Die Methoden zur Datengewinnung und Datenanalyse unter Berücksichtigung forschungsethischer Aspekte	91
1.1	Die Zielstellungen und Methoden zur Datengewinnung	92
1.1.1	Die Zielsetzungen der Datenerhebung	92
1.2	Das Expertengespräch als Verfahren der Gewinnung verbaler Daten	92
1.2.1	Die Auswahl der Interviewpartner und Interviewpartnerinnen	94
1.2.2	Die Entwicklung von „Fragen zur Person", des Interviewleitfadens und des Postskriptums	95
1.3	Die nicht-teilnehmende, offene und vermittelte Feldbeobachtung zur Gewinnung audio-visueller Daten	100
1.3.1	Die Bestimmung der Beobachtungssequenz	102
1.3.2	Die Nachbesprechung der Beobachtung	102
1.4	Die zusammenfassende Inhaltsanalyse als Methode zur Datenanalyse	103
1.4.1	Die theoretische Darstellung des Ablaufs der zusammenfassenden Inhaltsanalyse	105
1.5	Forschungsethische Prinzipien	110
1.5.1	Forschungsethische Aspekte auf der institutionellen Ebene	110
1.5.2	Forschungsethische Aspekte auf der individuellen Ebene	111
2.0	Die Organisation und Realisierung des Feldzuganges und der Datengewinnung	113
2.1	Die Organisation und Realisierung des Feldzuganges	113
2.2	Die Organisation und Realisierung der Datengewinnung	115
3.0	Die Analyse des verbalen Datenmaterials	119
3.1	Die Festlegung des Materials	120
3.2	Experten und Expertinnen ergreifen das Wort – Die Analyse der Entstehungssituation	120
3.3	Formale Charakteristika des Materials	123
3.4	„Was wird gesagt" oder die Bestimmung der Richtung der Analyse	124
3.5	Ablaufmodell der Analyse	125

4.0	Die Ergebnisse der Analyse	127
4.1	Die Sicht der Pflegenden über begünstigende Bedingungen für die Wahrnehmung von Verhaltensweisen der Patienten/Patientinnen	128
4.2	Informationen zum „äußeren" Verhalten der Patienten/Patientinnen	131
4.3	Informationen zum „äußeren" und „inneren" Verhalten der Patienten/Patientinnen	132
4.4	Der Bezug von Analyseergebnissen der verbalen Daten zu den differenzierenden Fragestellungen und die Ableitung des Kategoriensystems	155
4.5	Die Expertenrunde und ihre Visionen	165
5.0	Der Prozess der Analyse des audio-visuellen Datenmaterials	169
5.1	Die Festlegung des Materials	170
5.2	Die Filmbeiträge – Die Analyse der Entstehungssituation der audio-visuellen Daten	172
5.3	Formale Charakteristika des Materials	172
5.4	Die Bestimmung der Richtung der Analyse	174
5.5	Das Vorgehen bei der Analyse der audio-visuellen Daten	174
6.0	Die Ergebnisse der Analyse und der Bezug zur differenzierenden Frage	177
7.0	Die Geltungsbegründung und Begrenzung der Studie	181
7.1	Die Gegenstandsangemessenheit der Methoden der Datenerhebung	182
7.2	Die Interkoderreliabilität	183
7.3	Triangulation bei der Datensammlung	184
7.4	Begrenzungen der Studie	185
Teil III	**Eine ergebnisgesteuerte und theoretisch reflektierte Annäherung an die Forschungsfragen**	**187**
1.0	Aspekte zum Wissen ausgewählter Experten und Expertinnen zum Verhalten Erwachsener im Wachkoma	191
1.1	Interpretative Überlegungen und Diskussion zu den Assoziationen der Befragten zum beobachtbaren Verhalten Erwachsener im Wachkoma	192
1.1.1	Überlegungen zur körperlichen Orientierung in den Deutungen „äußeren" Verhaltens	199
1.2.2	Überlegungen zur psychischen Orientierung in den Deutungen „äußeren" Verhaltens	203
1.2.3	Überlegungen zur sozialen Orientierung in den Deutungen „äußeren" Verhaltens	213
1.3	Eine Einschätzung des Wissens ausgewählter Experten und Expertinnen über das Verhalten von Erwachsenen im Wachkoma	224
1.3.1	Ein Versuch der empirischen Verallgemeinerung und deren Potentiale	227

1.3.2	Die theoretische Verallgemeinerung als Schlüssel zur Entwicklung von Reflexionswissen	231
2.0	Aspekte zur Entwicklung von Handlungsorientierungen im Spiegel rehabilitativ-therapeutischer Pflege	235
2.1	Der Dialog und die Rehistorisierung	236
2.1.1	Die Suche nach einem gemeinsamen Gegenstand und die Interdisziplinarität	239
2.2	Aspekte zur Fort- und Weiterbildung sowie zur Supervision	246
3.0	Schluss	249
4.0	Literatur	253

II. Abbildungs- und Tabellenverzeichnis

Abbildung 1/1	Koma als biographischer Prozess	18
Abbildung I/1/1	Behandlungs- und Rehabilitationsphasen, deren Dauer und Kostenträger	33
Abbildung I/3/1	Der kybernetische Regelkreis	54
Abbildung I/3/2	Das funktionelle System als physiologische Grundlage des Verhaltensaktes	74
Abbildung II/1/1	Allgemeines inhaltsanalytisches Ablaufmodell unter Einschluss der Verfahrensschritte bei der zusammenfassenden Inhaltsanalyse	106
Abbildung III/1/1	Deutungsebenen beobachteter Verhaltensweisen	196
Abbildung III/1/2	Wohlbefinden und die Spiegelung auf der Beobachtungsebene	211
Abbildung III/1/3	Unwohlsein und die Spiegelung auf der Beobachtungsebene	211
Abbildung III/1/4	Kontakt mit vertrauten Personen und die Spiegelung auf verschiedenen Ebenen	214
Abbildung III/1/5	Durchführung subjektiv bedeutsamer Handlungen mit anderen Personen und die Spiegelung auf verschiedenen Ebenen	217
Abbildung III/1/6	Ein mittelbarer Vorgang	218
Abbildung III/1/7	Der Mechanismus der vorgreifenden Widerspiegelung	222
Tabelle I/2/1	Gründe für das Wachkoma bei Erwachsenen	39
Tabelle I/3/1	Die Komponenten des „Coma Recovery Program" (Low-Level)	57
Tabelle II/1/1	Reduktionsschema	109
Tabelle II/3/1	Eigenschaften der Gruppe der Pflegenden, Therapeuten/Therapeutinnen und die entsprechende Anzahl der Pflegenden, Therapeuten/Therapeutinnen (n= 14)	122
Tabelle II/4/1	Das Kategoriensystem oder Hypothesen zum „äußeren" und „inneren" Verhalten von Erwachsenen in einem länger als sechs Monate andauerndem Wachkoma aus der Sicht ausgewählter Experten und Expertinnen	161
Tabelle II/5/1	Beobachtungskategorien zum „äußeren" Verhalten eines/einer Erwachsenen mit der medizinischen Diagnose des „apallischen Syndroms" nach einem traumatischen Ereignis im Jahr 1996	178

> „Denn es gibt einen kreisförmigen Zusammenhang zwischen Erkennen und Machen. Wenn man im Machen nicht mehr anwendet, was man erkannt hat, kann man schließlich auch nicht mehr erkennen, was zu machen ist."
> (Richter 1978: 23)

1.0 Einführung

Das oben genannte Zitat von RICHTER ist mir zu Beginn meiner Studienzeit begegnet und hat mich lange Zeit begeistert, weil es für mich so prägnant den Zusammenhang und die gegenseitige Beeinflussung zwischen „Erkennen" und „Machen" zum Ausdruck bringt. Viele der Zitate, die den einzelnen Kapiteln dieser Arbeit voranstehen, haben zu verschiedenen Zeiten eine Bedeutung für mich gehabt, weil sie Gedankengänge oder Erkenntnisse, je nach dem jeweiligen Themenbereich, mit dem ich gerade befasst war, treffend ausdrücken. Im Rahmen meiner Dissertation beschäftige ich mich mit der rehabilitativ-therapeutischen Pflege von Erwachsenen im Wachkoma, wobei die Thematik des Wachkomas mich seit vielen Jahren auf den unterschiedlichsten Ebenen mal mehr, mal weniger persönlich und nah begleitet.

Bis vor einigen Jahren war das Wachkoma allgemein als „apallisches Syndrom" bekannt. Auf Grund der eher negativ ausgerichteten Konnotation des letzteren Begriffes verzichten heute viele Experten und Expertinnen auf diese Bezeichnung. Ein Beispiel stellt die Assoziation der Hoffnungslosigkeit zum Begriff des „apallischen Syndroms" dar. Durch diesen weitgehenden Verzicht wird gezeigt, dass im wissenschaftlichen Bewusstsein ein Umdenken zu dieser Thematik stattfindet. Auch von dem im anglo-amerikanischen Sprachraum benutzten Terminus des „Persistent Vegetative State" (PVS) wird heute zunehmend abgerückt, da dieser das Erscheinungsbild und dessen Verlauf nicht exakt abzubilden vermag. Kritisiert wird hier zum Beispiel, dass die Abkürzung „PVS" zur Verwirrung im Hinblick auf eine Abgrenzung zum so genannten „Permanent Vegetative State" führt (Wilson, Fergus, Bainbridge 2001: 1083). Als Ursache für das Wachkoma können beispielsweise die Folgen eines Schädel-Hirn-Traumas oder ein progressiv verlaufender Prozess wie der Alzheimer-Krankheit gelten (The Multi-Society Task Force on PVS 1994: 1503).

In meiner Arbeit interessiere ich mich besonders für Erwachsene in der Langzeitpflege, die dieses Erscheinungsbild nach einem traumatischen Ereignis ausgebildet haben. „Langzeitpflege ist ‚Pflege über lange Zeit'" (Juchli 1997: 713). Insbesondere für Menschen, die in Einrichtungen der Langzeitpflege leben, ist die Qualität der Pflege wegen ihrer Dauerhaftigkeit von besonderer Bedeutung: „Quality of care is of particular importance to residents of long-term care because of the permanency of their situation" (Grant, Reimer, Bannatyne 1996: 469). Im Langzeitpflegebereich beziehungsweise besonders in der Rehabilitation von Personen, die ein Wachkoma entwickelt haben, überschneiden sich verschiedene fachliche Disziplinen und im Bereich der Pflege ist insbesondere ihr „pädagogischer Anteil" (Juchli 1997: 703) angesprochen. Dies legt eine Inkorporation vor allem behindertenpädagogischen Wissens in die theoretische Fundierung pflegerischer Prozesse nahe und kennzeichnet die vorliegende Arbeit als zugleich pflegewissenschaftlich und behindertenpädagogisch.

KRETSCHMER, der als Erstbeschreiber des „apallischen Syndroms" gilt, charakterisiert das Erscheinungsbild folgendermaßen: „Der Patient liegt wach da mit offenen Augen. Der Blick starrt geradeaus oder gleitet ohne Fixationspunkt verständnislos hin und her. Auch der Versuch, die Aufmerksamkeit hinzulenken, gelingt nicht oder höchstens spurenweise" (Kretschmer 1940: 577). In der klassischen medizinischen Fachliteratur mündet diese Beschreibung in die Schlussfolgerung, dass Menschen mit diesem Erscheinungsbild nicht mit ihrer Umwelt zu interagieren scheinen. Gerade diese Hypothese lässt die professionelle rehabilitative Pflege von diesen Personen aus verschiedenen Gründen zu einer komplexen Herausforderung werden: *Erstens* wurde, wie WALTER treffend formuliert, Pflege lange nur als Anwendung von Technologien oder Regeln ausgeübt, die zum größten Teil auf Traditionen beruhen. Theoretische Erkenntnisse zu deren Fundierung sind vor allem der Medizin entlehnt (Walter 1993: 121). Das heißt, die Medizin ist eine wichtige Bezugswissenschaft der Pflege, die auch heute noch mit ihren Interpretationen von Erscheinungen das pflegerische Handeln beeinflusst. *Zweitens* ist Pflege im Kern als ein interaktiver Prozess zu verstehen (Robert-Bosch-Stiftung 1996: 10), das heißt, sie zielt auf das Charakteristikum ab, das Menschen im Wachkoma unter Umständen abgesprochen wird. *Drittens* erlaubt die skizzierte Folgerung aus der Beschreibung des Erscheinungsbildes keine Rekonstruktion einer Entwicklungslogik, die wiederum Anknüpfungspunkte für eine rehabilitative Praxis anbietet. Es scheint, als sei ein Mensch mit der medizinischen Diagnose eines „apallischen Syndroms" in seinem Verhalten nicht beeinflussbar, veränderbar, also behandelbar. Nach JANTZEN wäre er dem „harten Kern" zuzuordnen, zu dem die Kommunikation abgebrochen scheint (Jantzen 1993: 46).

Das Phänomen des Wachkomas ist vielschichtig sowie von Ungewissheits- und Unsicherheitszonen umgeben. Diese Merkmale zum Erscheinungsbild des Wachkomas kommen auch in Schlagzeilen der Medien komprimiert zum Ausdruck. Sie entstammen zwar dem Alltagsverständnis, können jedoch plakativ einige Ungewissheiten und Unsicherheiten des gesellschaftlichen und wissenschaftlichen Verständnisses zu bestimmten Phänomenen widerspiegeln. Exemplarisch an fünf Schlagzeilen lassen sich einige Inseln der Ungewissheit und Unsicherheit aufzeigen: „*Ein Leben in der Schwebe*"[1], „*Das Tor zum Leben soll offen bleiben*"[2], „*Zustand zwischen Leben und Tod*"[3], so oder ähnlich lauten Ar-

---

1 WESER-Kurier, 21. April 2002, Nr. 16 (93)

2 WESER-Kurier, 25. Januar 1998, Nr. 4 (21)

tikelüberschriften, die der Tagespresse zum Wachkoma zu entnehmen sind. Wohl kaum ein Erscheinungsbild lässt so viele geheimnisvoll anmutende freie Assoziationen zu, wie das des Wachkomas oder des „apallischen Syndroms". Welche tieferliegende Bedeutung könnte in einem kurzen Exkurs in den ersten Titel *„Ein Leben in der Schwebe"* sowie in den zweiten *„Das Tor zum Leben soll offen bleiben"* gelegt werden? In einem Deutschen Wörterbuch kann zum „Schweben" nachgelesen werden, dass darunter beispielsweise verstanden werden kann, dass sich jemand ohne Hilfsmittel über dem Erdboden fortbewegen kann (Bünting 1996: 1034). Sich über dem Erdboden fortbewegen – dies lässt vielleicht das Bild eines Zauberers oder auch eines Engels entstehen, also eines metaphysischen, überirdischen Wesens. Ein Zauberer oder ein Engel verfügt in der Phantasie über einen weiten Handlungsspielraum, da er übernatürliche Fähigkeiten besitzt (die durchaus „scheinbar" sein können, wenn die Möglichkeit von Zaubertricks berücksichtigt wird). Ein Mensch verfügt nicht über Kräfte, sich ohne technische Hilfsmittel schwebend über dem Erdboden fortzubewegen, dafür bedarf es entweder der Teilhabe am „geheimen Wissen" über Zauberkunststücke, das jedoch der Zunft der Zauberer vorbehalten ist, oder übersinnlicher Fähigkeiten. Damit scheint dieses Wissen, mit dem vordergründig nicht erklärbare Ereignisse nachvollziehbar werden, fast unerreichbar (wenn jetzt die übersinnlichen Fähigkeiten eines überirdischen Wesens vernachlässigt werden). Auf jeden Fall entsteht bei dieser ersten Schlagzeile weniger das geistige Bild eines „bodenständigen" Menschen, der in seinem Handeln ungefähr von anderen eingeschätzt werden kann und damit eine gewisse Zone der Sicherheit um sich verbreitet. Erscheinungen werden im beschriebenen Zusammenhang im Wesen dem menschlichen Verständnis nicht zugänglich, denn dafür bedarf es einer Schnittstelle im Sinne eines Austausches an Wissensbeständen, wenn nicht auf die Methode „trial and error" zurückgegriffen werden soll. Der zweite Titel: *„Das Tor zum Leben soll offen bleiben"* kann die Phantasie einer imaginären Grenzüberschreitung – wohin auch immer, vielleicht ins „Jenseits", aus dem bekannterweise die Engel stammen – hervorrufen. Unterstützt wird diese Assoziation durch die dritte Schlagzeile: *„Ein Zustand zwischen Leben und Tod"*. Zu bemerken gilt in diesem Zusammenhang, dass der Hirntod nicht zum Koma gehört, das bedeutet, wie PLENTER schreibt, dass „...Menschen im Koma Lebende sind" (Plenter 2001: 18). Dies bezieht sich ebenso auf Menschen im Wachkoma (Plenter 2001: 38). Es wird deutlich, dass dem Phänomen des Wachkomas etwas Mysteriöses anhaftet. Anfang der 1990er Jahre konstatiert der britische Neurologe ANDREWS das Wachkoma als ein in der Rehabilitationsmedizin noch am wenigsten verstandenes Erscheinungsbild (Andrews 1992: 486). Bis heute kann dem für die Pflege meiner Meinung nach zugestimmt werden, auch wenn zunehmend theoretisch und empirisch zu diesem Phänomen geforscht wird. So ist 2001 beispielsweise die so genannte „Wachkomastudie" der Universität Witten Herdecke „...zur Entwicklung, Implementierung und Evaluation von Förde-

---

3 WESER-Kurier, 18. Juli 2001, Nr. 165

rungs- und Lebensgestaltungskonzepten für Wachkoma- und Langzeitpatienten im stationären und ambulanten Bereich anhand von zu entwickelnden Qualitätskriterien" (Bienstein, Hannich 2001) der Öffentlichkeit zugänglich gemacht worden.

Viele Fragen sind noch längst nicht abschließend geklärt. Dies soll anhand von drei Beispielen konkretisiert werden. Es handelt sich dabei jeweils *um die Frage*, wer im Sinne der Bildung von „Risikogruppen" besonders prädestiniert zu sein scheint, ein Wachkoma auszubilden, *um die Frage*, wie sicher und bestenfalls „apparativ begründet" (Klein 2000: 63) die Diagnosestellung erfolgen kann sowie *um die Frage*, wie ein Wachkoma erfolgreich behandelt werden kann. Eine Insel der Ungewissheit und Unsicherheit, die sich beim Wachkoma unter Bezugnahme auf PLENTER herauskristallisiert ist, dass potentiell Menschen aller Altersgruppen nach einem traumatischen Ereignis von diesem Erscheinungsbild betroffen sein könnten. Derzeit ist es unmöglich, eine altersbezogene Einschränkung auf bestimmte Personen- oder Risikogruppen vorzunehmen: „Vom apallischen Syndrom können Neugeborene, beispielsweise mit einem hypoxischen Hirnschaden durch die Geburt, ebenso betroffen sein wie Achtzigjährige, bei denen die Herz-Lungen-Wiederbelebung nicht schnell genug durchgeführt werden konnte" (Plenter 2001: 15). Damit wird es möglicherweise komplizierter, das Wachkoma oder „apallische Syndrom" im Hinblick auf die Entstehung und Remission erklär- beziehungsweise beeinflussbar werden zu lassen. Die Diagnosestellung akzentuiert eine weitere Unsicherheitszone, denn „die Diagnose des vegetativen Zustandes wird durch die mehrfache klinische Untersuchung und Verlaufsbeobachtung gestellt und ist durch keine apparative Methode beweisbar" (Klein 2000: 63). Eine wichtige Grundlage für die medizinische Diagnose des Wachkomas ist also die klinische Beobachtung von Verhalten (Andrews 1991: 121; Klein 2000: 63; The Multi-Society Task Force on PVS 1994: 1500). Damit wird das Verhalten eines Menschen im Wachkoma, das hier als Symptom verstanden werden kann, zum Schlüssel der Diagnosestellung und damit möglicherweise zum geeigneten Anknüpfungspunkt rehabilitativer Maßnahmen. ZIEGER spricht in diesem Zusammenhang von der „Biosemiologie des Wachkomas", bei der Symptome nicht als unmittelbare Gegebenheit oder Pathologie angenommen werden, sondern „Übersetzungsarbeit" geleistet wird (Zieger 2001a: 25). Das heißt, die von Patienten/Patientinnen gezeigten Symptome beziehungsweise das beobachtbare Verhalten wird auf seine Bedeutung für einen Menschen, der unter den Bedingungen des Wachkomas lebt, hin untersucht. Insgesamt deutet sich bereits an, dass ANDREWS in seiner Annahme, das Wachkoma sei schwer verstehbar, auch heute noch nicht widersprochen werden kann (Andrews 1992: 486). Damit kann ein Gefühl der Ohnmacht oder Hilflosigkeit bei Nicht-Betroffenen hervorgerufen werden, das im Alltagsverständnis zu metaphysischen, kognitiv nicht gänzlich fassbaren Erklärungsversuchen (ver-)führt. Dies möchte ich an einer weiteren Schlagzeile deutlich machen: *„Erwachen nach 16 Jahren Koma. Neu Mexiko erlebte ein Weihnachtswunder:*

Einführung

Patientin sprach Schwestern plötzlich an"[4]. Ein „Wunder" beschreibt laut Deutschem Wörterbuch ein Ereignis, das nicht mit menschlichem Können erreichbar ist, sondern der Hilfe Gottes bedarf (Bünting 1996: 1325). Hier wird die Vorstellung suggeriert, dass in der Tat keine angemessene und von Menschen konzipierbare Therapie die Rückbildung eines Komas, mithin des Wachkomas, unterstützt, sondern lediglich ein „Weihnachtswunder" die Situation ändern kann. Ein „einfaches" Wunder scheint dabei nicht genug zu sein. So scheint es auch nicht „verwunderlich", den nachfolgenden Titel in einer Tageszeitung zu lesen: *„Wachkoma-Patient muß Bett räumen"*[5]. In dem Artikel heißt es weiter: „Ein 55jähriger Wachkoma-Patient muß nach einem Urteil des Landesgerichts Köln sein Bett auf der Intensivstation des Brühler Marienhospitals räumen", der Patient bedürfe keiner medizinischen Versorgung mehr, da sein Gehirn unumkehrbar geschädigt sei. Bei dem Patienten wird die Hoffnung auf eine Remission des Wachkomas aus medizinischer Sicht aufgegeben. NIEDECKEN weist auf die Versagensangst und „...Wut der Ärzte, die ihre apallischen Patienten loswerden wollen, weil sie nicht ertragen können, wie diese Patienten ihnen so drastisch die Grenzen ihrer ärztlichen Macht vorführen" (Niedecken 1998: 56). Zum Erscheinungsbild des Wachkomas lassen sich problemlos neben den bereits genannten Gefühlen der Ohnmacht, Hilflosigkeit, Versagensangst und Wut, noch weitere wie die der fehlenden oder verschwimmenden Grenzen, der Abhängigkeit oder des Ausgeliefertseins assoziieren, dies sowohl bei den Nicht-Betroffenen als auch auf Seiten betroffener Menschen und damit eröffnet sich ein ungeheures Spannungsfeld. Dieses Spannungsfeld bewegt sich zwischen den Polen einer eingeschränkten und im Vergleich dazu erweiterten Handlungsfähigkeit (Jantzen 2002: 2ff). Eine sehr stark eingegrenzte Handlungskompetenz findet sich bei den Betroffenen, wie exemplarisch am Titel: *„Wachkoma-Patient muß Bett räumen"* deutlich wird, denn die Person im Wachkoma hat noch nicht einmal die Chance über ihren Aufenthaltsort zu bestimmen. Dies ist eine Entscheidung, die sich im Feld der erweiterten Handlungsfähigkeit Nicht-Betroffener befindet.

ZIEGER beschreibt das Wachkoma, das ein Mensch nach einem traumatischen Ereignis ausbildet, als einen Schritt in die Richtung zu einem stabilen Leben und visualisiert diesen biographischen Prozess in der Abbildung 1/1. Ein traumatisches Ereignis unterbricht die Lebenslinie des „Selbstständigen Lebens", die Unterstützung durch die Rettungs- und Intensivmedizin des betroffenen Menschen in dieser Akutphase wird notwendig. An dieser Stelle geht es um den Scheideweg zwischen Überleben, möglicherweise mit der Entwicklung eines Komas, und Tod. Die Phase des Komas im biographischen Prozess einer Person ermöglicht wiederum die Wege der Entwicklung eines Wachkomas, einer Remission sowie der Selbstbewegungen des Subjektes. Ich würde hier eher vom „Selbstständigen Leben" sprechen, wenn davon ausgegangen wird, dass Selbstbewegungen dem Leben immanent sind. Auf jeden Fall kann das Koma „...als Ausgangspunkt einer neuen Entwicklung verstanden werden, die über ein

---

[4] WESER-Kurier, 6. Januar 2000, Nr. 4
[5] WESER-Kurier, 9. Oktober 1997, Nr. 236

apallisches Durchgangssyndrom ('Wach-Koma') in Abhängigkeit von verschiedenen Faktoren in seltenen Fällen wieder ganz ins Leben – ein neues, anderes Leben – zurückführen kann" (Zieger 2001a: 21).

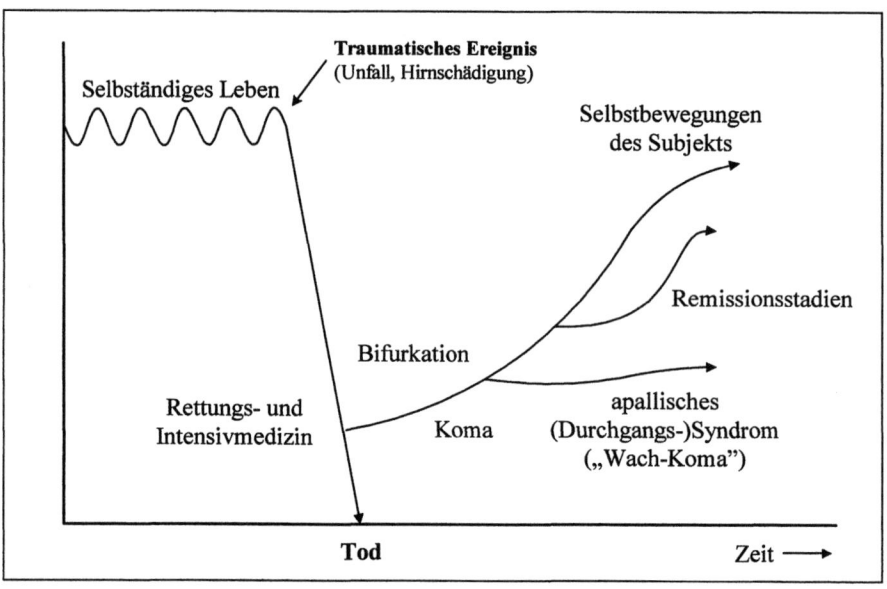

Abbildung 1/1: Koma als biographischer Prozess (aus: Zieger 2001a: 21)

Auf diesem Weg in ein „neues, anderes Leben" macht ein Patient/eine Patientin in der Regel in verschiedenen Institutionen Station, und daher wird im Abschlussbericht des Forschungsprojektes der Privaten Universität Witten Herdekke angeregt, diesen Weg von der Akutphase an dauerhaft durch Experten/Expertinnen, also so genannten „Case-Managern/Case-Managerinnen" zu begleiten (Bienstein, Hannich 2001: 374). Das Wachkoma kann insgesamt als eine Etappe mit offener Prognose im Lebens-, Erholungs- und Rehabilitationsprozess eines Menschen angesehen werden (Zieger 2001a: 21). Menschen, die diesen Prozess erleben, sind geduldig, eine Übersetzung, die mit der Bezeichnung Patient/Patientin einher geht (Stowasser 1980: 326). „Geduld ist die Kunst zu hoffen" (de Clapiers zitiert nach Massow 1998: 263). Vor diesem Hintergrund wird in dieser Arbeit bewusst von Patienten/Patientinnen gesprochen, denn der Rehabilitationsprozess ist oft ein langwieriger, der meiner Meinung nach ohne Geduld kaum zu bewältigen ist.

Das noch unzureichende wissenschaftliche Verständnis des Wachkomas unterstützt den Mangel an theorie- und forschungsgestützten Begründungszusammenhängen im Bereich pflegerischer Prozesse, die auf die Remission des Wachkomas abzielen. In diese Lücke will die vorliegende Studie vordringen. Das Phänomen des Wachkomas ist, wie beschrieben, in verschiedener Hinsicht

Einführung

von Arealen der Ungewissheit und Unsicherheit umgeben, daher soll sich mit den folgenden grundlegenden Forschungsfragen befasst werden:

1. Welches Wissen haben ausgewählte Experten/Expertinnen über das Verhalten von Erwachsenen im Wachkoma ausgebildet?
2. Welche Handlungsorientierungen lassen sich aus diesem empirisch begründeten Wissen für eine rehabilitativ-therapeutische Pflege ableiten?

Den Anknüpfungspunkt bildet dabei die allgemeine, gemeinsame Erkenntnis verschiedener Berufsgruppen in der Rehabilitation und Langzeitbetreuung, dass das Verhalten von Erwachsenen im Wachkoma als Schlüssel zur Annäherung an die Bedingungen, unter denen Betroffene leben, dienen kann.

Bei der Annäherung an die Forschungsfragen wird sich in der Vorgehensweise am von JANTZEN beschriebenen diagnostischen Prozess, der zudem einen Weg empirischer Forschung beschreibt, orientiert (Jantzen 1990: 187). Dieser Prozess gliedert sich in drei aufeinanderfolgende Stufen: das Realkonkretum, das Vorstellungskonkretum und das Gedankenkonkretum (Jantzen 1990: 172). Das Realkonkretum beinhaltet die Situation, wie sie in der Wirklichkeit individuell erfahrbar ist, also die Situation eines Menschen im Wachkoma, der in einer Institution lebt oder die Situation eines/einer Pflegenden, der/die in einer Langzeitpflegeeinrichtung erwerbstätig ist oder eines/einer Angehörigen, der/die mit dem/der Verwandten in der häuslichen Umgebung zusammen lebt. In der vorliegenden Arbeit wird als Realkonkretum die Betrachtung der Situation begriffen, wie sie sich in ausgewählter Literatur zum Wachkoma widerspiegelt, wobei der Übergang zum Vorstellungskonkretum fließend ist. Das Vorstellungskonkretum als nächsthöhere Ebene beschreibt die empirische Erkenntnis, also die Phase der Datenerhebung. In der letzten Phase, dem Gedankenkonkretum, werden die empirischen Reproduktionen wiederum auf ein höheres Niveau transformiert, indem sie verallgemeinert und theoretisch verankert auf die Forschungsfragen angewendet werden (Jantzen 1990: 172). Denn: „die in der Empirie vorgenommenen Transformationen ersetzen nicht die Theorie des Gegenstandes" (Jantzen 1987: 99). Eine Deutung lässt wiederum die Situation auf der Ebene des Realkonkretums erklär-, versteh- und damit beinflussbarer werden (Jantzen 1987: 79). Dieser zirkuläre Zusammenhang baut Gefühle der Ohnmacht und Hilflosigkeit ab. Die Inseln der Ungewissheit und Unsicherheit verlieren also den Schleier des Unbekannten und können einer näheren Betrachtung unterzogen werden. Besagtes begründet die Gliederung dieser Arbeit in drei Teile.

Im *Teil I* werden publizierte Forschungen zum Wachkoma zusammengetragen und im Hinblick auf neue Anforderungen an die Pflege und Pflegeforschung reflektiert. Es erfolgt also im übertragenen Sinne die Entfaltung der aktuellen Situation auf der Ebene des Realkonkretums. Dieser Problemaufriss mündet in die Forschungsfragen sowie in die Phase der Datenerhebung und Datenanalyse. Es findet im *Teil II* eine theoretische Reproduktion empirischen pflegerischen Wissens und damit eine Abstraktion von Informationen, die sich bezogen auf das Phänomen des Wachkomas wahrnehmen lassen, statt. Schließlich werden zum Abschluss im *Teil III* die Reproduktionen im Hinblick auf die Forschungsfragen auf der Ebene des Gedankenkonkretums auch vor einem theoretischen Bezugsrahmen betrachtet, der im ersten Teil der Arbeit bereits seine Entfaltung gefunden hat. Die Ergebnisse der Studie werden außerdem auf ihre Bedeutung für die Pflegepraxis exploriert.

> „...die Theorie wird nur wirksam, wenn sie zum Mittel der Praxis wird, und nur von hier aus erhält sie Impulse in der Form von Widersprüchen (Problemen), die ihre weitere Entwicklung erfordern."
> (Jantzen 1990: 281)

Teil I
Forschungen zum Wachkoma und deren kritische Reflexion im Hinblick auf neue Anforderungen an die Pflege und Pflegeforschung

Der Psychiater EMIL KRETSCHMER veröffentlicht bereits 1940, also zur Zeit des II. Weltkrieges, den Artikel „Das apallische Syndrom", in dem er dieses Erscheinungsbild, das beispielsweise „...sodann traumatisch bei Hirnschuß..." (Kretschmer 1940: 579) auftreten kann, schildert. Er gilt seitdem als Erstbeschreiber des „apallischen Syndroms". 1967 erscheint schließlich die erste umfangreiche deutschsprachige Monographie zum so genannten „traumatischen apallischen Syndrom" und dessen Remission. Der Mediziner FRANZ GERSTENBRAND als Verfasser dieser Arbeit hat das Ziel, die bis dahin zu dieser Thematik publizierte Literatur zu sammeln und sie durch eigene klinische Beobachtungsdaten beziehungsweise denen einiger Kollegen und Kolleginnen zu ergänzen (Gerstenbrand 1967: VII). Nachfolgende und aktuelle Impulse für die Etablierung und theoretische Fundierung therapeutischer Angebote für Menschen im Wachkoma gehen in der Bundesrepublik Deutschland vor allem von den Medizinern WOLFGANG GOBIET und ANDREAS ZIEGER aus (Rietz, Hagel 2000: 252). Im anglo-amerikanischen Raum findet das Wachkoma erst mit dem Beginn der 1970er Jahre vermehrt öffentliche Beachtung in der medizinischen Disziplin. 1972 geben JENNETT und PLUM den Grundsatzartikel „Persistent vegetative state after brain damage: a syndrome in search of a name" heraus, in dem sie vorschlagen, das Erscheinungsbild als „Persistent Vegetative State" (Jennett, Plum 1972: 736) zu bezeichnen. 1991 wird in den Vereinigten Staaten von verschiedenen medizinischen Organisationen eine Kommission eingerichtet, um das aktuelle Wissen medizinischer Aspekte des „Persistent Vegetative State" bei Kindern und Erwachsenen zusammenzufassen. Die MULTI-SOCIETY TASK FORCE ON PVS publiziert schließlich 1994 die Ergebnisse ihrer Arbeit zum Wachkoma, die international in der Medizin Beachtung findet und inhaltlicher Bezugspunkt wird. Wie sich bereits andeutet, kann die Medizin als die Disziplin betrachtet werden, die sich als erste wissenschaftlich mit dem Phänomen des Wachkomas systematisch auseinandersetzt. Dabei berücksichtigt sie auch Aspekte, die die Pflege betreffen (siehe zum Beispiel dazu Gobiet, Gobiet 1999;

Zieger 1993). Die Pflege nimmt sich jedoch auch eigenständig des Themenbereiches des Wachkomas an und integriert dabei Wissensbestände aus der Heil- und Sonderpädagogik. In der Bundesrepublik Deutschland findet vordringlich das Konzept der „Basalen Stimulation" als biographisch orientiertes multisensorisches Stimulationsprogramm seine Anwendung. Das Konzept der „Basalen Stimulation" nach ANDREAS FRÖHLICH (1991) bezieht sich auf die Frühförderung von als körperlich und geistig behindert geltenden Menschen und wird von CHRISTEL BIENSTEIN auf die Pflege übertragen (Bienstein, Fröhlich 1994: 6; Bienstein 1996: 178f). Im Hinblick auf die Rehabilitation von Menschen im Wachkoma wird sich in der Praxis außerdem vielfach auf die Arbeit von CHRISTA SCHWÖRER (1995) bezogen, die auf ergotherapeutisch-praktischen Erfahrungen im Umgang mit so genannten „apallischen" Patienten/Patientinnen beruht. Diese Publikation ist als Leitfaden für Pflegende und Angehörige gedacht und beinhaltet demzufolge eine Beschreibung praktischer Vorgehensweisen pflegerischer Tätigkeiten. Wesentlich sind hiernach beispielsweise sowohl ein Perzeptionstraining im Sinne der „Basalen Stimulation", als auch eine an das Bobath-Prinzip angelehnte Lagerung von Personen, die unter den Bedingungen des Wachkomas leben.

Eine theoretische und forschungsbegründete Fundierung pflegerischen Handelns in Bezug auf Erwachsene im Wachkoma geht in der Bundesrepublik Deutschland einher mit der beginnenden Etablierung der Pflege als wissenschaftliche Disziplin. Dabei kann die vollständige akademische Akzeptanz der Pflegewissenschaft noch nicht als abgeschlossen angesehen werden (Moers 1998: 347). MOERS favorisiert für die weitere Wissenschaftsentwicklung eine enge Verknüpfung von Theorie und empirischer Forschung, damit Pflegenden aus der Pflegepraxis „relevantes, generalisiertes und systematisches Wissen" zur Verfügung gestellt werden kann, mit dessen Hilfe sie konkrete Pflegestrategien entwickeln können (Moers 1998: 359). Ein Anliegen der Pflegewissenschaft kann in der Tat darin verortet werden, Phänomene oder Probleme der Praxis aufzugreifen und Erklärungshilfen zu produzieren, die wiederum von Pflegenden als Instrument genutzt werden können, theoriegeleitete und forschungsbegründete Pflegehandlungen zu konzipieren, um damit die eigene Pflegepraxis selbständig zu gestalten und zu verändern, denn „...die Theorie wird nur wirksam, wenn sie zum Mittel der Praxis wird, und nur von hier aus erhält sie Impulse in der Form von Widersprüchen (Problemen), die ihre weitere Entwicklung erfordern" (Jantzen 1990: 281).

In diesem Teil der Arbeit werden Aspekte zum Forschungsstand im Kontext des Wachkomas und dessen kritische Reflexion im Hinblick auf neue Anforderungen an die Pflege und Pflegeforschung, das heißt das „Realkonkretum" (Jantzen 1990: 172) näher betrachtet und vorgestellt. Dazu werden sowohl empirische Forschungen als auch für das Phänomen des Wachkomas als relevant erachtete theoretische Ansätze, vor allem aus der materialistischen Behindertenpädagogik, unter verschiedenen Fragestellungen sowie im Hinblick auf neue Herausforderungen für die Pflege dargestellt und diskutiert. Zunächst werden

Aspekte zur Häufigkeit von schweren Schädel-Hirn-Verletzungen als Ausgangspunkt zunehmender und neuer Pflegeprobleme im Kontext rehabilitativer Pflege näher betrachtet. Die neurologischen Behandlungs- und Rehabilitationsphasen werden ebenfalls in den Blick genommen. Daran anschließend werden die medizinische Diagnose und mögliche Ursachen des Wachkomas sowohl referiert als auch kritisch reflektiert und im Spiegel neuer Herausforderungen für die Pflege diskutiert. Im Laufe der Zeit haben sich international verschiedene therapeutische Ansätze herausgebildet, die auf eine Unterstützung der Remission des Wachkomas bei Patienten und Patientinnen abzielen. Diese finden im Weiteren Beachtung. Es werden intensive multisensorische Stimulationsprogramme und die „Sensorische Regulation" als wichtige Etappen in der Therapieentwicklung beschrieben. Unter Berücksichtigung der Theorie isolierender Bedingungen werden die genannten Konzepte dahingehend untersucht, inwieweit sie ihrer Zielsetzung von der Erklärungslogik und Anwendung her konsistent nachkommen. Im Folgenden wird schließlich die Theorie der funktionellen Architektur von Verhalten entfaltet, die eine wertvolle Hilfe in der Konzeption rehabilitativ-therapeutischer Pflege sein kann. Zum Abschluss des Kapitels werden die Essenzen des bisher aufgebauten forschungsbegründeten und theoriegeleiteten Bezugsrahmens zur Pflege von Erwachsenen im Wachkoma im Hinblick auf Anforderungen an die empirische Pflegeforschung von heute aufgezeigt und die Forschungsfragen abgeleitet.

> „Der Mensch ist nicht auf die individuelle Erfahrung beschränkt. Er eignet sich die gesellschaftliche Erfahrung jener sozialen Gruppe an, in der er erzogen wird und in der er lebt und nutzt sie."
>
> (Galperin 1980: 172)

1.0 Aspekte zur Häufigkeit von schweren Schädel-Hirn-Verletzungen als Ausgangspunkt zunehmender und neuer Pflegeprobleme im Kontext rehabilitativer Pflege

Zusammenfassung: In der Denkschrift der ROBERT-BOSCH-STIFTUNG zur Pflegewissenschaft wird darauf hingewiesen, dass zunehmende und neue Pflegeprobleme durch ein Anwachsen von unfallbedingten langfristigen Behinderungen sowie den Konsequenzen der fortschreitenden Medizintechnik hervorgerufen werden. In diesem Kapitel werden diese Annahmen vor dem Hintergrund epidemiolgischer Daten unterstützt. Auf der Grundlage von Häufigkeitsbeschreibungen von Schädel-Hirn-Verletzungen in der Bundesrepublik Deutschland und den USA wird anhand eines Vergleiches zweier Studien dargestellt, dass die Mortalitätsrate infolge von Schädel-Hirn-Traumata seit den 1970er Jahren gesunken ist. Im Anschluss daran wird auf Aspekte zur Häufigkeit des Wachkomas eingegangen aus denen sich ableiten lässt, dass dieses Phänomen für Pflegende an Bedeutung gewinnen kann. Damit sind Pflegende gefordert, schwerstbeeinträchtigten Menschen eine rehabilitative Pflege anzubieten. Neue Herausforderungen für die Pflege liegen in der Erforschung der Bedingungen, unter denen Menschen im Wachkoma leben, um dem rehabilitativen Auftrag im Sinne der Strukturierung und inhaltlichen Ausgestaltung eines (wieder-)befähigenden sozial vermittelten Prozesses nachzukommen. Rehabilitative Pflege zielt generell auf eine soziale Reintegration vom Wachkoma betroffener Personen ab, wobei in diesem Zusammenhang besonders die Menschen, die in einer Langzeitpflegeeinrichtung leben, für Pflegende eine Herausforderung bilden.

In der Denkschrift der ROBERT-BOSCH-STIFTUNG zur Pflegewissenschaft wird darauf hingewiesen, dass sowohl die Gesundheitssituation als auch die demographische Entwicklung in den industrialisierten Ländern Veränderungen im Hinblick auf die Ansprüche an die Pflegeberufe erwarten lassen. Mit zunehmenden und neuen „Pflegeproblemen" sei unter anderem durch ein „Anwachsen von unfallbedingten langfristigen Behinderungen" sowie durch die „Konsequenzen der durch die fortschreitende Medizintechnik ermöglichten mechanischen Überlebenshilfen" zu rechnen (Robert-Bosch-Stiftung 1996: 3). Ein Verkehrsunfall kann die Ursache schwerer Schädel-Hirn-Verletzungen sein, die wiederum die Ausgangsbasis für langfristige Behinderungen bieten können. In diesem Kapitel soll der Frage nachgegangen werden, inwieweit die beiden ausgewählten Annahmen aus der Denkschrift der ROBERT-BOSCH-STIFTUNG zur Pflegewissenschaft anhand epidemiologischer Daten gestützt werden können und welche Herausforderungen allgemeiner Art sich auf dieser Grundlage für die Pflege ableiten lassen können. Dazu werden zunächst Aspekte zur Häufigkeit von schweren Schädel-Hirn-Traumata im Allgemeinen und schließlich zum Wachkoma als die „...gravierendste noch mit dem Überleben zu vereinbarende Komplikation einer massiven Schädigung des Gehirns" (Klein 2000: 63) im Besonderen beleuchtet und schließlich Überlegungen im Hinblick auf neue Herausforderungen für die Pflege angestellt. Das Augenmerk wird dabei verstärkt auf den rehabilitativen Auftrag der Pflege und seine inhaltliche Bedeutung gelenkt.

1.1 Aspekte zur Häufigkeit schwerer Schädel-Hirn-Verletzungen

Insgesamt kann von einer dramatischen Zunahme schwerster und rehabilitationsbedürftiger Schädel-Hirn-Verletzungen ausgegangen werden, die nicht zuletzt „...im plakativen Ausdruck der ‚stillen Epidemie'..." (Oder 1999: 44) zum Tragen kommt. Epidemiologische Untersuchungen für das Gebiet der ehemaligen Bundesrepublik Deutschland gehen davon aus, dass gut 300 Schädel-Hirn-Traumata pro 100.000 Einwohner/Einwohnerinnen anzunehmen sind (Mayer 1993: 9). Laut des KURATORIUMS ZNS durchleben in der Bundesrepublik Deutschland rund 300.000 Menschen im Jahr Hirnverletzungen. Bei einem Drittel der davon betroffenen Personen wird ein schweres Schädel-Hirn-Trauma diagnostiziert (Kuratorium ZNS 1997: 3). 45.000 Personen bilden in diesem Zusammenhang ein Koma aus, das länger als eine Woche andauert (Schaible 1999: 6). Für die USA werden 200 Schädel-Hirn-Traumata pro 100.000 Einwohner im Jahr angenommen, von denen 5% bis 25% als schwere Schädel-Hirn-Verletzungen eingeordnet werden können (Grossman, Hagel 1996: 3; Gray 2000: 1003). In den Vereinigten Staaten von Amerika sind davon demographisch gesehen in der Mehrzahl junge Männer im Alter von 15 bis 24 Jahren betroffen, die einen Verkehrsunfall hatten (Bowers Marshall, Cayard, Foulkes et al. 1988: 255). Das Verhältnis von männlichen und weiblichen Personen wird hier auf 3:1 geschätzt (Marshall, Gautille, Klauber et al. 1991: 30). Korrespondierend mit diesen für die USA genannten Daten wird berichtet, dass in der Bundesrepublik Deutschland überwiegend Menschen unter 40 Jahren infolge eines schweren Schädel-Hirn-Traumas ein länger als eine Woche andauerndes Koma ausbilden „...mit einem besonderen Peak auf die Altergruppe der 19-25jährigen" (Schaible 1999: 6). SCHAIBLE bezieht sich dabei auf eine vom Kuratorium ZNS angeregte und von Infratest Gesundheitsforschung München in Zusammenarbeit mit der Universität Tübingen durchgeführte Erhebung für den Zeitraum 1987-1992. Bis Ende der 1960er Jahre sterben noch mehr als die Hälfte der Unfallopfer mit schweren Schädel-Hirn-Verletzungen, und es gilt allgemein die Auffassung, dass ein dem Trauma folgendes Koma in der Regel nach mehr als 14 Tagen nicht mehr rehabilitierbar sei (Oder 1999: 44). In der Tat überleben heute aufgrund enormer Fortschritte in den medizinischen Technologien, in der Akutversorgung und in der Intensivpflege immer mehr Menschen ein schweres Schädel-Hirn-Trauma (Freeman 1992: 159; Oder 1999: 44; Sazbon, Groswasser 1990: 75; Zieger 1998: 169). Diese Annahme kann durch den folgenden Vergleich zweier Studien aus den 1970er und 1990er Jahren verdeutlicht werden. In der älteren Studie, die auf einer Analyse von Daten der „International Data Bank" beruht, liegt die Mortalitätsrate nach sechs Monaten infolge des Traumaeintritts bei einer Gesamtanzahl von 700 Betroffenen bei knapp 52% (= 359 Personen) (Jennett, Teasdale, Galbraith et al. 1977: 297). Die „International Data Bank" wurde 1968 im „Institute of Neurological Sciences" in Glasgow eingerichtet, 1972 schlossen sich zwei neurologische Zentren aus den Niederlanden, 1974 ein weiteres aus den USA an (Jennett, Teasdale, Galbraith et al. 1977: 291). Eine US-amerikanische Studie aus den 1990er Jahren, in der ausgewählte Daten der „Traumatic Coma Data Bank" analysiert werden, zeigt demgegenüber sechs Monate nach der Verletzung bei 746 Patienten und Patientinnen eine Mortalitätsrate von 36% (= 268 Personen). Die „Traumatic Coma Data Bank" wurde 1979 vom „International Institute of Neurological Disorders and Stroke" initiiert und erfasst für die genannte Studie ebenfalls Daten aus vier verschiedenen Neurologischen Zentren, die in den Vereinigten Staaten von Amerika verortet sind (Marshall, Gautille, Klauber et al. 1991: 28).

1.2 Aspekte zur Häufigkeit des Wachkomas
Zahlen zur Verbreitung des Wachkomas sind nur schwer zu benennen, da exakte statistische Erhebungen für die Bundesrepublik Deutschland noch ausstehen (Schaible 1999: 6). Auch Häufigkeitsangaben für die Anzahl von Personen, die in den USA im Wachkoma leben, beruhen auf Schätzungen (The Multi-Society Task Force on PVS 1994: 1503; Giacino, Ashwal, Childs et al. 2002: 349). Es wird vermutet, dass 12% bis 14% der Menschen, die ein schweres Schädel-Hirn-Trauma überleben, ein Wachkoma ausbilden (Levin, Saydjary, Eisenberg et al. 1991: 580; Marshall, Gautille, Klauber et al. 1991: 31; Sazbon, Fuchs, Costeff 1991: 149). Nach ZIEGER leben in der Bundesrepublik Deutschland mehrere hunderttausend „Schwerstbehinderte", wobei KALLERT 1994 auf der Grundlage von Daten aus den USA schätzt, dass mindestens 3000 von ihnen ein Wachkoma erworben haben (Zieger 1992a: 118; 1998: 169; Kallert 1994: 241). Für die USA wird kalkuliert, dass dort 10.000 bis 25.000 Erwachsene mit diesem Erscheinungsbild leben (The Multi-Society Task Force on PVS 1994: 1503; Borthwick 1998: 3). Nach HAGEL und GROSSMAN dürfte, da insgesamt von einer erhöhten Überlebenschance nach schweren Schädel-Hirn-Verletzungen ausgegangen werden kann und zumindest in den letzten beiden Dekaden der Prozentsatz derjenigen Menschen, bei denen medizinisch ein „apallisches Syndrom" diagnostiziert wird, konstant geblieben ist, die absolute Zahl der Betroffenen erheblich angestiegen sein (Hagel, Grossman 1994: 14). Auf der Basis einer Bestandsaufnahme und Bedarfsermittlung an Langzeitbetten der „Phase F" als „Behandlungs- und Rehabilitationsphase, in der dauerhaft unterstützende, betreuende und/oder zustandserhaltende Maßnahmen erforderlich sind" (VDR 1995: 125) durch das Niedersächsische Sozialministerium wird durch den Verband SCHÄDEL-HIRN-PATIENTEN IN NOT E.V. 1998, ausgehend von 720 Menschen im Wachkoma im Bundesland Niedersachsen, hochgerechnet, dass ungefähr 7200 (langzeit-)pflegebedürftige Personen mit einem Wachkoma in der Bundesrepublik Deutschland leben (Schädel-Hirn-Patienten in Not e.V. 1998:

40f). Das heißt also, im Vergleich zu 1994 ist die Zahl der Erwachsenen, die unter den Bedingungen des Wachkomas leben, vermutlich angestiegen. So wird im Mai 2001 im „Deutschen Ärzteblatt" von rund 5000 Menschen berichtet, die in Deutschland im Wachkoma sind (Bühring 2001: A1225).

1.3 Überlegungen im Hinblick auf neue Herausforderungen für die Pflege
Auf der Basis der hier geschilderten epidemiologischen Daten könnte der, in der Denkschrift der ROBERT-BOSCH-STIFTUNG formulierten Annahme der zunehmenden und neuen Pflegeprobleme durch ein Anwachsen unfallbedingter langfristiger Behinderungen ebenso zugestimmt werden wie der Hypothese, dass neue Pflegeprobleme auf der Grundlage der Konsequenzen der fortschreitenden Medizintechnik sichtbar werden (Robert-Bosch-Stiftung 1996: 3). Zu erwähnen sei in diesem Zusammenhang, dass viele der Personen, die ein Wachkoma ausgebildet haben, beispielsweise über die PEG-Sonde (perkutane endoskopisch kontrollierte Gastrostomie) ernährt werden oder mit einem Tracheostoma beziehungsweise einer Trachealkanüle leben. Der angemessene Umgang mit diesen Hilfsmitteln, der sich bis vor einigen Jahren noch auf das Gebiet der Intensivpflege beziehungsweise auf die Akutklinik begrenzt, wird heute von Pflegenden auch im Langzeitpflegebereich erwartet.

1.3.1 Pflege und ihr rehabilitativer Auftrag – Kompetenz statt Defekt'[6][7]
Es kann insgesamt also davon ausgegangen werden, dass Pflegende zukünftig vermehrt mit der Situation schwerstbeeinträchtigter Menschen konfrontiert und gefordert sein werden, diesen jeweiligen Personen eine rehabilitativ ausgerich-

---

6 Pflegeversicherungsgesetz § 5 SGB XI: „**Vorrang von Prävention und Rehabilitation**
(1) Die Pflegekassen wirken bei den zuständigen Leistungsträgern darauf hin, daß frühzeitig alle geeigneten Maßnahmen der Prävention, der Krankenbehandlung und der Rehabilitation eingeleitet werden, um den Eintritt von Pflegebedürftigkeit zu vermeiden.
(2) Die Leistungsträger haben im Rahmen ihres Leistungsrechts auch nach Eintritt der Pflegebedürftigkeit ihre medizinischen und ergänzenden Leistungen zur Rehabilitation in vollem Umfang einzusetzen und darauf hinzuwirken, die Pflegebedürftigkeit zu überwinden, zu mindern sowie eine Verschlimmerung zu verhindern" (Bundesministerium für Gesundheit 1999: 15).

7 Pflegeversicherungsgesetz § 31 SGB XI: „**Vorrang der Rehabilitation vor Pflege**
(1) Die Pflegekassen prüfen im Einzelfall, welche Leistungen zur Rehabilitation geeignet und zumutbar sind, Pflegebedürftigkeit zu überwinden, zu mindern oder ihre Verschlimmerung zu verhüten. Werden Leistungen nach diesem Buch gewährt, ist bei Nachuntersuchungen die Frage geeigneter und zumutbarer Leistungen zur Rehabilitation mit zu prüfen.
(2) Die Pflegekassen haben bei der Einleitung und Ausführung der Leistungen zur Pflege sowie bei Beratung, Auskunft und Aufklärung mit den Trägern der Rehabilitation eng zusammenzuarbeiten, um Pflegebedürftigkeit zu vermeiden, zu überwinden, zu mindern oder ihre Verschlimmerung zu verhüten.
(3) Wenn eine Pflegekasse feststellt, daß im Einzelfall Leistungen zur Rehabilitation angezeigt sind, hat sie dies dem zuständigen Träger der Rehabilitation unverzüglich mitzuteilen.
(4) Die Pflegekassen unterstützen die Versicherten auch bei der Inanspruchnahme von Leistungen zur Rehabilitation, insbesondere bei der Antragstellung" (Bundesministerium für Gesundheit 1999: 34).

tete Pflege anzubieten. Damit dehnt die Pflege ihr Aufgabengebiet auf den Bereich der Rehabilitation inklusive all seiner Facetten und Erfordernisse aus und hat gleichzeitig die Gelegenheit dem Image „Rehabilitation vor Pflege" konstruktiv entgegenzuwirken. Dieser Grundsatz, der im Pflegeversicherungsgesetz von 1995 in § 5 und § 31 verankert ist, hat als solcher in Niedersachsen zum Beispiel den zügigen Ausbau von Rehabilitationseinrichtungen unterstützt und begleitet (Zieger 1999: 29). Von daher ist er als solcher explizit sicher begrüßenswert. Implizit wird der Pflege damit eher eine so genannte „zustandserhaltende" als „(wieder-)befähigende", also rehabilitative Rolle zugesprochen. Rehabilitation kann in Anlehnung an das lateinische Wort „rehabilitare" als „wieder fähig machen" definiert werden (Bock 1990: 102). In der Berufsordnung des DEUTSCHEN BERUFSVERBANDES FÜR PFLEGEBERUFE (DBfK) zum Berufsbild Pflege hat Pflege als Beruf durchaus einem rehabilitativen Auftrag als „...Hilfe zur Erhaltung, Anpassung und Wiederherstellung der physischen, psychischen und sozialen Funktionen und Aktivitäten des Lebens" (DBfK 1994: 3) nachzukommen. Das Prinzip der Rehabilitation und „Therapie der ersten Stunde" (Bock 1990: 102) kann insbesondere für Menschen nach einem schweren Schädel-Hirn-Trauma als grundlegend und in den Gesundheitsfachberufen als allgemein anerkannt gelten. Rehabilitation kann eng verbunden mit dem Prozess der Entwicklung, das heißt in diesem Rahmen einem Prozess von Veränderungen mit dem Ziel der (Wieder-)Aneignung von Fähigkeiten und Fertigkeiten gedacht werden. Von daher kann als Ziel eines rehabilitativen Pflegeprozesses gesetzt werden, dass Personen mit einem Wachkoma neue Handlungskompetenzen entwickeln, so dass sie langfristig gesehen im Rahmen nachgehender Rehabilitationsleistungen und beruflicher Wiedereingliederung entweder an ihrer Lebensführung vor dem traumatischen Ereignis anknüpfen oder aber eine neue Lebensperspektive unter den Bedingungen schwerer beziehungsweise schwerster Beeinträchtigungen aufbauen können, denn es erfolgt „...ein Weiterschreiten auf der sich biographisch nahtlos fortsetzenden Lebenslinie" (Feuser 1995: 122). Jeder Mensch hat ein Gedächtnis, auch im Sinne der Erinnerung an seine Biographie und durch ein traumatisches Ereignis, wie ein schweres Schädel-Hirn-Trauma, kann der bisherige biographische Weg unterbrochen werden (Feuser 1995: 118; siehe Einführung). Der Möglichkeitsraum verändert sich unter Umständen, insbesondere, wenn ein Wachkoma länger als ein halbes Jahr andauert, und damit einhergehend eröffnet sich eine neue Lebensperspektive. „Keine noch so schwere Störung des Systems, nach der es durch Integration der Störung zu einer neuen Stabilität findet (also nicht stirbt), schließt prinzipiell – um das besonders zu betonen – auf den neuen Zweigen im Ergebnis der weiteren Entwicklung alle solche Entwicklungsergebnisse aus, die bei Fortsetzung der Entwicklung auf den alten Zweigen zu erreichen möglich gewesen wären" (Feuser 1995: 120). Infolge eines Unfalls, bei dem ein Mensch so schwer verletzt wird, dass er ein Wachkoma ausbildet, verändert sich innerhalb kürzester Zeit der Lebensalltag und -inhalt nicht nur der verletzten Person, sondern auch ihrer Angehörigen (Zieger 1994: 225). Dennoch besteht, obgleich ein zunächst lebensveränderndes Ereignis stattgefunden hat, die Option, die persönlichen, prätraumatisch entwickelten Ziele weiter zu verfolgen, wenn auch möglicherweise über neue Wege und Möglichkeiten. In diesem Zusammenhang wird ein Gedanke WYGOTSKIS relevant, der als die allererste Quelle der Entwicklung der inneren individuellen Eigenschaften einer Persönlichkeit die Zusammenarbeit mit anderen Menschen versteht (Wygotski 1987: 85). „Jede Funktion tritt zunächst im sozialhistorischen Kontext, in der Kooperation, der Kommunikation, dem Dialog als kollektive Verhaltensform auf, also interpsychisch, um dann als intrapsychische Funktion interiorisiert zu werden, ins Psychische hineinzuwachsen" (Jantzen 1994a: 136). Am Prozess der Entwicklung sind also mehrere Menschen beteiligt und dieser Umstand findet sich auch im Rehabilitationsprozess wieder, bei dem sich ein Patient/eine Patientin Fähigkeiten beispielsweise in Bezug auf die „Aktivitäten des täglichen Lebens" (Juchli 1997: 49) mit Hilfe der Unterstützung von Pflegenden und anderen Therapeuten/Therapeutinnen (wieder-)aneignet (Wygotski 1987: 85; Luria 1993: 57). Pflegende können vor diesem Hintergrund als Vermittler/Vermittlerinnen des Kontaktes eines Menschen im Wachkoma zur Umwelt eingeschätzt werden. Im übertragenen Sinne ließe sich damit die Rehabilitation unter Einschluss der Pflege eines Menschen im Wachkoma als ein (wieder-)befähigender sozial vermittelter Prozess definieren (siehe Teil I Kapitel 1.3.1).

Wenn angenommen wird, dass Beeinträchtigungen eines Menschen nicht den Prozess seiner Entwicklung bestimmen, sondern als „...Bedingungen seiner Existenz und damit der Entfaltung seiner Lebens-, Lern- und Entwicklungsprozesse" (Feuser, Meyer 1987: 186) zu verstehen sind, dann hat die Pflege demzufolge die Aufgabe, sich eben diese Bedingungen zu erschließen, um auf dieser Grundlage Handlungsorientierungen für eine rehabilitative Pflege zu konzipieren. Behinderung entsteht in der skizzierten Logik erst, wenn das Vorliegen bestimmter Bedingungen, also beispielsweise die des Wachkomas, „...gesellschaftlich mit sozialem Ausschluss und Besonderung des betroffenen Menschen beantwortet wird" (Feuser, Meyer 1987: 186). In der Denkschrift der ROBERT-BOSCH-STIFTUNG wird von der Zunahme unfallbedingter und langfristiger Behinderungen als Ausgangspunkt neuer Pflegeprobleme gesprochen. Das heißt interpretatorisch also, insbesondere die Menschen, die im Zuge einer erworbenen neurologischen Beeinträchtigung bereits von Behinderung, also sozialem Ausschluss betroffen sind, bilden für die Pflege eine neue Herausforderung mit der Absicht einer sozialen Reintegration dieser Personen. Dazu wären beispielsweise Menschen zu zählen, die mit der Diagnose des Wachkomas in einer Langzeitpflegeeinrichtung leben. Hier sind sie oft aus gesellschaftlich relevanten Lebensbereichen und -bezügen wie Arbeit, Familie im Sinne eines selbstgewählten sozialen Bezugssystems oder der Teilhabe am kulturellen Leben, beispielsweise bezogen auf die Freizeitgestaltung, ausgeschlossen. In diesem Gedankengang findet sich die neue Konzeption der Weltgesundheitsorganisation (WHO) zur Situation von Menschen mit schwersten Beeinträchtigungen wieder. Wie ZIEGER in Anlehnung an SCHUNTERMANN hervorhebt, führt eine Schädigung nicht mehr zur „Disability" als Fähigkeitsstörung, wie dies noch im WHO-Konzept von 1980 der Fall war, sondern zur „Activity" (Aktivität), folglich den Ressourcen und Kompetenzen einer Person mit einer schweren neurologischen Schädigung, an die eine rehabilitative Pflege anzuknüpfen hätte. Dies wiederum steuert statt auf das „Handicap", also die Behinderung, auf die „Participation" (Teilhabe) zu, das bedeutet auf die soziale Einbindung eines Menschen mit schwersten Beeinträchtigungen in gesellschaftlich relevante Lebensbereiche (Zieger 1999: 36; Zieger 2001a: 19). Damit kann ein Paradigmenwechsel, eine Neuorientierung im Hinblick auf den Umgang mit den so genannten neuen Pflegeproblemen als verankert angesehen werden, eine Ressourcen- und Kompetenzorientierung statt einer Defektausrichtung in der Pflege ist aktuell und zukünftig gefragt. Pflege ist damit im Kern und vom Anspruch her als rehabilitativ zu charakterisieren. Insgesamt ist also ein sehr komplexer und vielschichtiger Aufgabenbereich für die Pflege angesprochen, weil Pflegende betroffene Menschen und deren Angehörige oft über einen langen Zeitraum hinweg begleiten. Diese Begleitung beginnt in der Akutphase mit der Intensivpflege und setzt sich über die verschiedenen weiteren Phasen der Rehabilitation fort, möglicherweise bis hin zum stationären Langzeitpflegebereich beziehungsweise der ambulanten Pflege. Ein Schädel-Hirn-Trauma und ein eventuell folgendes Wachkoma verändern die Lebensbedingungen und die Lebenssituation sowohl der betroffenen Person als auch die ihrer Angehörigen oft abrupt (Zieger 1994: 225). Es folgt eine radikale Veränderung der sozialen Entwicklungssituation und unter Umständen kommt es zu Neubildungen im sinnhaften und systemhaften Aufbau psychischer Prozesse, die der veränderten Situation Rechnung tragen (Jantzen 1994a: 144). In dieser Krisensituation beginnt die Zusammenarbeit des Patienten/der Patientin, seiner/ihrer Angehörigen mit den Pflegenden und anderen Therapeuten/Therapeutinnen. Es setzt der Rehabilitationsprozess ein, der eine bestimmte Organisationsstruktur aufweist, die im Folgenden als relevante Hintergrundinformation dargestellt werden soll.

1.3.2 Herausforderungen für die Pflege im Kontext der neurologischen Behandlungs- und Rehabilitationskette

Der neurologische Rehabilitationsprozess lässt sich für erwachsene Patienten/Patientinnen strukturell in verschiedene Phasen einteilen. Diese Abschnitte der neurologischen Behandlungs- und Rehabilitationskette verfolgen jeweils eigenständige Ziele, für die unterschiedliche Leistungsträger im Hinblick auf die Kostenübernahme zuständig sind (VDR 1995: 119). Mit dem vom VERBAND DEUTSCHER RENTENVERSICHERUNGSTRÄGER (VDR) 1995 veröffentlichten Vorschlag für die Phaseneinteilung der neurologischen Rehabilitation, an deren Entwicklung verschiedene Fachgremien mitgewirkt haben, werden einheitliche Anforderungsprofile für die verschiedenen Behandlungs- und Rehabilitationsstadien umschrieben (VDR 1995: 120). Diese sechs Phasen A, B, C, D, E und F, die mit der Angabe der Dauer und des Leistungsträgers in Abbildung I/1/1 im Fließdiagramm dargestellt sind, gelten für Erwachsene mit neurologischen Akutereignissen wie beispielsweise zerebralen Gefäßerkrankungen, Schädigungen durch Sauerstoffmangel, Unfallfolgen, die einer langfristigen, intensiven medizinischen Behandlung/Rehabilitation bedürfen, also auch für Erwachsene im Wachkoma (VDR 1995: 120). Dabei ist zu erwähnen, dass die leistungsrechtliche Einordnung nach einem Arbeitsunfall sich von den hier genannten unterscheidet, denn hier tritt die Unfallversicherung für die entstehenden Kosten ein. Dies kann für den Patienten/die Patientin als günstiger gewertet werden, weil die Unfallversicherung für alle Phasen der Behandlung und Rehabilitation zuständig ist und sich damit keine Schnittstellenproblematiken beim Übergang von einer Phase in die nächste stellen (VDR 1995: 120).

Heute werden verschiedene Empfehlungen und Vorschläge, die in Abbildung I/1/1 exemplarisch aufgenommen und mittels unterbrochener Rahmen gekennzeichnet sind, diskutiert. Einerseits wird die „Phase F" weiterentwickelt, indem sie beispielsweise in zwei Stufen unterteilt wird (Blumenthal 1996: 32). Andererseits wird vorgeschlagen, das Phasenmodell der neurologischen Behandlungs- und Rehabilitationskette um die „Phase G" zu erweitern. Die „Phase G" umfasst dabei ein betreutes und begleitetes Wohnen für schädel-hirnverletzte Menschen in der Langzeitrehabilitation (Zieger 1999: 38). Der Langzeitpflegebereich, zu dem Menschen gezählt werden, die sechs Monate und länger im Wachkoma leben, ist in der „Phase F" zu verorten. Der VERBAND SCHÄDEL-HIRNPATIENTEN IN NOT E.V. nimmt an, dass auf einen Patienten/eine Patientin, der/die in einer Einrichtung wohnt, ungefähr zwei Patienten/Patientinnen zu rechnen sind, die zu Hause gepflegt und betreut werden (Schädel-Hirnpatienten in Not e.V. 1998: 41). Zu den Aufgaben der „Phase F" gehören beispielsweise die Koordinierung der pflegenden, betreuenden und unterstützenden Maßnahmen und das Einleiten erneuter Rehabilitationsmaßnahmen, wenn ein wiederkehrendes Rehabilitationspotential erkannt wird. Unter Rehabilitationspotential wird der funktionelle Zugewinn verstanden, der von Medizinern/Medizinerinnen, Pflegenden und anderen Therapeuten/Therapeutinnen bei dem Patienten/der Patientin beobachtet wird (VDR 1995: 122). Je nach individuellem Bedarf des Patienten/der Patientin wird eine allgemeine und spezielle Pflege durchgeführt. Die Behandlung erfolgt langfristig, oft auf Dauer, und damit wird eine Besonderheit dieser Phase transparent: mit Ausnahme der „Phase F" unterliegen alle Behandlungs- und Rehabilitationsstadien einer zeitlichen Begrenzung. Bei der Betrachtung des Fließdiagramms wird deutlich, dass die „Phase F" neben der genannten weitere Besonderheiten aufweist. Die Kosten des Aufenthalts in der „Phase F" werden durch die Pflegeversicherung und im Rahmen der medizinischen Behandlung sowie medizinisch begründeter Hilfs- und Heilmittel durch die Krankenversicherung getragen. Zur Kostendeckung werden außerdem die betroffenen Personen selbst, deren Angehörige oder der Sozialhilfeträger herangezogen. Damit werden die erbrachten Leistungen dieser Phase kostenrechtlich nicht mehr als Rehabilitationsmaßnahmen interpretiert (Feuser, Haferkamp 2000: 4f). Die Behandlungsziele der „Phase F" liegen vor allem in der „Sicherung und Erhaltung des erreichten Funktionszustandes und Mobilitätsgrades" (VDR 1995: 125).

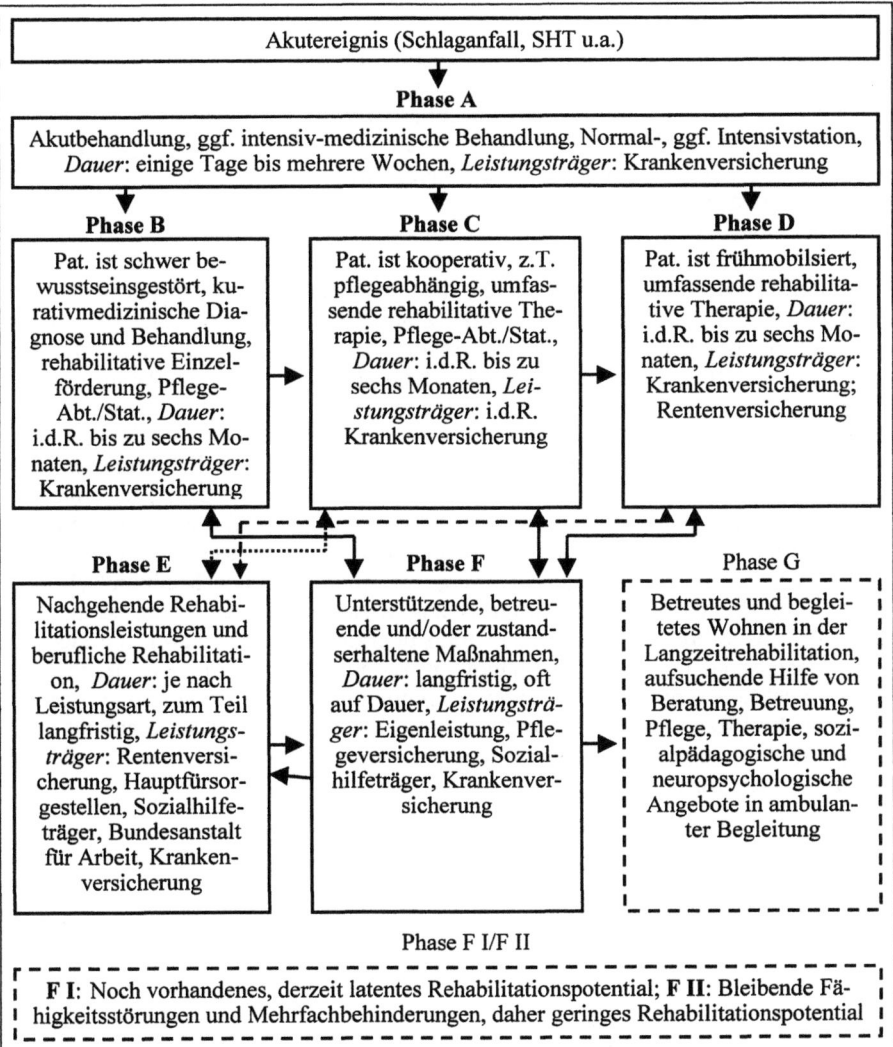

Abbildung I/1/1: Behandlungs- und Rehabilitationsphasen, deren Dauer und Kostenträger (modifiziert nach VDR 1995: 120)[8]

Die finanziellen Mittel für die Ausgestaltung des rehabilitativen und therapeutischen Prozesses in dieser Phase sind verhältnismäßig knapp. Das bedeutet, in

---

8 zu den Abkürzungen: Pat. = Patient/Patientin; Abt. = Abteilung; Stat. = Station; SHT = Schädel-Hirn-Trauma

diesem Stadium kann von einem deutlich geringeren therapeutischen Angebot für Personen im Wachkoma ausgegangen werden als in einer Einrichtung der Frührehabilitation. Nicht selten leben Erwachsene mit dieser Diagnose in einem Altenpflegeheim (Krampe 2000: 427; Redeker, Sonntag 1994/95: 42). FEUSER und HAFERKAMP charakterisieren die „Phase F" als Auffangbecken „...für die Betroffenen jeder vorherigen Phase, die den ‚Leistungsanforderungen' zur Erreichung der nächsten (REHA)Phase nicht genügen bzw. nicht zu genügen scheinen" (Feuser, Haferkamp 2000: 4).

Pflegende haben im Gegensatz zu anderen Angehörigen von rehabilitativtherapeutischen Berufsgruppen den Vorteil, verhältnismäßig viel Zeit mit den Patienten/Patientinnen zu verbringen, dies insbesondere in Einrichtungen der Langzeitpflege, in denen sich die Präsenz anderer Therapeuten/Therapeutinnen und auch die der Mediziner/Medizinerinnen, wie deutlich wird, reduziert. Pflegende strukturieren die unmittelbare Randzone des Patienten/der Patientin (Zieger 1994: 250). Das meint, beruflich Pflegende organisieren die „Kooperationsbedingungen" (Feuser 1995: 121) der Patienten/Patientinnen mit der Umwelt, der Umwelt, in der ein Mensch im Wachkoma lebt und deren Erfahrung er nutzt (Galperin 1980: 172). Wie WALTER treffend formuliert, wird Pflege lange nur als Anwendung von Technologien oder Regeln ausgeübt, die zum größten Teil auf Traditionen beruhen. „Dort, wo theoretische Erkenntnisse dahinter standen, kamen sie aus anderen Wissenschaften, vor allem aus der Medizin" (Walter 1993: 121). Das heißt, eine wichtige Bezugswissenschaft der Pflege ist die Medizin, die insgesamt als die Fachrichtung anerkannt werden kann, die sich als erste wissenschaftlich mit dem Phänomen des Wachkomas intensiv beschäftigt. Viele Aspekte wie die Diagnose oder mögliche ursächliche Bedingungen spielen auch für die Pflege eine Rolle und sollen deshalb im folgenden Abschnitt referiert, diskutiert sowie auf für die Pflege relevante Aspekte und Herausforderungen untersucht werden.

"Um dem Anspruch gerecht zu werden, einen Menschen in seiner komplexen Ganzheit erfassen zu können, genügt es nicht, nur eine bestimmte Sichtweise anzuwenden, auch wenn diese eine wahre Erkenntnis bringt."
(Toifl 1995: 207)

2.0 Medizinische Diagnose und Ursachen des Wachkomas und deren kritische Reflexion im Spiegel neuer Herausforderungen für eine rehabilitative Pflege

Zusammenfassung: Die Diagnose des „apallischen Syndroms" wird von Medizinern/Medizinerinnen gemäß der Kriterien der MULTI-SOCIETY TASK FORCE ON PVS (1994) gestellt. Die Diagnosestellung erfolgt durch die klinische Untersuchung und Verlaufsbeobachtung von Verhalten. Einer der häufigsten medizinischen Gründe für ein Wachkoma sind akute Kopfverletzungen, daneben können auch ein progressiv verlaufender Prozess wie die Alzheimer Krankheit sowie so genannte entwicklungsbedingte Fehlbildungen die Ursache sein. ZIEGER (1994) versteht das „apallische Syndrom" als ein soziales Produkt, das auf der Grundlage vorenthaltener Dialogmöglichkeiten entstanden ist und bezieht damit die soziale Ebene in die Ursachengeschichte ein. Nach einem Jahr gilt in medizinischen Kreisen das traumatische Wachkoma als permanent und im anglo-amerikanischen Raum mündet dies in die Konsequenz, den Patienten/Patientinnen Nahrung und Flüssigkeit vorenthalten zu können. Anhand einer Analyse der Begriffe „apallisch" und „Persistent Vegetative State" wird deutlich, dass dem Erscheinungsbild des Wachkomas die Dogmen, die nach FEUSER (1995) die Theorie und Praxis der Psychiatrie, Heil- und Sonderpädagogik regulieren, zugeschrieben werden können. Für Personen, die mit einem Wachkoma im Langzeitpflegebereich leben, stößt die medizinisch-naturwissenschaftliche Perspektive an die Grenzen ihrer Handlungsmöglichkeiten und in diesem Kontext kann vom „Mythos" des Wachkomas gesprochen werden. Für die Pflege scheint es notwendig sich über die Medizin hinaus den Disziplinen der Pädagogik und Psychologie zuzuwenden und damit eine interdisziplinäre Annäherung an das Wachkoma zu unterstützen. Wie JANTZEN (1996) im Prinzip der erklärenden und verstehenden Diagnostik als Rehistorisierung darlegt, müssen die erklärend-naturwissenschaftliche und die verstehend-geisteswissenschaftliche Perspektive gemeinsam für die Rehabilitation genutzt und angewendet werden.

Dieser Abschnitt der Arbeit wird sich einerseits mit der Darstellung der medizinischen Diagnosegrundlage des Wachkomas und andererseits mit ursächlichen Ausgangsbedingungen des Erscheinungsbildes beschäftigen. Bei der Schilderung der medizinischen Diagnose und möglichen Ursachen des Wachkomas findet die aktuelle Lehrmeinung eine besondere Berücksichtigung, da sie am ehesten den gegenwärtigen Stand der Forschung und dessen wahrscheinliche fachpraktische Widerspiegelung reproduziert. Es werden außerdem Überlegungen im Hinblick auf neue Herausforderungen für eine rehabilitative Pflege angestellt, indem die Bezugswissenschaft der Pflege, die Medizin, genauer aus dem Blickwinkel ihres Einflusses auf die pflegerische Diszipln im Kontext des Wachkomas betrachtet wird. Dies erfolgt exemplarisch anhand einer Analyse der Begriffe „apallisch" und „Persistent Vegetative State". Den Abschluss bilden einige allgemeine Überlegungen zum diagnostischen Prozess, die der Pflege nutzbringend sein können.

2.1 Aspekte zur medizinischen Diagnose des Wachkomas

International wird der „Vegetative State" als „...a clinical condition of complete unawareness of the self and the environment, accompanied by sleep-wake cycles with either complete or partial preservation of hypothalamic and brain-stem autonomic functions" (The Multi Society Task Force on PVS 1994: 1500) definiert, also als eine klinische Verfassung der kompletten Bewusstlosigkeit über das Selbst und die Umgebung, die von Schlaf-Wach-Zyklen begleitet ist, wobei hypothalamische Funktionen sowie autonome Hirnstammfunktionen vollständig oder teilweise erhalten sind.

Der so genannte „Vegetative State" beziehungsweise das „apallische Syndrom" präsentiert trotz verschiedener Genesen ein auffällig einheitliches Erscheinungsbild, das KRETSCHMER folgendermaßen beschreibt: „Der Patient liegt wach da mit offenen Augen. Der Blick starrt geradeaus oder gleitet ohne Fixationspunkt verständnislos hin und her. Auch der Versuch, die Aufmerksamkeit hinzulenken, gelingt nicht oder höchstens spurenweise" (Kretschmer 1940: 577; siehe Einführung). Die Patienten oder Patientinnen fixieren keine Menschen oder Gegenstände mit den Augen und führen keine Augenfolgebewegungen durch (The Multi-Society Task Force on PVS 1994: 1500). Die Diagnose des Wachkomas wird von Medizinern/Medizinerinnen eng angelehnt an die Kriterien der MULTI-SOCIETY TASK FORCE ON PVS (1994: 1500) gestellt. Es handelt sich dabei um sechs Beobachtungen, die der Diagnose des Wachkomas zugrunde liegen:

(1) Der Patient/die Patientin zeigt keine Anhaltspunkte für ein Bewusstsein über sich selbst beziehungsweise für die Fähigkeit mit anderen zu interagieren.

(2) Es lassen sich keine Verhaltensreaktionen auf visuelle, akustische, taktile oder Schmerzreize beobachten, die von den begutachtenden Ärzten/Ärztinnen als reproduzierbar, zweckmäßig oder freiwillig interpretiert werden können.

(3) Die Patienten/Patientinnen können Laute produzieren, ein Sprachverständnis oder expressive Sprache scheinen jedoch nicht vorhanden zu sein.

(4) Außerdem kann eine periodische Wachheit anhand eines Schlaf-Wach-Rhythmus beobachtet werden. Dieser Schlaf-Wach-Rhythmus kann belastungszeitlich reguliert und unabhängig vom Tag-Nacht-Ablauf sein.

(5) Zu bemerken sind bei den betroffenen Personen so genannte Primitivschablonen, besonders des Oralssinnes (Saug- und Schluckautomatismen, Gähnen, etc.), Greifschablonen, sowohl Haltungs- und Stellreflexe als auch spastische Bewegungsmuster.

(6) Es besteht eine Blasen- und Mastdarminkontinenz, die vegetativen Funktionen sind in der Regel stabil (Gobiet 1991: 22; Schwörer 1995: 3; The Multi-Society Task Force on PVS 1994: 1500; Zieger 1998: 168).

„Die Diagnose des vegetativen Zustandes wird durch die mehrfache klinische Untersuchung und Verlaufsbeobachtung gestellt und ist durch keine apparative Methode beweisbar" (Klein 2000: 63). Eine wichtige Grundlage für die medizinische Diagnose des Wachkomas ist daher die klinische Beobachtung, die Deskription von Verhaltensweisen, die sich in einem bestimmten Zusammenhang zeigen (Andrews 1991: 121; Klein 2000: 63; The Multi-Society Task Force on PVS 1994: 1500). Darüber hinaus besteht die Möglichkeit mittels elektrophysiologischer Untersuchungen (evozierte Potentiale) Befunde für die Beurteilung verbliebener Hirnfunktionen zu erheben (Hagel, Grossman 1994: 18). Dabei besitzen die evozierten Potentiale für sich genommen keine federführende prognostische Relevanz (Zieger 1998: 170).

In medizinischen Fachkreisen – insbesondere im anglo-amerikanischen Raum – wird davon ausgegangen, dass eine Person ein traumatisch bedingtes Wachkoma nach mehr als einem Jahr und ein Patient/eine Patientin ein nontraumatisch verursachtes Wachkoma nach drei Monaten kaum zurückentwickeln wird. Das Erscheinungsbild wird infolgedessen als ein irreversibles und permanentes charakterisiert (The Multi-Society Task Force on PVS 1994a: 1575; Klein 2000: 63; siehe Einführung). Für die medizinische Diagnose des „Permanent Vegetative State" ist es nach WADE und JOHNSTON notwendig, die Pflegedokumentationen zu Rate zu ziehen und die Pflegenden, die in engem Kontakt zum Patienten/zur Patientin stehen, zum Verhalten einer Person im Wachkoma zu befragen. Pflegende können das Verhalten im Hinblick auf die genannten Diagnosekriterien (1) bis (3) eines Patienten/einer Patientin eher beschreiben und situationsbezogen einschätzen, eben weil das Verhalten sich über den Tag hinweg ändert und Pflegende mehr Zeit mit den betroffenen Personen teilen als Ärzte oder Ärztinnen. Es können auch von Familienmitgliedern und bedeutsamen Dritten Auskünfte über ihre Beobachtungen zum Verhalten ihres Angehörigen eingeholt werden (Wade, Johnston 1999: 842).

Die Diagnose des Wachkomas erfordert von den Diagnostizierenden ein hohes Maß an Erfahrung im Umgang mit den davon betroffenen Menschen. Im Bereich der Medizin gilt die tatsächliche Diagnose des Wachkomas als ein schwieriges Problem (Gobiet, Gobiet 1999: 133; Andrews, Murphy, Munday et al. 1996: 15). Eine Londoner Studie zeigt auf, dass gerade in Bezug auf die Diagnose des Wachkomas Fehldiagnosen nicht auszuschließen sind. So wird im Rahmen dieser Untersuchung die Diagnose des „Vegetative State" von 40 Personen retrospektiv anhand der Patientenakten für den Zeitraum 1992 bis 1995 geprüft. Von diesen 40 Patienten/Patientinnen sind 17 (= 43 %) wahrscheinlich fehldiagnostiziert worden. Die Studie wird in einer Abteilung, die Patienten/Patientinnen mit erworbenen schwerwiegenden Hirnschädigungen ab 16 Jahren aus ganz Großbritannien aufnimmt und sich auf deren Rehabilitation spezialisiert hat, durchgeführt (Andrews, Murphy, Munday et al. 1996: 13). GRAY verweist darauf, dass Outcome-Studien über Personen mit der Diagnose des „Vegetative State" möglicherweise das Outcome von Menschen im so genannten „Minimally Conscious State", die fehlerhaft als im so genannten „Vegetative State" diagnostiziert wurden, wiedergeben (Gray 2000: 1007). Der „Minimally Conscious State" wird von der Aspen Neuro-Behavioral Conference Workgroup definiert und umfasst Patienten/Patientinnen, die inkonsistent Verhalten zeigen, dass auf ein Bewusstsein über sich selbst oder die Umgebung hinweist (Giacino, Ashwal, Childs et al. 2002: 349f).

2.2 Aspekte zu den Ursachen des Wachkomas

Einer der häufigsten Gründe für die Ausbildung eines Wachkomas sind akute Kopfverletzungen im Sinne eines schweren Schädel-Hirn-Traumas. Ein schweres Schädel-Hirn-Trauma kann bei einer länger als sechs Stunden andauernden Bewusstlosigkeit und dem Punktewert kleiner als 8 bei einer Einschätzung nach der Glasgow Koma Skala, die der Einschätzung der Bewusstseinlage eines Patienten/einer Patientin dient, diagnostiziert werden (Foulkes, Eisenberg, Jane et al. 1991: 9; Freeman 1992: 160; Störmer 1992: 143). Patienten/Patientinnen entwickeln das Wachkoma in der Regel nach einem tiefen Koma. Daneben kann dem Wachkoma auch ein progressiv verlaufender Prozess zugrunde liegen wie die Alzheimer- oder Jacob-Creutzfeldt Erkrankung sowie so genannte entwicklungsbedingte Besonderheiten (The Multi-Society Task Force on PVS 1994: 1503).

Die MULTI-SOCIETY TASK FORCE ON PVS hat die in Tabelle I/2/1 aufgelisteten Möglichkeiten, die der Entwicklung des Wachkomas bei Erwachsenen vor allen Dingen vorausgehen können, zusammengestellt. Neben diesen organisch bedingten Möglichkeiten vermutet ZIEGER über die medizinisch-biologische Ebene hinaus, dass das „apallische Syndrom" als ein soziales Produkt verstanden werden kann, das auf der Grundlage vorenthaltener Dialogmöglichkeiten entstanden ist (Zieger 1994: 253). Vorenthalten würde dem Patienten/der Patientin der „frühe Dialog" im Sinne einer elementaren Form der Kommunikation, die einer einfachen wechselseitigen Angebot-Antwort-Struktur folgt und dabei ständig Erinnerungsspuren anregt (Zieger 1992: 333).

Ein interessanter Gedanke, der hier nicht weiter verfolgt wird, jedoch erwähnenswert erscheint, weil die Mehrdimensionalität und Komplexität der Rehabilitation eines Menschen nach einem schweren Schädel-Hirn-Trauma, dem unter Umständen ein Wachkoma folgt, aufgezeigt wird, findet sich in einer Einzelfallstudie von KÜRTEN und JANZIK. Diese Untersuchung befasst sich mit dem „...Verständnis der Wesensänderung nach Schädelhirntrauma unter besonderer Berücksichtigung der prämorbiden Persönlichkeits- und Familienstruktur" und wird 1988 veröffentlicht. Ein 18-jähriger junger Mann, der stark von seinen Eltern behütet wird, löst sich aus den familiären Zusammenhängen, unterstützt durch die Liebesbeziehung zu einer Freundin. Diese trennt sich schließlich von ihm und wendet sich dem besten Freund des jungen Erwachsenen zu. „Mit einem Schlag hat er die Freundin und den besten Freund verloren, das hart erkämpfte Stück Unabhängigkeit scheint plötzlich sinn- und nutzlos. In dieser Situation passiert der Unfall" (Kürten, Janzik 1988: 163). Die Autoren interpretieren die Unfallfolgen als eine Möglichkeit, das familiendynamische Gleichgewicht wieder herzustellen, indem der Sohn, der auf Hilfe und Unterstützung in den Bereichen der „Aktivitäten des täglichen Lebens" (Juchli 1997: 49) angewiesen ist, wieder um die Abhängigkeit von seinen Eltern weiß und diese darüber hinaus akzeptiert (Kürten, Janzik 1988: 163).

Tabelle I/2/1: Gründe für das Wachkoma bei Erwachsenen (modifiziert nach The Multi-Society Task Force on PVS 1994: 1503)

Akute Verletzungen	Degenerative und metabolische Störungen	Entwicklungsbedingte Schädigungen
traumatisch Verkehrsunfälle Schusswunden oder andere Formen direkter zerebraler Verletzungen **non-traumatisch** hypoxisch ischämische Enzephalopathie • *Kreislaufstillstand* • *Lungenerkrankungen* • *verlängerte hypotone Episode* • *Ertrinken* • *Ersticken oder Strangulation* Infektionen des zentralen Nervensystems (ZNS) • *bakterielle Meningitis* • *Virusmeningoenzephalitis* Hirnabszess zerebrovaskuläre Verletzungen • *Hirnblutung* • *Hirninfarkt* • *Subarachnoidalblutung* ZNS-Tumor Vergiftung	Alzheimer Krankheit Demenz nach multiplen Infarkten Pick Athrophie Jacob-Creutzfeldt Erkrankung Parkinson Krankheit Chorea Huntington	Anenzephalie Hydranenzephalie Lissenzephalie Holoprosenzephalie Enzephalozele kongenitaler Hydrozephalus schwere Mikrozephalie

Im Hinblick auf den genannten Untersuchungsgegenstand der Einzelfallstudie plädieren die Autoren für eine mehrdimensionale und multidisziplinäre diagnostische Annäherung an das Phänomen der „Wesensveränderung" nach einem Schädel-Hirn-Trauma. Auf dieser Grundlage kann schließlich ein multidisziplinär-strukturiertes Therapieangebot konzipiert werden (Kürten, Janzik 1988: 165). Dieser Auffassung kann aus der pflegerischen Perspektive im Hinblick auf die Rehabilitation von Erwachsenen im Wachkoma vorbehaltlos zugestimmt werden.

2.3 Überlegungen im Hinblick auf neue Herausforderungen für die Pflege
KORNMANN definiert Diagnostik „...als Tätigkeit zur systematischen Erhebung und Auswertung von Daten oder Informationen, durch die sich Entscheidungen begründen und kontrollieren lassen" (Kornmann 1992: 349). Das bedeutet auch, therapeutische Interventionen lassen sich auf der Basis des diagnostischen Prozesses legitimieren (Nestmann 1987: 206).

Die medizinische Diagnose bezieht sich vordringlich auf die Erhebung von Daten beziehungsweise Befunden, die die körperlich-organische Ebene betreffen. Diese gewonnenen Informationen werden mit dem Ziel einer systematischen Beschreibung und Benennung eines Krankheitsbildes ausgewertet (Roche Lexikon Medizin 1984: 346). Eine Diagnose im medizinischen Modell weist einem diagnostizierten Zustand unmittelbar eine bestimmte Behandlung zu, beispielsweise Medikamente oder diätetische Maßnahmen, ohne dass eine Rekonstruktion von Subjektivität notwendig wäre (Kornmann 1982 zitiert nach Jantzen 1990: 164). Das Modell folgt also überwiegend linearen Vorstellungen im Sinne des Ursache-Wirkungs-Prinzipes, das sich 1858 etabliert, als RUDOLPH VIRCHOWs Grundlagenwerk „Die Cellularpathologie in ihrer Begründung auf die physiologische und pathologische Gewebelehre" erscheint. Der Krankheitsbegriff wird nunmehr konkret und empirisch, da dieser Logik zufolge jede Erkrankung des Körpers primär als eine Erkrankung der Zellen aufzufassen ist (Szasz 1982: 15; Toifl 1995: 13). Damit wird eine Erkrankung ursächlich vor allem als auf der zell- beziehungsweise organischen Ebene behandelbar eingestuft. Aus heutiger Sicht rückt die soziale Komponente für den Genesungsprozess dabei in den Hintergrund. Bemerkenswert für die Diagnosestellung des Wachkomas ist in diesem Zusammenhang, dass im Wesentlichen nicht auf apparative Methoden, die für das Wachkoma typische körperlich-organische Besonderheiten nachweisen, die entsprechend behandelt werden können, zurückgegriffen werden kann, sondern sich auf die klinische Untersuchung und Verlaufsbeobachtung von „äußerlich" beobachtbarem Verhalten bezogen werden muss. Es erfolgt also eine Beschreibung von Verhaltensweisen, für deren Bündelung die Bezeichnung „apallisches Syndrom" beziehungsweise „Persistent Vegetative State" ausgewählt wird (Andrews 1991: 121; The Multi-Society Task Force on PVS 1994: 1500; Klein 2000: 63). Diese Begriffe sind historisch entstanden und stellen in verdichteter kodierter Form die Erfahrungen dar, die die medizinische Disziplin mit dem Erscheinungsbild des Wachkomas ausgebildet hat. Eine Analyse der Bezeichnungen „apallisch" sowie „Persistent Vegetative State" ermöglicht, diese Erfahrungen wieder zu entfalten und damit der latenten Bedeutung und Einschätzung der medizinischen Diagnose aus der pflegerischen Perspektive ebenso näherzukommen wie dem medizinischen Erbe auf die Pflege, das der Bezug der Pflege auf diese wissenschaftliche Disziplin mit sich bringt.

2.3.1 Pflege und ihre Bezugswissenschaften – Vom Mythos des Wachkomas
Die Andeutung einer Lokalisation der Hirnschädigung wurde schon von JENNETT und PLUM als Kritikpunkt an der Begriffswahl des „apallischen Syndroms" formuliert, denn die angedeutete Verortung einer neurologischen Be-

sonderheit kann beispielsweise aus neuropathologischer Sicht nicht als gesichert gelten (Jennett, Plum 1972: 736; Kallert 1994: 243). Der Begriff „apallisch" transportiert die latente Annahme, ein Mensch mit dieser Diagnose lebe „ohne Pallium", das heißt ohne Hirnmantel, wobei darüber hinaus in der Bezeichnung selbst unbestimmt bleibt, „...ob nun die Struktur oder Funktion des Kortex als nicht vorhanden angesehen werden muss" (Kallert 1994: 242). Aus medizinischer Sicht wird oft von einem Funktionsausfall des Großhirns gesprochen (Gerstenbrand 1999: 14). KLEIN weist jedoch darauf hin, dass der Kortex von Patienten und Patientinnen mit einem Wachkoma weder vollständig zerstört noch funktionslos ist, da das EEG (Elektroenzephalogramm), das von Hirnrindenanteilen generiert wird „...im Regelfall bei diesen Patienten eine eindeutige, wenn auch pathologisch veränderte, Aktivität zeigt" (Klein 1999: 67; Klein 2000: 64). Insgesamt wird trotz dieser eben erwähnten Erkenntnisse mit der Bezeichnung „apallisch" suggeriert, dass wesentliche Voraussetzungen für den Aufbau (höherer) psychischer Funktionen bei einem Menschen mit einem Wachkoma fehlen, wodurch dem Erscheinungsbild das Merkmal der Endogenität zugeschrieben wird. Ein Etikett, das mit „Hoffnungslosigkeit" übersetzt werden kann (Dörner, Plog 1978: 11).

JENNETT und PLUM geht es darum, bei der Begriffsauswahl des „Persistent Vegetative State" nicht eine anatomische Ursache zu implizieren, sondern Verhalten zu beschreiben. Sie beziehen sich bei der Definition von „vegetative" auf das Oxford English Dictionary zur Beschreibung eines „...organic body capable of growth and development but devoid of sensation and thought (1764)" (Jennett, Plum 1972: 736), also eines lebendigen Körpers, der fähig zum Wachstum und zur Entwicklung, jedoch frei von Sinnesempfindungen und Denken ist.

Im Hinblick auf den Begriff des „Persistent Vegetative State" verweisen SAZBON, GROSWASSER auf die Problematik, die der Definition des Begriffes „persistent" innewohnt, der laut Webster Dictionary meint, dass dieser Zustand trotz Interventionen oder Behandlung bestehen bleibt (Sazbon, Groswasser 1991: 1). So wird mit dieser Bezeichnung die Annahme überliefert, der „Persistent Vegetative State" sei therapeutischen Maßnahmen nicht zugänglich und damit unter Umständen irreversibel. Bezogen auf die bereits dargestellte Definition des Begriffes „vegetative" wird einem Menschen mit dieser Diagnose darüber hinaus unterstellt, frei von Sinnesempfindungen und Denkfähigkeit zu sein (Jennett, Plum 1972: 736). Diese Aussage stützt letztlich die Annahme, „...daß einem schwerstbeeinträchtigten, z.B. als apallisch geltenden Menschen ein differenzierter Austausch mit seiner Umwelt nicht mehr möglich sei, weil er in den uns geläufigen und von uns erwarteten Kategorien interaktiv-kommunikativer Kooperationsformen der psychosozialen Ebene [das heißt beispielsweise lautsprachliche Ausdrucksweise, Anmerkung P.T.] nicht in Erscheinung tritt..." (Feuser 1995: 91f). Wird die Begrifflichkeit „state" (Zustand) näher betrachtet, so legt diese die Assoziation vom Stillstand, der Unveränderbarkeit, der Chronizität nahe.

Zusammenfassend werden mit den Begriffen des „apallischen Syndroms" und des „Persistent Vegetative State" latente Annahmen wie die Endogenität, die Irreversibilität, die Wahrnehmungslosigkeit und Interaktionsunfähigkeit, die in der Konsequenz gedacht die Zuschreibung der Lernunfähigkeit nach sich zieht sowie die Chronizität transportiert. Diese Auslegungen korrespondieren mit den von FEUSER (1995: 48ff) beschriebenen Dogmen, die Theorie und Praxis der Psychiatrie sowie Heil- und Sonderpädagogik regulieren (Feuser 1995: 48ff). Die dargestellten latenten Annahmen, die mit den Diagnosen „apallisches Syndrom" oder „Persistent Vegetative State" übermittelt werden, verweisen kaum auf die Rekonstruktion einer Entwicklungslogik, einer Annäherung an das Phänomen des Wachkomas mit der Fragestellung, unter welchen Bedingungen ein Mensch mit diesem Erscheinungsbild sich die Welt (wieder-)aneignet, um so Anknüpfungspunkte für eine subjektorientierte rehabilitative Pflege zu gewinnen. Vielmehr werden mit solchen Überlieferungen, wenn sie unreflektiert bleiben und nicht auf ihren Sinn sowie auf ihre Aktualität hin geprüft werden, Zuschreibungen vorgenommen, mit denen „...beobachtbare Erscheinungen zum ‚inneren' Wesen..." (Feuser 1995: 88) eines Menschen gemacht werden. Damit werden Phänomene ontologisiert, so dass eine Voraussetzung im Sinne einer neuen Herausforderung für eine theoretisch fundierte rehabilitative Pflege von Erwachsenen im Wachkoma sicher darin liegt, sich vom verengten konzeptuellen Zugriff der traditionellen medizinischen Sichtweise zu lösen. Aus dieser traditionell medizinischen Sichtweise geht hervor, dass Kommunikation und Interaktion mit Menschen im Wachkoma nicht möglich zu sein scheinen (The Multi-Society Task Force on PVS 1994: 1500). Diese Auffassung wird vor dem Hintergrund des bereits beschriebenen medizinischen Modells, der latenten Bedeutung der Begriffe „apallisch" und „Persistent Vegetative State" ebenso verständlich wie durch das Fehlen eines sich an die Diagnose adäquat und zuverlässig anschließenden medizinischen, also rein körperlich-organisch ausgerichteten Therapiekonzeptes. Die medizinische Diagnose kann allerdings nicht die Entscheidung begründen und legitimieren, einer Person im längerfristig anhaltenden Wachkoma die Nahrung und Flüssigkeit zu entziehen sowie Pflegende als medizinische Hilfsdienstleistende in diesen Prozess einzubeziehen. Der Vorschlag, nach einem Jahr einen traumatisch bedingten „Vegetative State" als permanent zu deklarieren und als nicht mehr behandelbar zu interpretieren, unterstützt die besonders von Medizinern und Juristen im anglo-amerikanischen Raum geführte ethisch-moralische Diskussion der Frage, ob die künstliche Nahrungs- und Flüssigkeitszufuhr – zum Beispiel über die PEG-Sonde – als medizinische Behandlung interpretiert und damit den Patienten/Patientinnen legal vorenthalten werden kann (American Academy of Neurology, 1989; Council on Scientific Affairs and Council on Ethical and Judicial Affairs 1990). Pflegende sollen in diesem Fall dafür Sorge tragen, eventuell mit der Vorenthaltung von Flüssigkeit und Nahrung zusammenhängende Unannehmlichkeiten für die Patienten/Patientinnen durch pflegerische Maßnahmen zu mindern, bis nach ungefähr 14 Tagen der Tod eintritt (The Multi-Society Task Force on PVS 1994a: 1578;

Wade, Johnston 1999: 844). Bis zum Herbst 1998 ist in Großbritannien bei 18 Menschen die eben beschriebene „medizinische Behandlung" eingestellt worden (Wade, Johnston 1999: 841).

Menschen können zwischen wenigen Wochen bis weit über 20 Jahre im Wachkoma leben (The Multi-Society Task Force on PVS 1994a: 1576; Walshe, Leonard 1985: 1046). Es gibt darüber hinaus Hinweise darauf, dass Personen mit einem so genannten „apallischen Syndrom" auch nach einem längeren Zeitraum das Erscheinungsbild zurück entwickeln, jedoch oft gekoppelt mit schweren und schwersten Beeinträchtigungen (Arts, van Dongen, van Hof-van Duin et al. 1985: 1300; Levin, Saydjary, Eisenberg et al. 1991: 580; Rosenberg, Johnson, Brenner 1977: 167). Eine Studie zeigt im Ergebnis, dass innerhalb von drei Jahren 49 von insgesamt 84 Patienten (58%) den „Vegetative State" zurück entwickeln, also eine Remission zu beobachten ist (Levin, Saydjary, Eisenberg et al. 1991: 582f). Ferner deuten die Erfahrungswerte von in Langzeitpflegeeinrichtungen Tätigen in die gleiche Richtung (Schwörer 1995: 2). Als bedeutend für die Prognose gilt neben anderem die Zeitspanne der posttraumatischen Erholung. Einige Studien betonen, dass die weitreichendsten Erholungen im ersten halben Jahr nach dem traumatischen Ereignis stattfinden (Jennett, Teasdale, Galbraith et al. 1977: 297). Pflegebeobachtungen in einer englischen Spezialklinik für Menschen, die ein schweres Schädel-Hirn-Trauma durchlebt haben, deuten darauf hin, dass die Erholungskurve im ersten Jahr nach den Schädel-Hirn-Verletzungen steil aufwärts verläuft, jedoch auch nach drei und vier Jahren Fortschritte bei den Patienten/Patientinnen zu beobachten sind (Powell, Wilson 1994: 54). Diese Aussagen insgesamt könnten also die Annahme unterstützen, dass Erwachsene im Wachkoma auch noch im Bereich der Langzeitpflege das Erscheinungsbild zurück entwickeln beziehungsweise ihr Verhalten ändern können. ZIEGER weist darauf hin, dass Berichte über eine unerwartete Rückbildung des Wachkomas, insbesondere im Langzeitpflegebereich auch einem sensibleren Umgang mit den Patienten und Patientinnen durch Pflegende, andere Therapeuten/Therapeutinnen und Angehörige zuzuschreiben ist (Zieger 1998: 170). Eine weitere prognostische Bedeutung für die Langzeiterholung hat das Alter des Patienten/der Patientin. Menschen, die in einem sehr frühen Lebensalter ein Schädel-Hirn-Trauma erfahren haben, zeigen in den Nachuntersuchungen „schlechtere" Leistungen als Personen, die zum Zeitpunkt des Traumas bereits älter waren (Spranger 2002: 34). So scheinen beispielsweise Kinder unter vier Jahren eine schlechte Prognose zu haben. Es wird vermutet, dass dieses Phänomen mit der Hirnreife zusammenhängt (Hagel, Grossman 1994: 37).

Da es Unterschiede in der Erholungstendenz von einem schweren Schädel-Hirn-Trauma zwischen Erwachsenen und Kindern zu geben scheint, die medizinisch noch nicht hinreichend erklärt sind, wird sich in dieser Arbeit ausschließlich auf Erwachsene bezogen. Erwachsene befinden sich zudem in der Regel auf einem anderen psychischen Entwicklungsniveau als Kinder oder Jugendliche und allein diese Bedingung erfordert eine altersmäßige Abgrenzung. Die inhaltliche Ausgestaltung des Rehabilitationsprozesses dürfte sich an der Biographie und damit auch am Lebensalter eines Menschen orientieren und damit zwischen Kindern und Erwachsenen verschieden sein. Die „zweite und soziale Geburt der Persönlichkeit" (Jantzen 1987: 248) findet sich zumeist im Alter von ungefähr 14/15 Lebensjahren, also der Pubertät (Jantzen 1987: 202). In dieser Phase entwickelt sich „...im eigentlichen Sinne das reflexive Ich" (Jantzen 1987: 253). Eine eigene Lebensperspektive entsteht (Jantzen 1987: 249). Als erwachsen gilt in diesem Zusammenhang eine Person, die das kalendarische Alter von 18 Jahren erreicht hat und damit im rechtlichen Sinne „volljährig" ist. Dabei wird angenommen, dass zu diesem Zeitpunkt die „zweite Geburt der Persönlichkeit" stattgefunden hat.

Insgesamt wird an dieser Stelle nochmals deutlich, dass für Pflegende, insbesondere im Kontext der Langzeitpflege von Erwachsenen im Wachkoma, eine bedeutende Herausforderung auch im Hinblick auf die eigene Profilbildung liegt. Pflegende können deutlich machen, dass Kommunikation, Interaktion und Entwicklung für Menschen, die unter den Bedingungen des Wachkomas leben, durchaus möglich sind.

Ein Mensch mit der Diagnose des „apallischen Syndroms" beziehungsweise des „Permanent Vegetative State" wäre aus dem geschilderten medizinischen Blickwinkel nach JANTZEN dem therapieresistenten so genannten „harten Kern" zuzuordnen. Die Kommunikation mit Erwachsenen im Wachkoma im Sinne des „harten Kerns" scheint abgebrochen, das Verstehen ihrer Verhaltensweisen ist erschwert. Dies wiederum begünstigt die Vermutung, das Erscheinungsbild sei chronisch, schwer, nicht beeinflussbar und/oder unverständlich (Jantzen 1993: 46). Mit SPITZ lässt sich unter Kommunikation „jede merkliche Verhaltensänderung, intentional oder nicht, gerichtet oder nicht gerichtet, mit deren Hilfe eine oder mehrere Personen die Wahrnehmung, Gefühle, Gedanken oder Handlungen einer oder mehrerer anderer Personen mit oder ohne Absicht beeinflussen können" (Spitz 1989: 145) verstehen. Dieser Kommunikationsbegriff korrespondiert mit dem von MATURANA und VARELA, die Kommunikation als „...gegenseitiges Auslösen von koordinierten Verhaltensweisen unter Mitgliedern einer sozialen Einheit" beschreiben (Maturana, Varela 1990: 210). Wenn beispielsweise ein Pflegender/eine Pflegende beobachtet, dass ein Patient/eine Patientin stark schwitzt, wird er/sie den Patienten/die Patientin mit hoher Wahrscheinlichkeit ansprechen, vielleicht sein/ihr Gesicht waschen, prüfen, wann er/sie das letzte Mal gelagert wurde oder das Bett neu beziehen. In jedem Fall hat im psychoanalytischen Sinne von SPITZ und aus der Perspektive der Neurobiologen MATURANA und VARELA Kommunikation stattgefunden. Diese Auffassung von Kommunikation wird für diese Arbeit geteilt und gleichbedeutend mit dem Begriff „Kontakt" benutzt. Dieser Auffassung hinzufügen lässt sich das kommunikationstheoretische Axiom der „Unmöglichkeit nicht zu kommunizieren" (Watzlawick, Beavin, Jackson 1990: 50), das im direkten Widerspruch zur klassisch medizinischen Annahme „der Unmöglichkeit zu kommunizieren" im Kontext des Wachkomas steht. „Die Unmöglichkeit nicht zu kommunizieren" wird argumentativ untermauert, indem davon ausgegangen wird, dass Verhalten jeder Art in einem bestimmten Kontext und einer zwischenpersönlichen Situation einen Mitteilungscharakter besitzt, das heißt Kommunikation ist. Da ein Mensch sich *nicht* nicht verhalten kann, schließt dies die Option, nicht zu kommunizieren aus (Watzlawick, Beavin, Jackson 1990: 51).

Nach MATURANA und VARELA kann Verhalten als Haltungs- und Standortveränderung eines Lebewesens definiert werden, die ein Beobachter/eine Beobachterin als Bewegung oder Handlung in Bezug auf eine bestimmte Umgebung wahrnimmt (Maturana, Varela 1990: 150). Eine starke Transpiration eines Patienten/einer Patientin wäre somit also Verhalten. Das bedeutet, für einen Menschen, der unter den Bedingungen des Wachkomas lebt, ist es unmöglich, nicht zu kommunizieren beziehungsweise sich nicht mitzuteilen. Damit kann sowohl auf der Basis bereits seit langem bestehender Erkenntnisse der Psychologie und dem Erkenntnisstand der modernen Naturwissenschaften das Diagnosekriterium der fehlenden Anhaltspunkte für die Fähigkeit mit anderen zu interagieren für das Wachkoma theoretisch nicht gehalten werden. Dabei liegt es am Kommunikationspartner/an der Kommunikationspartnerin, die Mitteilungen eines Patienten/einer Patientin zu verstehen und in die Interaktion zu treten, die als wechselseitiger Ablauf von Mitteilungen zwischen zwei oder mehr Personen verstanden werden kann (Watzlawick, Beavin, Jackson 1990: 50). Im übertragenen Sinne findet sich in der dargestellten Definition der Interaktion der Aufbau des „frühen Dialoges" mit seiner wechselseitigen Angebot-Antwort-Struktur wieder (Zieger 1992: 333). Das Ziel eines Behandlungsteams liegt demzufolge in der Dekodierung der „Sprache" des Patienten/der Patientin begründet (Rietz, Hagel 2000: 253). Es wird also versucht, das Verhalten einer Person im Wachkoma im Sinne einer Botschaft zu entschlüsseln.

International sind im Laufe der Zeit immer wieder begriffliche Neubildungen wie „minimally responsive person", „prolonged post-comatose unawareness" oder „prolongiertes Koma" geschaffen worden, um die eher negativ belegten Begriffe des „apallischen Syndroms" beziehungsweise des „Persistent Vegetative State" zu ersetzen (Hagel, Grossman 1994: 10). Außerdem wird die Bezeichnung des „apallischen Durchgangssyndrom" vorgeschlagen, um die prinzipielle Möglichkeit der Rehabilitation dieser Personen hervorzuheben (Gobiet 1991: 22). Dieser Vorschlag macht zumindest offenkundig, dass Menschen in einer bestimmten Lebensphase mit diesem Erscheinungsbild leben, der andere Lebensabschnitte vorausgegangen sind und weitere folgen werden. NENTWIG favorisiert die Begrifflichkeit „Patient im Wachkoma" und möchte damit verdeutlichen, dass Patienten oder Patientinnen im Wachkoma ein „apallisches Syndrom" erleiden, jedoch nicht zuverlässig vorausgesagt werden kann, „...wie lange dieser Durchgang anhält..." (Nentwig 1996: 17). Diese Begriffsvielfalt kann insgesamt als ein Indiz gewertet werden, dass das Wachkoma, wie auch von Experten und Expertinnen immer wieder betont wird, als eines der am wenigsten verstandenen Erscheinungsbilder der Rehabilitationsmedizin und mithin der Pflege gelten kann (Andrews 1992: 486). Außerdem deutet sich durch die Suche nach einer neuen Bezeichnung für das Erscheinungsbild des Wachkomas ein Paradigmenwechsel in der Medizin an, der sich im Verständnis ZIEGERs zum „apallischen Syndrom" widerspiegelt, bei dem das Wachkoma über die biologisch-körperliche Ebene hinaus auch als soziales Phänomen begriffen wird (Zieger 1994: 253). Die Beziehungsmedizin, die der traditionell orientierten Biomedizin gegenübergestellt werden kann, ermöglicht einen „...humanen Dialog in Diagnostik und Therapie" (Zieger 2000: 33).

Die psycho-soziale Verhaltensebene kann nicht unbedingt als solche eingeordnet werden, die primär medizinisch ausgerichteten Zugriffen zugänglich ist, insbesondere wenn Interventionen auf die nachhaltige Erweiterung des Verhaltensrepertoires eines Menschen abzielen sollen. Verständlicherweise stößt die medizinisch-naturwissenschaftliche Perspektive hier an die Grenzen ihrer Handlungsmöglichkeiten (Remmers 1999: 370). Insgesamt stellt sich die Frage, ob in Bezug zum Wachkoma nicht im Sinne SZASZ', der sich auf RYLE bezieht, vom „Mythos" gesprochen werden kann: „Ein Mythos ist natürlich kein Märchen. Er erzählt Tatsachen, die einer Kategorie zugehören, in der Sprache einer anderen. Einen Mythos zerstören heißt also nicht die Tatsachen in Abrede zu stellen, sondern ihnen einen anderen Platz zuweisen" (Ryle 1949: 8 zitiert nach Szasz 1980: 23). Das heißt, eine rehabilitative Annäherung an das Phänomen des Wachkomas wäre nicht primär aus der Domäne der Medizin vorzunehmen, insbesondere, wenn Personen mit diesem Erscheinungsbild bereits in Langzeitpflegeeinrichtungen leben, sondern eher aus der der Pädagogik und Psychologie. Diese Fachdisziplinen haben das Verhalten und dessen Änderung im Sinne der (Wieder-)Aneignung von Fähigkeiten und Fertigkeiten sowie die Ausweitung der Vielfalt an Handlungsmöglichkeiten eines Menschen zum Gegenstand. Von diesen Bezugswissenschaften kann die Pflege also im Hinblick auf die rehabilitative Pflege von Erwachsenen im Wachkoma profitieren, da deutlich geworden ist, dass es sich beim Wachkoma insgesamt um ein auf der psycho-sozialen Verhaltensebene erfassbares Phänomen handelt, über das Theorien auf genau dieser Ebene gebildet werden können.

BOYLE und GREER sind der Auffassung, dass insbesondere „overt responses" bei Personen im Wachkoma als prognostisch wertvoll einzuschätzen sind (Boyle, Greer 1983: 4). Diese so genannten „offenen Reaktionen" beziehungsweise das „offene Verhalten" ist für unabhängige Beobachtende direkt wahrnehmbar (Zeier 1976: 131). Im Kontext dieser Arbeit wird der Begriff des „äußeren" Verhaltens in dieser Weise verstanden. Eine Theorie beansprucht dabei nicht, wie JANTZEN formuliert, ein konkretes Subjekt in all seinen Dimensionen zu beschreiben, vielmehr geht es darum, reflexives Schlüsselwissen für die Rekonstruktion der Lebenssituation eines Menschen und des beschreibenden Wissens zu leisten, so dass Verstehen und Kommunikation dort wieder möglich werden, wo bisher keine entsprechenden Alternativen gesehen werden konnten (Jantzen 1996: 17).

Insgesamt untermauert das Dargestellte, dass für die erfolgreiche Rehabilitation eines Erwachsenen im Wachkoma der parallele oder sukzessive Einbezug verschiedener Fachbereiche notwendig ist (Kürten, Janzik 1988: 165).

2.3.2 Herausforderungen für die Pflege im Spiegel der erklärenden und verstehenden Diagnostik als Rehistorisierung

Vor dem geschilderten Hintergrund scheint es insgesamt bedeutend, nicht nur Verhalten von Patienten/Patientinnen zu beobachten und zu beschreiben, wie dies durch die medizinische Diagnose bereits geleistet wird, sondern auch Verhaltensänderungen zu registrieren. Darüber hinaus können diese Verhaltensänderungen im Hinblick auf ihre ursächlichen Bedingungen rekonstruiert werden, die sowohl in der aktuellen Situation als auch im biographischen Hintergrund sowie den möglichen Erwartungen einer Person an die Zukunft zu suchen sind. Dies ist eine wichtige Basis für das Treffen einer „echten Diagnose", die eine Erklärung enthält, eine Voraussage trifft und wissenschaftlich begründete Maßnahmen festlegt (Wygotski 1987: 89). Das ist auch mit reflexivem Schlüsselwissen gemeint, nämlich Erklärungen für eine Beobachtung, eine Erscheinung zu finden, die in sich konsistent sind und durch die sich Pflegende Handlungsorientierungen für die rehabilitative Pflege erschließen können, die sowohl begründet als auch kontrollierbar sind (Kornmann 1992: 349). Auf dieser Grundlage kann schließlich die Interaktion mit dem Patienten/der Patientin beziehungsweise der rehabilitative Pflegeprozess strukturiert und inhaltlich ausgestaltet werden. Nicht nur für die Pädagogik, sondern auch für die Pflege scheint „...die Rekonstruktion der Auswirkungen eines Defektes auf verschiedene Lebensbedingungen und in verschiedenen Lebensbedingungen sowie die Auswirkung dieser Lebensbedingungen auf den Defekt" (Jantzen 1998a: 344) relevant. Dieses Prinzip, das JANTZEN (1996) in der erklärenden und verstehenden Diagnostik als Rehistorisierung entfaltet, scheint eine vielversprechende Annäherung an die Bedingungen, unter denen ein Mensch mit schwersten Beeinträchtigungen – wie es beispielsweise das Wachkoma darstellt – lebt. Ein Syndrom, verstanden als die Beziehungsdynamik uniformer Symptome, wie auch das so genannte „apallische Syndrom", kann vor diesem Hintergrund als der Schlüssel zum Verstehen der Veränderung der sozialen Entwicklungssituation eines Menschen ausgelegt werden. Dazu müssen die Symptome derart dekodiert werden, dass „...die Auswirkung der Verletzung auf die Beziehungen zu den Menschen und zur Welt sichtbar wird" (Jantzen 1994a: 139), damit von Pflegenden und anderen Therapeuten/Therapeutinnen herausgefunden werden kann, wie ein verletzter Mensch den sinnhaften und systemhaften Aufbau psychischer Funktionen unter den Bedingungen einer spezifischen schweren Schädigung realisiert (Jantzen 1994a: 132). Letztlich treten in diesem Zusammenhang die naturwissenschaftlich „erklärende" und geisteswissenschaftlich „verstehende" Perspektive in Beziehung und bereichern sich gegenseitig. Neben der empirischen Erfassung von Daten zum Wachkoma, was im übrigen als eine alltägliche Aufgabe der Pflegenden in der Pflegepraxis zu verstehen ist, ist es angezeigt, eben diese Daten theoretisch zu verallgemeinern, um über diesen Weg eine Verbindung von Symptomen und dem Syndrom, das die Symptome zusammenfassend benennt und damit von anderen Symptomenkomplexen unterscheidet, zu gewinnen. Das bedeutet, Erklärungswissen im Sinne der theoretischen Reproduktion empirischer Zusammenhänge zu konstruieren (Jantzen 1994a: 133, 135). Dies ist wiederum eine Angelegenheit der Pflegewissenschaft. Eine Integration der erklärenden und verstehenden Wissensbestände kann als hilfreich für die rehabilitative Pflege von Erwachsenen im Wachkoma angesehen werden, denn insgesamt geht es nicht darum, die eine oder andere Fachdisziplin als Bezugswissenschaft zu favorisieren, sondern darum, mehr als eine bestimmte Sichtweise für den Erkenntnisgewinn anzuwenden (Toifl 1995: 207).

To treat or not to treat? – Dabei handelt es sich um eine äußerst komplexe und immer wiederkehrende Fragestellung in Bezug zur Rehabilitation von Erwachsenen im Wachkoma. Es sind international verschiedene nicht-medizinische therapeutische Ansätze entwickelt worden, auf die im folgenden Passus der Arbeit im Kontext neuer Herausforderungen für eine rehabilitativ-therapeutische Pflege eingegangen werden soll.

„Despite the lack of scientific evidence as indicated by some authors, the use of sensory stimulation for coma and vegetative state gained popularity in the western world."
(Lombardi, Taricco, De Taniti et al. 2002: 465)

3.0 Intensive multisensorische Stimulationsprogramme und die „Sensorische Regulation" – Eine Darstellung und kritische Betrachtung in Bezug auf neue Herausforderungen für eine rehabilitativ-therapeutische Pflege von Erwachsenen im Wachkoma

Zusammenfassung: In der Rehabilitationsforschung liegt der Schwerpunkt, chronologisch gesehen, zunächst in der Untersuchung frührehabilitativer Behandlungsmöglichkeiten für Menschen im Koma. In den publizierten theoretischen Ausführungen und empirischen Forschungen zum Koma liegen die Begründungszusammenhänge therapeutischer Konzepte für Personen im Wachkoma verwurzelt. Seit den 1990er Jahren weitet sich das Forschungsinteresse auf die Situation von Menschen im Wachkoma aus. Es sind international verschiedene nicht-medizinische Ansätze konzipiert worden, die die Remission des Wachkomas bei betroffenen Menschen unterstützen sollen. Hier werden die Ansätze der intensiven multisensorischen Stimulationsprogramme und der „Sensorischen Regulation" als wichtige Etappen in der Therapieentwicklung unterschieden. Diese werden vor dem Hintergrund der Theorie isolierender Bedingungen (Reichmann 1984; Jantzen 1987) kritisch reflektiert. Es kristallisiert sich heraus, dass die Kategorien der „Anknüpfung an das biographisch relevante Wissen" der Patienten/Patientinnen, der „Rückmeldung" und der „Emotion" als verhaltensregulierendes Element in den referierten Behandlungsansätzen vernachlässigt und auch durch multisensorisch biographisch orientierte Ansätze wie die „Basale Stimulation" (Bienstein, Fröhlich 1994) nicht konsistent aufgehoben werden. Beachtung finden diese Kategorien in einer Studie zum instrumentellen Lernen von Erwachsenen im Wachkoma (Boyle, Greer 1983). Es scheint relevant, die Prozesse in den Blick zu nehmen, durch die ein Mensch sich zur äußeren Welt in Beziehung setzt und sich diese (wieder-)aneignet. Dazu wird die Theorie der funktionellen Architektur von Verhaltensakten (Anochin 1967; Jantzen 1990, 1984) entfaltet. Es zeigt sich, dass der Mensch in seiner jeweiligen Gegenwart nicht nur auf seine Vergangenheit, sondern auch auf die Zukunft bezogen ist. Zum Abschluss wird festgestellt, dass das beobachtbare Verhalten von Erwachsenen im Wachkoma, die der „Phase F" zugeordnet werden, für die Pflegeforschung von heute von Relevanz ist.

Das Koma stellt in der Regel ein Vorstadium zum Wachkoma dar (siehe Teil I Kapitel 2.2). Ein Charakteristikum beider Erscheinungsbilder ist, dass Pflegende, andere Therapeuten und Therapeutinnen sowie Angehörige und weitere Bezugspersonen in der Kommunikation und Interaktion mit den betroffenen Menschen nicht an verbale kommunikative Äußerungen der Patienten/Patientinnen anknüpfen können. Sie müssen sich in der Interaktion viel mehr auf Verhaltensweisen der körperlichen Ebene, die eine Person im Wachkoma zum Ausdruck bringt, beziehen (Feuser 1995: 91f; Rietz, Hagel 2000: 253). In der Rehabilitationsforschung liegt der Schwerpunkt, chronologisch gesehen, zunächst in der Untersuchung frührehabilitativer Behandlungsmöglichkeiten für Menschen im Koma. In diesen Arbeiten zum Koma liegen die Begründungszusammenhänge therapeutischer Konzepte für Personen im Wachkoma verwurzelt. Deshalb werden einige Vorstellungen über Patienten/Patientinnen im Koma und deren Rehabilitation in die weitere Darstellung aufgenommen.

Seit Mitte der 1980er Jahre wird in der pflegewissenschaftlichen Literatur vermehrt darauf verwiesen, dass die Aufnahme einer sensorischen Stimulation in die Pflegeplanung von komatösen Patienten/Patientinnen sinnvoll ist (Baker 1988; Bienstein, Fröhlich 1994; Bottcher 1989; Fuller, Young 1984; Helwick 1994; Johnson, Roethig-Johnston 1988, 1989; Whyte, Glenn 1986). Diese Behandlungsmaßnahmen sollen die Langzeitprognose von Erwachsenen im Koma verbessern, die ansonsten ein Wachkoma ausbilden oder schwere Beeinträchtigungen davontragen würden (Sosnowski, Ustik 1994: 336). Grundlegende Aspekte der Pflege und Rehabilitation von Personen im Wachkoma beschreiben die Amerikaner WHYTE und GLENN bereits 1986 in ihrem Artikel: „The care and rehabilitation of the patient in a persistent vegetative state". In diesem Beitrag werden die Wahrnehmung beeinträchtigende Komplikationen wie beispielsweise Epilepsien und Hydrozephalus aufgegriffen, die mit einem Wachkoma einhergehen können. Außerdem werden Problematiken wie Infektionen, Dekubiti und Kontrakturen mit der Intention beschrieben, physische Komplikationen, die den Rehabilitationsprozess für Patienten/Patientinnen nachteilig beeinflussen können, zu minimieren. Im Hinblick auf die Rückbildung des Wachkomas und die Förderung von Reaktionen der Patienten und Patientinnen wird auf die Anwendung sensorischer Stimulationsprogramme verwiesen. Es fällt auf, dass diese Arbeit noch sehr körperlich-organisch orientiert ist, jedoch dies mit dem Fokus auf die Förderung günstiger Bedingungen für die Kommunikation und Interaktion von Pflegenden, Therapeuten/Therapeutinnen und Angehörigen mit den verletzten Menschen.

Seit den 1990er Jahren weitet sich das Forschungsinteresse, auch im Hinblick auf empirische Studien, auf die Situation von Menschen im Wachkoma aus. In diesem Zusammenhang kann auf die Literaturstudie zur „Prognose, Therapie und Dokumentation des traumatischen ‚Apallischen Syndroms'" von HAGEL und GROSSMAN (1994) hingewiesen werden, die empirische Untersuchungen zur Prüfung frührehabilitativer Maßnahmen bis 1993 recherchiert, systematisiert und kritisch reflektiert. An dieser Stelle soll lediglich zusammenfassend aufgezeigt werden, dass die empirischen Studien zur Einflussnahme auf das Verhalten und auf den Erholungsverlauf von Personen im Wachkoma bis Mitte des letzten Jahrzehnts erhebliche methodische Mängel aufweisen, die ausführlich bei HAGEL und GROSSMAN (1994: 41; 62ff) beschrieben sind. VANIER, LAMOUREUX, DUTIL und HOUDE (2001: 56) kommen nach einer Literaturanalyse zur Beurteilung der klinischen Effektivität sensorischer Stimulationsprogramme auf die Rückbildung eines Komas oder „Vegetative State" zu demselben Schluss und bemerken darüber hinaus, dass viele Studien auf einer „surprisingly underdeveloped", das heißt auf einer überraschend unterentwickelten theoretischen Basis beruhen. Es haben sich eine Reihe therapeutischer Ansätze entwickelt, die die Rückbildung des Wachkomas bei einem davon betroffenen Menschen angemessen unterstützen sollen.

Im Folgenden werden zwei Konzepte aus dem anglo-amerikanischen Raum insbesondere im Hinblick auf Erklärungsansätze zur Wahrnehmungs- und Informationsverarbeitung von Menschen im Wachkoma sowie des Remissionsverlaufes des Wachkomas näher und kritisch betrachtet. Dies dient auch dazu, den bereits in den anglo-amerikanischen Ländern existierenden Wissensstand zum Wachkoma, insbesondere in Bezug auf Interventionsansätze, die bereits einer empirischen Prüfung unterzogen worden sind, vermehrt in die hiesige Diskussion einzubeziehen, auch wenn davon ausgegangen werden kann, dass im deutschsprachigen Raum eine längere Tradition und damit umfangreiche Erfahrungen in der Auseinandersetzung mit dem Wachkoma bestehen. Gleichwohl kann in Bezug auf therapeutische Konzepte, die im deutschsprachigen Raum in der Pflege zur Anwendung kommen, vermutet werden, dass sie Einflüsse aus dem anglo-amerikanischen Raum aufgenommen haben, wobei die Untersuchung einer solchen Hypothese in dieser Arbeit nicht eingehender verfolgt wird. Es handelt sich bei den hier vorgestellten Konzepten um die Ansätze der intensiven multisensorischen Stimulation am Beispiel des „Coma Recovery Program" und der „Coma Arousal Therapy" sowie des Ansatzes der „Sensorischen Regulation", in deren Durchführung oder Koordination Pflegende wesentlich involviert sind. Diese Interventionskonzepte sind weiterhin für diese Darlegung ausgewählt worden, weil sie zwei inhaltlich verschiedene Phasen der Entwicklung von Interventionsansätzen dokumentieren.

Der Ansatz der intensiven multisensorischen Stimulationsprogramme wird primär auf der Grundlage des in der Praxis entstandenen Erfahrungswissens, demnach induktiv, entwickelt. Daher werden Konzepte in diesem Zusammenhang als „komplexe geistige Vorstellungen über Ereignisse, Gegenstände oder Eigenschaften, welche sich aus der Erfahrung eines Individuums ableiten" (Chinn, Jacobs 1978: 4) lassen, verstanden. An dieser Stelle ist erwähnenswert, dass Erkenntnisse zur Rehabilitation von Patienten/Patientinnen im Wachkoma in der Bundesrepublik Deutschland eher aus klinischen, rehabilitationspraktischen Zusammenhängen stammen als aus der universitären, wissenschaftlichen Forschung (Zieger 1998: 168).

Der Ansatz der „Sensorischen Regulation" wird eher aus Annahmen über den „Vegetative State" heraus, das heißt also theoretisch, wenn Theorien als Annahmen über einen untersuchten Gegenstand definiert werden, abgeleitet (Flick 1995: 60). Von daher kann dem Ansatz der „Sensorischen Regulation" ein deduktiver Charakter zugesprochen werden. Nach RIETZ und HAGEL stellen beide Ansätze nicht grundsätzlich verschiedene Therapiemöglichkeiten dar, sondern Fortentwicklungen (Rietz, Hagel 2000: 253). Es schließt sich eine kritische Betrachtung der hier beschriebenen therapeutischen Ansätze in Bezug auf neue Herausforderungen für eine rehabilitative Pflege an, wobei Pflege darüber hinaus auf ihren therapeutischen Gehalt hin untersucht und als solche definiert wird.

3.1 Aspekte zu den intensiven multisensorisch ausgerichteten Stimulationsprogrammen

1978 irritieren LEWINN und DIMANCESCU durch eine kurze, später oft zitierte Mitteilung an „The Lancet" die medizinische Fachwelt, insbesondere aus dem anglo-amerikanischen Raum. Sie berichten, dass sich ein intensives Stimulationsprogramm, das 16 Personen im Koma dargeboten wurde, positiv auf den Rückbildungsprozess des Komas bei allen 16 Probanden/Probandinnen ausgewirkt habe. Die Patienten/Patientinnen sind zwischen vier und achtzig Jahre alt, wobei das Durchschnittsalter 22 Jahre beträgt. Zehn der Probanden und Probandinnen haben das Koma nach einer Kopfverletzung ausgebildet. Das Behandlungsprogramm, das fünf Sinne einbezieht, beginnt bei 14 Patienten/Patientinnen zwölf bis 14 Stunden nach dem Einsetzen des Komas und wird täglich wiederholt. Die 16 Teilnehmer und Teilnehmerinnen entwickeln alle das Koma zurück, acht Probanden/Probandinnen erholen sich ohne Folgeschäden, während die anderen leichte bis schwere Beeinträchtigungen aufzeigen, die teilweise weiterhin behandelt werden. Als Vergleichsgruppe werden retrospektiv 14 Patienten/Patientinnen mit einem schweren Koma herangezogen, die herkömmlich behandelt worden sind. Der Vergleich zeigt, dass aus dieser Vergleichsgruppe elf Personen (= 79%) sterben. Es ist anzunehmen, dass es sich bei der in dieser Mitteilung erwähnten Behandlung um das so genannte „Coma Recovery Program" („Komarückbildungsprogramm") handelt. Diese Behandlung gehört ebenso wie die „Coma Arousal Therapy" („Koma Arousal Therapie") zu den intensiven multisensorischen Stimulationsprogrammen, die beide ähnlichen Grundprinzipien folgen (LeWinn, Dimancescu 1978; DeYoung, Grass 1987; Freeman 1991).

Die Konzeption des „Coma Recovery Program" entsteht Mitte der 1960er Jahre in den USA und findet seine Weiterentwicklung im Behandlungsprogramm der „Coma Arousal Therapy", deren konzeptuelle Fundierung und Beschreibung durch den Australier E.A. FREEMAN (1987; 1991; 1997) in der Fachliteratur zu finden ist. Von der Denktradition her lässt sich das Konzept des „Coma Recovery Program" dem klassischen Behaviorismus zuordnen. Diese Richtung der Psychologie, deren Gegenstand das „äußerlich" sichtbare Verhalten ist, entsteht Anfang des 20. Jahrhunderts in den USA (Klucken, Plappert 1987: 121). Wesentlich für die Anfänge dieses psychologischen und funktionalen Ansatzes ist das so genannte Reiz-Reaktions-Paradigma respektive das Ursache-Wirkungs-Prinzip. Das bedeutet, jedwedes beobachtbare Verhalten ist als Folge beziehungsweise Reaktion auf einen Reiz zu verstehen. Die Untersuchungsmethoden des Behaviorismus basieren auf den Naturwissenschaften. Die Beobachtung spielt eine bedeutende Rolle bei der Erforschung des „äußerlich" sichtbaren Verhaltens als Wirkung verschiedener Stimuli, die infolgedessen eine Ursachenfunktion innehaben (Klucken, Plappert 1987: 121f). Im Behaviorismus liegt eine außerordentliche Betonung des Lernens vor (Klucken, Plappert 1987: 122). Als grundlegende Lernform der intensiven multisensorisch ausgerichteten Stimulationsprogramme kann das respondente Lernen erkannt werden. Bei diesem soll durch bestimmte Reize zuverlässig ein Verhalten ausgelöst werden (Zeier 1976: 132). Die Vertreter/Vertreterinnen des Ansatzes des „Coma Recovery Program" gehen davon aus, dass bei komatösen Personen durch eine wiederholte und intensive Stimulation ungenutzte Hirnareale trainiert werden können und eine so genannte „angereicherte Umgebung" fördernden Einfluss auf die synaptische Reinnervation nimmt (LeWinn, Dimancescu 1978: 156f). In den ersten Publikationen werden tierexperimentelle Untersuchungen für die Erklärung der Wirkungsmechanismen der Behandlungsformen auf hirnorganischer Ebene herangezogen. Eine Grundlage sind hier Experimente, durch die gezeigt wird, dass Umweltbedingungen die beeinträchtigenden Auswirkungen neonatal künstlich gesetzter Hirnverletzungen bei Ratten positiv beeinflussen können (LeWinn, Dimancescu 1978: 156; Kater 1989: 22). Außerdem wird vermutet, durch die Behandlung das retikuläre Aktivationssystem zu stimulieren. Das retikuläre Aktivationssystem hat verschiedene Funktionen, von denen eine die „Verstärkung oder Abschwächung der Aufnahme und Weiterleitung sensorischer und motorischer Impulse" (Birbaumer, Schmidt 1996: 529) darstellt. Das retikuläre Aktivationssystem reagiert auf sensorische Stimuli wie beispielsweise Schmerz, Druck, Berührung, Temperatur, Sehen oder Hören (DeYoung, Grass 1987: 121).

Insgesamt wird im Konzept des „Coma Recovery Program" von der Hypothese ausgegangen, die Reizschwelle bei den Patienten/Patientinnen sei erhöht. Eine Hirnverletzung kann sozusagen als „...eine Barriere bei der Aufnahme von eingehenden sensorischen Impulsen über die visuellen, auditiven und taktilen Bahnen" wirken (Doman 1980: 231). Um die Übermittlung von Reizen des Zentralnervensystems zu sichern, sollten die Häufigkeit, die Intensität und die Dauer der Reize erhöht werden (Doman 1980: 231). Diese drei Größen der Häufigkeit, der Intensität und der Dauer der Stimulation sind als grundlegend in dieser Konzeption anzusehen. Die beschriebenen Zusammenhänge resultieren in dieser Argumentationslinie in der sensorischen Deprivation eines Menschen mit einer schweren Hirnschädigung. Das bedeutet, es erfolgt ein Entzug sensorischer Reizströme, die einem Menschen sonst „...stetig aus seiner Umwelt zufließen" (Grüne 1987: 961; Freeman 1987: 50). Darüber hinaus kann die Krankenhausumgebung zur sensorischen Deprivation beitragen, da eine typische Station wenig Stimulationen für einen Patienten/eine Patientin anzubieten hat (Freeman 1987: 50; 1991: 242; LeWinn, Dimancescu 1978: 156).

In Veröffentlichungen neueren Datums wird argumentiert, dass die Funktion des Gehirns in der Kontrolle des homöostatischen Gleichgewichtes gesehen werden kann (Freeman 1997: 837). Unter Homöostase wird die automatische Anstrengung des Körpers verstanden, „...mittels Regelsystemen ein Gleichgewicht der Funktionen und Strukturen trotz aller äußerer Veränderungen aufrechtzuerhalten: durch Energieausgleich, Sauerstoff-Kohlendioxidaustausch,

Kälte-Wärme-Regulation..." (Juchli 1997: 377). Hier wird bereits die Denktradition der „Coma Arousal Therapy" transparent. Einzuordnen ist sie in der neofunktionalistischen Denkpsychologie der USA der 60er Jahre des letzten Jahrhunderts, die sich am kybernetischen und mathematisch-logischen Modell orientiert, das wesentlich durch Regelkreise gekennzeichnet ist, die der Problemlösung dienen. Dabei fällt die funktionale Beschreibung eines Phänomens mit der Erklärung zusammen, der Mensch wird wesentlich als informationsverarbeitendes System verstanden (Zurek 1987: 191f). Bei einem Menschen, der ein schweres Schädel-Hirn-Trauma erlebt hat, ist zunächst die Wiederherstellung des inneren Gleichgewichtes – das Überleben – von Bedeutung und Ziel medizinischer Behandlungen. Die Lebensqualität einer Person mit schweren Schädel-Hirn-Verletzungen hängt nach FREEMAN insbesondere von der externalen Homöostase, also der Verarbeitung von Informationen aus der äußeren Welt durch einen Patienten/eine Patientin und damit auch von der Umwelt, in der er/sie lebt, ab. Das Gehirn kommuniziert mit der Umgebung, indem es Informationen der äußeren Welt über die verschiedenen Sinneskanäle wie Sehen, Hören, Berührung oder Geschmack und Geruch verarbeitet sowie entsprechend darauf reagiert. Der so genannte „motorische Output" verändert wiederum die Umwelt und demzufolge den sensorischen Input (Freeman 1997: 838). Damit entsteht ein Regelsystem des Austausches zwischen dem Patienten/der Patientin und der Umwelt, wie die Abbildung I/3/1 darstellt:

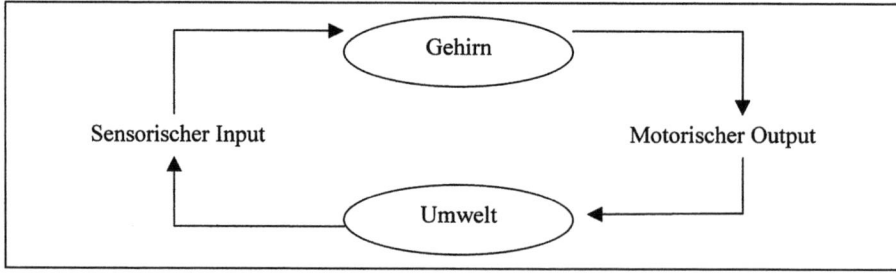

Abbildung I/3/1: Der kybernetische Regelkreis (aus: Freeman 1997: 839)

Die Entwicklung und Aufrechterhaltung sowohl der internalen als auch der externalen Homöostase kann scheitern. Das Scheitern der internalen Homöostase führt zum Tod eines Menschen. Ein Ungleichgewicht im Hinblick auf die externale Homöostase kann im Erscheinungsbild des so genannten „Permanent Vegetative State" seinen Ausdruck finden (Freeman 1997: 839). Es wird vermutet, dass während einer Hirnverletzung beziehungsweise zeitlich gesehen bald danach, die Aktivität des retikulären Aktivationssystems und damit der zerebrale Tonus reduziert wird. Das heißt, der „normale sensorische Input" kann im Sinne adäquater Reize, die die Nerven erreichen, gestört sein (Freeman 1991: 242). Mit Hilfe eines strukturierten sensorischen Inputs besteht vor diesem Erklärungshintergrund also die Chance, das retikuläre Aktivationssystem einer Person zu stimulieren sowie in Folge dessen den zerebralen Tonus zu erhöhen und damit eine Informationsverarbeitung zu ermöglichen. In diesem Zuge soll einer sensorischen Deprivation entgegengewirkt sowie eine externale Homöostase erhalten und gefördert werden.

3.1.1 Die Rückbildung des Wachkomas

Es wird prinzipiell im Konzept der intensiven multisensorischen Stimulation davon ausgegangen, dass ein Koma/Wachkoma rückbildungsfähig ist. Die Remission des Komas/Wachkomas verläuft in verschiedenen, aufeinander aufbauenden Stadien. Die Rückbildungsetappen lehnen sich an die hierarchische Struktur des Gehirns an. Therapeutische Maßnahmen sprechen folglich in Abhängigkeit des „Entwicklungsprofils" eines Patienten/einer Patientin zunächst den Hirnstamm, dann den subkortikalen und schließlich den Hirnrindenbereich an (Freeman 1991: 243; Feldkamp 1990: 31f). Die Remissionsstadien werden in Beziehung zur Phylogenese, also der Stammesgeschichte, und Ontogenese, das heißt der Entwicklung des Einzelwesens, gesetzt (Clauß, Kulka, Rösler et al. 1986: 456, 430; Freeman 1987: 147ff). Deutlich wird der Bezug zur Phylogenese und Ontogenese besonders bei den Bewegungsprozeduren, die mit einem Patienten/einer Patientin durchgeführt werden können, wie beispielsweise das Robben beziehungsweise Kreuzmusterkrabbeln (Amphibienkriechen), deren Abläufe Modell für passive Bewegungsübungen mit einer schwer hirntraumatisierten Person sind (Doman 1980: 78; Feldkamp 1990: 32). Im Hinblick auf das „Entwicklungsprofil" der Sprache eines Menschen wird in Anlehnung an die Ontogenese der „Geburtsschrei" als eine Expression benannt (Feldkamp 1990: 32). Da die Möglichkeiten der Kommunikation mit einem Patienten/einer Patientin im Koma ähnlich wie die mit einem Kind angesehen werden, das die Lautsprache noch nicht ausgebildet hat, wird auf die Bedeutsamkeit der Bezugnahme auf die körperlichen Ausdrucksweisen, insbesondere der Mimik, der Patienten und Patientinnen hingewiesen (Freeman 1991: 243).

Im Rahmen der „Coma Arousal Therapy" ist der Erholungsverlauf aus dem Koma in fünf aufeinanderfolgende Stadien gegliedert, die in der so genannten „Coma Exit Scale" („Koma Reaktionsskala") verarbeitet werden (Freeman 1991: 244). In dieser Skala werden sensorische und motorische Funktionen, die von einem Untersucher/einer Untersucherin in Bezug auf verschiedene Sinnessysteme beobachtet werden können, aufgelistet. Die „Coma Arousal Therapy" setzt sich ebenso wie das „Coma Recovery Program" aus verschiedenen, auf die einzelnen Sinnessysteme bezogenen, Modulen zusammen. Die Verknüpfung der Komponenten der „Coma Arousal Therapy" basiert auf einer Beurteilung der Patienten/Patientinnen auf der Basis der „Coma Exit Scale" (Freeman 1991: 244; 248).

Für die Durchführung des Behandlungsprogrammes sorgen in der Regel die Angehörigen, beruflich Pflegende und freiwillige Helfer oder Helferinnen, denn für die Realisierung der Bewegungsübungen kann die Teilnahme von zwei bis drei Personen notwendig werden (DeYoung, Grass 1987: 123; Freeman 1991:

245). Exemplarisch soll nun anhand des „Coma Recovery Program" eine Beschreibung der Durchführungsmodalitäten der intensiven multisensorischen Stimulationsprogramme erfolgen.

3.1.2 Beschreibung der Durchführungsmodalitäten am Beispiel des „Coma Recovery Program"

Das Konzept des „Coma Recovery Program" geht auf den Physiotherapeuten GLENN DOMAN und den Psychologen CARL H. DELACATO zurück (DeYoung, Grass 1987: 123). DOMAN und DELACATO gründen 1955 in Philadelphia, USA, ein Rehabilitationszentrum, das nach kurzer Zeit das „Institute for the Achievement of Human Potential" („Institut für den Erwerb menschlicher Möglichkeiten" übersetzt durch Feldkamp 1990: 31) genannt wird (Feldkamp 1990: 31; LeWinn, Dimancescu 1978: 156). Auf der Erfahrung in der Arbeit mit komatösen Kindern beruhend, werden bis 1965 Behandlungsprogramme für Personen im Koma entwickelt. Die Ergebnisse dieser Arbeit sind für die Mitarbeiter und Mitarbeiterinnen des Institutes so prägnant erfolgreich im Hinblick auf die Erholung ihrer Patienten und Patientinnen, dass ein spezielles Team für die Therapie von Menschen im Koma eingesetzt wird. Dieses Team entwickelt systematische Stimulationsprogramme, die – wie bereits angedeutet – in der Häufigkeit, Intensität und Dauer weit über den Stimulationen der häuslichen Umgebung oder derjenigen im Krankenhaus liegen sollen (LeWinn, Dimancescu 1978: 156). DEYOUNG und GRASS sehen eine Besonderheit im „Coma Recovery Program", weil es stationär in der Akutklinik beginnt und ambulant von den Angehörigen zu Hause weiter durchgeführt werden kann (DeYoung, Grass 1987: 121).

Im Zusammenhang der Rückbildungstadien des Wachkomas gibt es, wie bereits erwähnt wurde, verschiedene „Level der Reaktionen" bezogen auf unterschiedliche Sinnessysteme. Das erste Level ist die niedrigste Ebene der Reaktionen, das sechste Level die höchste. Das Behandlungsprogramm ist multisensorisch angelegt und wird je nach Rückbildungsstadium des Komas/Wachkomas individuell für einen Patienten oder eine Patientin zusammengestellt. Die Einstufung eines Patienten/einer Patientin im Wachkoma erfolgt von den Untersuchern und Untersucherinnen auf der Grundlage der folgenden Beobachtungen, die dem Beobachtungsraster der „Coma Exit Scale" ähnlich sind (erstes und zweites Level):

(1) Es lassen sich weite Pupillen sowie keine Reaktion auf Lichteinfall beobachten (erstes Level) *oder* es ist zu beobachten, dass die Pupillen sich angemessen auf Licht verengen (zweites Level).

(2) Es sind keine Reaktionen auf Salmiakgeist feststellbar (erstes Level) *oder* es kann durch den Beobachter/die Beobachterin wahrgenommen werden, dass der Patient/die Patientin die Nase rümpft, ihm/ihr die Augen tränen oder das Gesicht errötet (zweites Level).

(3) Es lassen sich kein Schluck-, Würg- oder Hustenreflex auslösen (erstes Level) *oder* ein leichter Schluckreflex und Speichelbildung registrieren (zweites

Level) *oder* die Unfähigkeit des Patienten/der Patientin, den Mund zu öffnen beobachten (drittes Level).

(4) Es lassen sich keine Reaktionen des Patienten/der Patientin auf laute Geräusche beobachten (erstes Level) *oder* der Patient/die Patientin erschrickt angemessen auf laute Geräusche (zweites Level).

(5) Bei dem Patienten/der Patientin sind keine Reaktionen auf starken Schmerz zu erkennen (erstes Level) *oder* ein Schmerzreiz löst einen Rückzug aus (zweites Level) *oder* es erfolgt keine sichtbare Reaktion auf leichte Berührung, Druck oder Vibrationsreize (drittes Level).

(6) Es lässt sich ein gesenkter Muskeltonus beobachten (erstes Level) *oder* es sind keine freiwilligen Bewegungen des Patienten/der Patientin zu erkennen (zweites Level) *oder* eine Spastik tritt hervor (drittes Level) (DeYoung, Grass 1987: 123).

Tabelle I/3/1: Die Komponenten des „Coma Recovery Program" (Low-Level) (leicht modifiziert aus: DeYoung, Grass 1987: 122)

Funktion	Typ	Methode	Häufigkeit der Darbietung	Methode der Evaluation (beispielhaft)
visuell	helles Licht	5 mal an/aus für je 1 Sekunde	9 mal	Pupillenreaktion/ Initiierung von Augenblinzeln/ Kopfbewegung
akustisch	einfache laute Geräusche dicht am Ohr	2 Stücke Metall/ Holz direkt am jeweils linken und rechten Ohr zusammenklappen	3 mal	Patient zwinkert/ bewegt den Kopf/ Schreckreaktion
olfaktorisch	Salmiakgeist	5 Sekunden unter jedes Nasenloch	9 mal	Weinen, Atemanhalten
gustatorisch	Tabasco Sauce	1 Tropfen auf die Zunge	1 mal	Spucken, Schlucken
leichte Berührung	Feder oder Schwamm	nacheinander beidseitig auf die Gliedmaßen	9 mal	Fortführen bis der Patient verbal reagiert
Druck	zunehmender Druck gegen die Muskeln	nacheinander beidseitig auf die Gliedmaßen	9 mal	Fortführen bis der Patient verbal reagiert
Schmerz	Reiz am Fingernagelbett	bis zu 5 Sekunden	9 mal	Rückzug
propriozeptiv	Bewegungsübungen	Bewegung aller Gelenke	nahezu 150 Bewegungen jedes Gelenkes am Tag	Grad des Mitmachens des Patienten

Die Tabelle I/3/1 veranschaulicht exemplarisch die Komponenten des „Coma Recovery Program", also die Stimulationen sowie die vom Patienten/von der Patientin erwarteten Reaktionen auf dem so genannten „Low-Level-Niveau". Aus der Tabelle I/3/1 geht hervor, dass verschiedene Sinne, wie der visuelle oder akustische, durch spezielle Stimuli wie beispielsweise helles Licht oder Klanghölzer nach einem bestimmten Zeit- beziehungsweise Häufigkeitsmaß gereizt werden sollen. Die Darbietung der Stimuli soll bei dem Patienten/der Patientin Reaktionen wie die Pupillenreaktion oder Augenzwinkern auslösen. Die Beobachtung der Reaktionen kann von den Behandlern/Behandlerinnen gleichzeitig als Evaluation der Wirkung der dargebotenen Stimulationen dienen. Darüber hinaus werden mit dem Patienten/der Patientin Atemübungen durchgeführt, indem ihm/ihr für die Dauer von einer Minute eine kleine Plastiktüte vor Mund und Nase gehalten wird, um die tiefe Atmung zu verstärken beziehungsweise die Hirndurchblutung zu fördern. Diese Übung wird bis zu 60 mal am Tag wiederholt (DeYoung, Grass 1987: 122f). Die Stimulation der einzelnen Sinnessysteme wird zu einem Zyklus zusammengefasst, der elfmal am Tag wiederholt werden sollte. Es wird eine maximale Behandlungszeit von zwölf Stunden täglich empfohlen (DeYoung, Grass 1987: 123). Der Zeitaufwand für die Ausführung des Programmes der „Coma Arousal Therapy" erfordert täglich ungefähr zwei Stunden, da die Anzahl der durchzuführenden Zyklen niedriger ist. Es wird die Realisierung von fünf Zyklen am Tag angeraten (Freeman 1991: 248). Die Zeitdauer ist damit im Vergleich zur Durchführung des „Coma Recovery Program" deutlich geringer.

3.2 Aspekte zum Ansatz der „Sensorischen Regulation"

Die therapeutischen Konzepte der intensiven multisensorischen Stimulationsprogramme, mit denen Personen im Wachkoma behandelt werden, werden in der Fachliteratur kritisch diskutiert.

Anfang der 1990er Jahre wird der Ansatz der „Sensorischen Regulation" eingeführt (Wood 1991). In einer Pilotstudie in den USA werden vier Personen im Wachkoma unter den Bedingungen der „Sensorischen Regulation" gepflegt und behandelt. Die Patienten entwickeln das Wachkoma nach einer geschlossenen Schädel-Hirn-Verletzung und sind zwischen zwölf und 33 Jahre alt. Die Probanden werden schneller als eine Kontrollgruppe, die nicht unter den Bedingungen der „Sensorischen Regulation" therapiert wird, entlassen und weisen im Vergleich eine bessere Einschätzung beispielsweise auf der Grundlage der Glasgow Koma Skala auf (Wood, Winkowski, Miller et al. 1992). WOOD bemängelt im Allgemeinen eine fehlende wissenschaftliche Fundierung der multisensorischen Stimulationsprogramme (Wood 1991: 401). Auf der Grundlage zentralnervöser Prozesse der Informationsverarbeitung beziehungsweise der Mechanismen, die auf der hirnorganischen Ebene eine Reaktion auf sensorische Informationen vermitteln, wird die Konzeption der sensorischen Stimulationsprogramme kritisch beleuchtet (Wood 1991: 401f). Dabei wird essentiell hervorgehoben, dass im Hinblick auf die Förderung der Reaktionsfähigkeit auf der hirnorganischen Ebene die Begriffe des Arousals und der Vigilanz nicht eindeutig erklärt und in Beziehung gesetzt sind (Wood 1991: 405). WOOD führt aus, dass die Rolle der sensorischen Stimulation weniger in einer Aktivierung der retikulären Formation und damit des Kortex (Arousal) als viel mehr in der Erhaltung des zerebralen Tonus (Vigilanz) zu suchen sind. Die Beeinflussung des Arousals ist insofern von Bedeutung, als dass sie zwar die Bedingungen für die Vigilanz mitgestaltet, jedoch die Vigilanz letztendlich als der primäre Faktor im Hinblick auf zerebrale Informationsverarbeitungsprozesse anzusehen ist. So kann die Vigilanz allgemein als die Bereitschaft, einen bestimmten Stimulus beziehungsweise eine Veränderung in der Umgebung zu erkennen und darauf zu reagieren, verstanden werden. Sie kann durchaus bei einem geringen Arousallevel, definiert als allgemeiner Aktivierungsgrad des zerebralen Tonus durch die Formatio Retikularis, erhalten sein. Dies wird zum Beispiel daran deutlich, dass eine Person aus dem Schlaf erwacht, wenn sie bei ihrem Namen gerufen wird (Wood 1991: 405). Im Rahmen eines therapeutischen Ansatzes, der auf die Remission des Wachkomas bei Patienten/Patientinnen abzielt, scheint es daher sinnvoll, verstärkt die Vigilanz in den Blickwinkel zu nehmen (Wood 1991: 406).

Im Konkreten wird auf zwei bedenkliche Aspekte hingewiesen, die bei der Reflexion sensorischer Stimulationsprogramme Berücksichtigung finden sollen: einerseits können reizüberflutende Bedingungen für den Patienten/die Patientin gefördert und andererseits die Habituation von Reizen unterstützt werden. Die Stimulationsbehandlungen können Patienten/Patientinnen im Wachkoma überfordern, weil sie über begrenzte Reizverarbeitungskapazitäten verfügen. Außerdem ist in jedem Krankenhaus eine kontinuierliche Stimulation der Patienten/Patientinnen durch Alltagsgeräusche und -vorgänge gegeben. Jede Form der pflegerischen Tätigkeit kann als eine Art der Stimulation gewertet werden (Wood 1991: 403, 407; Wood, Winkowski, Miller et al. 1992: 411). Mit der Durchführung von Stimulationsbehandlungen wird daher der bereits per se existierenden kontinuierlichen Reizdarbietung eine weitere Periode der sensorischen Stimulation hinzugefügt, die letztendlich, so WOOD, kaum die Informationsverarbeitungskapazitäten eines Patienten/einer Patientin verändert (Wood 1991: 407). Stimulationsprogramme können außerdem, wie eben beschrieben, nach WOOD eine Habituation von Reizen bewirken, das heißt, die Reaktionen auf einen kontinuierlich und häufig wiederkehrenden Reiz nehmen im Laufe der Intervention ab (Wood 1991: 406). Dieser Aspekt ist insofern interessant, als dass ursprünglich mit Hilfe der Stimulationsbehandlung die Reaktionsfähigkeit eines Patienten/einer Patientin gefördert beziehungsweise erweitert werden soll. Eine Reizvariation gewährleistet demgegenüber, dass Stimuli diskriminiert und verarbeitet werden, wobei Reizdarbietungen aus der Umwelt zwei Funktionen erfüllen müssen, damit sie als bestimmte Reize aus der Vielfalt an Umweltstimuli selektiert und wahrgenommen werden können: eine hinweisende beziehungsweise steuernde und eine aktivierende Funktion. Wäre die selektive Wahrnehmung nicht möglich, würde ein Mensch letztlich durch die Fülle an Informationen derart überflutet, dass die Fähigkeit, in einer Situation adäquat zu handeln, kaum ausgeübt werden kann. Die Unterstützung der selektiven Aufmerksamkeit ist von daher als Mechanismus, der die Informationsverarbeitung vermittelt, notwendigerweise zu berücksichtigen (Wood 1991: 404). Um den Phänomenen der Reizüberflutung und Habituation entgegenzuwirken sowie die selektive Aufmerksamkeit zu fördern, sollte eine Strukturierung und Kontrolle der sinnlichen Umgebung eines Patienten/einer Patientin sowohl auf der sozialen als auch auf der körperlichen Ebene erfolgen, das heißt eine sensorische Regulierung etabliert werden. Die so genannte „Sensorische Regulation" soll ermöglichen, sinnlich wahrnehmbare Ereignisse in Häufigkeit und Form derart auftreten zu lassen, dass sie bei einer Person im Wachkoma keine Verwirrung oder eine Habituation auslösen, sondern die kognitiven Systeme der Wahrnehmung und Aufmerksamkeit anregen (Wood, Winkowski, Miller 1993: 189).

3.2.1 Die Rückbildung des Wachkomas
Für die Rückbildung des Wachkomas wird angenommen, dass dies in verschiedenen aufeinander aufbauenden Etappen verläuft, wobei ein Bezug zwischen dem beobachtbaren Verhalten und dem Level der kognitiven Funktionen hergestellt wird. Diese Verbindung findet ihren Ausdruck in einer Hierarchisierung von Verhaltensreaktionen in Form einer sechsphasigen Skala, der „Stimulus-Response-Hierarchy" (Stimulus-Reaktions-Hierarchie). „Reflexreaktionen" auf eine Stimulation bilden das Basislevel, die darauffolgende Phase ist die „Orientierungsreaktion" in Richtung auf einen Reiz, die auf eine basale Wahrnehmung der Umwelt schließen lässt. Im dritten Stadium der „zweckmäßigen Bewegungen" erfüllt der Patient/die Patientin inkonsistent Aufforderungen und kann durch sein/ihr Verhalten vermitteln, dass bestimmte Reizungen erhalten oder vermieden werden sollen, wobei letzteres beispielsweise das Wegdrehen des Kopfes von einer hellen Lichtdarbietung umfasst. Die vierte Etappe dieser Skala wird als „antizipatorische Reaktion" bezeichnet, bei der eine Person versucht, einer Aktion des Behandlers/der Behandlerin vorzubeugen oder sie abzuwehren. Auf dem fünften Level, dem „Folgen einfacher Aufforderungen", kann ein Patient/eine Patientin leichte Aufforderungen erfüllen. Auf der sechsten und letzten Stufe der „einfachen Diskrimination" kann er/sie konsistent zwischen zwei verschiedenen Objekten unterscheiden (Wood, Winkowski, Miller 1993: 179f). Wie die praktische Anwendung des Ansatzes der „Sensorischen Regulation" aussehen kann, wird im Folgenden erläutert.

3.2.2 Beschreibung der Durchführungsmodalitäten der „Sensorischen Regulation"
Im Ansatz der „Sensorischen Regulation" sollen Reize im Hinblick auf ihre Intensität und Frequenz sorgfältig reguliert, reduziert und in Intervallen dargeboten werden. In einer Studie zur Evaluation der „Sensorischen Regulation" wird von den Patienten/Patientinnen zunächst eine Verhaltensbaseline erhoben, um ein umfassendes Bild von Typ, Häufigkeit und Dauer zufälliger Reaktionen zu entwickeln. Eine Stimulationsbehandlung beginnt mit einer 30 Minuten andauernden Phase der im klinischen Alltag maximal möglichen Reizreduktion. Danach wird für fünf Sekunden ein Reiz dargeboten, wobei die Stimulation in zehn

Sekunden Intervallen erfolgt. Es wird somit bis zur Wiederholung des Reizangebotes eine Phase von 10 Sekunden Pause eingehalten. Zwei Sinne werden bei den Patienten/Patientinnen jeweils in fünf Durchläufen stimuliert. Im Wesentlichen wird darauf geachtet, angenehme Stimuli, wie ein wahrscheinlich als angenehm gewerteter Geruch oder die Stimme eines Angehörigen, zu nutzen. Auf vermutlich aversiv erlebte Reize wird lediglich zurückgegriffen, wenn mit einem so genannten positiven Stimulus bei dem Probanden/der Probandin keine Reaktion ausgelöst werden kann (Wood, Winkowski, Miller 1993: 182). Um die sinnlich wahrnehmbare Umgebung eines Patienten/einer Patientin mit einem Wachkoma zu strukturieren und kontrollierbar werden zu lassen, empfehlen WOOD und seine Mitarbeiter und Mitarbeiterinnen außerdem, die klinikeigenen Hintergrundgeräusche zu verringern. Die Radio- sowie Fernseherbenutzung soll zeitlich begrenzt sein. Es sollen regelmäßige Ruhepausen von 30 bis 45 Minuten eingeplant werden, damit ein Patient/eine Patientin die Gelegenheit zur Erholung beziehungsweise zum Schlafen erhält. Demzufolge wechseln Therapiesitzungen und Erholungsphasen einander ab (Wood 1991: 407f). Bei der Ansprache einer Person mit einem Wachkoma soll langsam gesprochen und auf Schlüsselworte beziehungsweise auf einen sprachlichen Telegrammstil zurückgegriffen werden (Wood, Winkowski, Miller et al. 1992: 412).

3.3 Überlegungen im Hinblick auf neue Herausforderungen für die Pflege

Mit den intensiven multisensorischen Stimulationsprogrammen und der „Sensorischen Regulation" haben sich auf den ersten Blick zwei recht unterschiedliche therapeutische Ansätze, die auf die Rückbildung des Wachkomas im Sinne der Beeinflussung des Verhaltens und der Erweiterung des Verhaltensrepertoires eines Patienten/einer Patientin abzielen, herausgebildet. Diese beiden Konzeptionen versuchen vordringlich aus der Perspektive des „äußeren" Beobachters/der „äußeren" Beobachterin zu erklären, unter welchen Bedingungen Menschen mit einem Wachkoma leben und wie infolgedessen die Rückbildung des Wachkomas bei den Patienten/Patientinnen unterstützt werden kann. Die Annahme der sensorischen Deprivation als eine Bedingung, unter denen Menschen im Koma/Wachkoma leben, wird heute von vielen Forschern, Forscherinnen, Praktikern und Praktikerinnen geteilt. Infolgedessen zeichnen sich Interventionen durch die Zielsetzung, einer sensorischen Deprivation entgegenzuwirken, aus (Bienstein, Fröhlich 1994: 44; Helwick 1994: 49; Johnson, Roethig-Johnston 1988: 88; siehe Teil I Kapitel 3.1). Demgegenüber gibt es jedoch auch die Auffassung, wie eben gezeigt, Menschen im Wachkoma lebten unter den Bedingungen einer Reizüberflutung, die durch Stimulationsprogramme noch verschärft werden könnten (Wood 1991: 407; siehe Teil I Kapitel 3.2). Bemerkenswert am Konzept der intensiven multisensorischen Stimulationsprogramme und der „Sensorischen Regulation" ist die Annäherung an das Wachkoma über die Betonung der Strukturierung der äußeren Umgebung, die das Verhalten beeinflussen kann. Nichtsdestotrotz stellt sich die Frage danach, ob die geschilderten Behandlungsprogramme von der Erklärungslogik und Anwendung ihrem Anliegen, das in dieser Auseinandersetzung als die Minimierung isolierender

Bedingungen gesehen wird, konsistent nachkommen. Dazu soll zunächst die Kategorie der isolierenden Bedingungen in Bezug zum Wachkoma näher erklärt werden.

3.3.1 Zur Theorie isolierender Bedingungen in Bezug zum Wachkoma

Gemeinsam ist sowohl der Annahme, Menschen im Wachkoma lebten unter den Bedingungen der sensorischen Deprivation als auch der Hypothese, sie seien eher Bedingungen der Reizüberflutung ausgesetzt, dass es sich bei beiden Vermutungen aus der Sicht einer materialistischen Behindertenpädagogik um isolierende Bedingungen handelt. Isolierende Bedingungen lassen sich, wie REICHMANN in Anlehnung an STADLER et al. erklärt, analytisch in drei Bereiche gliedern, die in der Realität oft jedoch nicht eine derartige Trennschärfe aufweisen: der Bereich der sensorischen Deprivation, der Bereich der Reizüberflutung und der Bereich der Double-Bind-Situation (Reichmann 1984: 311). Isolierende Bedingungen können letztlich aus lernpsychologischer Sicht den Aneignungsprozess stören, weil einer unterstimulierenden Situation, beispielsweise durch eingeschränkte Möglichkeiten zur sinnlichen Erkenntnis, Gesetzmäßigkeiten nicht mehr oder nur begrenzt zu entnehmen sind (Reichmann 1984: 311). Lernen findet hier in der „aktuellen Zone der Entwicklung" ohne Bezug auf die „nächste Zone der Entwicklung" statt (Wygotski 1987: 83, 298f; Reichmann 1984: 311). Das würde exemplarisch in Anlehnung an die „Stimulus-Reaktions-Hierarchie" (Wood, Winkowski, Miller 1993: 179f) bedeuten, dass ein Patient/eine Patientin, der/die beispielsweise fähig ist, inkonsistent Aufforderungen nachzukommen (drittes Level) durch Pflegende oder andere Therapeuten/Therapeutinnen auf der Ebene der Reflexreaktionen (erstes Level) angesprochen würde. Anstatt dann möglicherweise einen Code zu etablieren, mit dem eine Person zum Beispiel durch Augenlidschluss kenntlich machen könnte, dass sie etwas nicht möchte, würde vielleicht in der Auseinandersetzung primär auf den Muskeltonus geachtet, also auf die körperliche Ebene. In überstimulierenden Situationen ist eine Situation derart komplex strukturiert, dass sie für eine Person nicht mehr erfassbar ist. Unter solchen Bedingungen liegen die Lerninhalte jenseits der „Zone der nächsten Entwicklung" (Wygotski 1985: 83; Reichmann 1984: 311). Das heißt zur Erläuterung, ein Patient/eine Patientin würde gebeten, zwischen zwei Objekten wie zum Beispiel Wasser oder Tee zu unterscheiden (sechstes Level), obwohl er/sie tatsächlich in der dritten Phase der Skala einzustufen und hier angemessen wäre, jeweils ein Objekt mit einer ja/nein-Abfrage anzubieten. Die Double-Bind-Situation ist durch inkongruente Botschaften gekennzeichnet (Watzlawick, Beavin, Jackson 1990: 196). Eine solche wäre, wenn Pflegende oder andere Therapeuten/Therapeutinnen einem Patienten/einer Patientin im Rahmen einer gemeinsamen Handlung sagen: „Gut machen Sie das!" und gleichzeitig denken: „So möchte ich nicht leben". Diese doppelte Botschaft vermittelt sich der Person im Wachkoma.

Isolierende Bedingungen drücken im weitesten Sinne eine Orientierungs- und damit einhergehende Beziehungslosigkeit aus, denn um Verhalten beeinflussen beziehungsweise das Verhaltensrepertoire erweitern zu können, sind für eine

Person Bezugspunkte nötig, an denen sich Verhalten ausrichten kann. Isolierende Bedingungen bringen einen Umweltkontext zum Ausdruck, für den ein Mensch letztlich noch keine geeigneten Handlungskompetenzen entwickelt hat, um sich befriedigend mit diesem arrangieren zu können. Zu einem befriedigenden Arrangement gehört zum Beispiel die positive Besetzung von anderen Menschen oder Objekten, womit gemeint ist, dass ein Mensch erfährt, dass Personen beziehungsweise Objekte seiner Umgebung einen bedürfnisrelevanten Charakter haben, also von subjektiver Bedeutung sind. Es wird eine „Bindung" aufgebaut, die wiederum eine wichtige Basis des Vertrauens darstellt und in diesem Kontext wird in dieser Arbeit der Begriff der „Bindung" angewendet. Infolge eines Unfalls, bei dem ein Mensch so schwer verletzt wird, dass er ein Wachkoma ausbildet, verändert sich, wie gesagt, innerhalb kürzester Zeit der Lebensalltag und -inhalt, die „äußere" und „innere" Welt, nicht nur der verletzten Person, sondern auch ihrer Angehörigen. „Durch das traumatische Ereignis wird ein Mensch plötzlich aus seinen gesamten persönlichen und sozialen Lebensverhältnissen gerissen" (Zieger 1994: 225). Nunmehr ist ein Anpassungsprozess an die neue Situation erforderlich, die „inneren" und „äußeren" isolierenden Bedingungen werden in Bezug auf die eigene Tätigkeit bewertet (Reichmann 1984: 312).

Es lassen sich die „inneren" und „äußeren" isolierenden Bedingungen unterscheiden, wobei die „inneren" isolierenden Bedingungen sich auf krankhafte Prozesse, Sinnesschäden, Bewegungsbeeinträchtigungen oder Störungen des Zentralnervensystems beziehen. „Äußere" isolierende Bedingungen lassen sich außerhalb des Subjekts verorten und ergeben sich aus der Lebenssituation wie beispielsweise einer für eine Person radikal neuen und daher ungewohnten Umgebung auf der Intensivstation (Reichmann 1984: 315; Zieger 1993: 4). Menschen sind unterschiedlich empfänglich für isolierende Bedingungen, die verschieden kompensiert werden beziehungsweise diverse Folgen haben können, wenn sie überhaupt folgenreich sind. Dies ist individuell verschieden (Jantzen 1987: 272f). Isolierende Bedingungen führen also nicht zwangsläufig in die Isolation, die JANTZEN als Größe versteht, die auf die Tätigkeit eines Subjekts einwirkt und zwar derart, dass sich im Zuge dessen neue Varianten der Tätigkeit bezogen auf die isolierende Situation herausbilden (Jantzen 1987: 283; 275). Isolierende Bedingungen können vielmehr, wenn „...in den äußeren wie inneren Prozessen der Tätigkeit auf befriedigende und emotional positiv bewertete Formen der Kooperation zurückgegriffen werden kann" (Jantzen 1987: 283) ihre Wirkungskraft verlieren. Eine „Quelle der Isolation" kann somit in mangelnden Beziehungen zu anderen Menschen gesehen werden (Reichmann 1984: 312). ZIEGER bezeichnet die Situation von Menschen im Koma als eine, die durch schwere „äußere" und „innere" isolative Bedingungen gekennzeichnet ist (Zieger 1994: 225). Das „apallische Syndrom" versteht er – wie schon erwähnt – als „...ein Resultat vorenthaltener Kommunikation und Teilhabe am sozialen Austausch und Verkehr unter Menschen" (Zieger 1994: 253; siehe Teil I Kapitel 2.2). Das heißt, die Wirkungskraft isolierender Bedingungen auf einen Patienten/eine Patientin konnte nicht abgeschwächt werden. Vor diesem Hintergrund wäre eine Herausforderung für die Pflege in der Reduzierung isolierender Bedingungen für einen Patienten/eine Patientin anzusiedeln, wenn Pflege den (Wieder-)Aneignungsprozess unterstützen und fördern soll. Wie bereits angeführt, gestalten nach ZIEGER die Pflegenden die direkte Randzone der Patienten/Patientinnen, wobei die zum Koma – und wohl auch zum Wachkoma – führenden Bedingungen durch sinnhafte und strukturierte Prozesse von der Randzone her aufgelöst werden (Zieger 1994: 250). Die empirische, also pflegepraktische Erfahrung zeigt, dass Patienten/Patientinnen positiv auf bedeutsame Dritte reagieren und „Vorlieben" für bestimmte Pflegende entwickeln können (Zieger 1992a: 133). Es kann infolgedessen angenommen werden, dass der Aufbau und die Stabilisierung einer kontinuierlichen, von Vertrauen getragenen Beziehung zu anderen Menschen wichtig für die Remission des Wachkomas ist. Dies spricht dafür, einen Wechsel von Pflegenden, die mit einem Patienten/einer Patientin zusammen arbeiten, möglichst zu vermeiden beziehungsweise, wie BIENSTEIN und FRÖHLICH betonen, eine „Vielgesichtigkeit" auszuschließen (Bienstein, Fröhlich 1994: 43). Pflege strebt an, wie bereits verdeutlicht, den Patienten/die Patientin, dessen/deren Entwicklung durch ein schweres Schädel-Hirn-Trauma einen Bruch erfährt, bei dem Aufbau neuer „Handlungs- und kommunikativer Kompetenzen" (Feuser 1984: 269) zu unterstützen. Dieses Merkmal schreibt FEUSER der Therapie zu (Feuser 1984: 269). Damit kann Pflege als therapeutisch definiert werden. Dies korrespondiert mit dem Hinweis aus der Förderdiagnostik, dass grundlegende diagnostische Aufgaben für eine Förderung schwerstbehinderter Menschen sinnvollerweise im Bereich der Pflege wahrzunehmen sind (Kornmann 1992: 354). Auch RIETZ und HAGEL betonen, dass eine Trennung von Pflege und Therapie kaum vorgenommen werden kann, da jede Interaktion mit dem Patienten/der Patientin als therapeutisch einzuschätzen ist (Rietz, Hagel 2000: 254). Pflege zielt damit nicht mehr nur auf die von GRAMS betonte Begleitung von Patienten/Patientinnen im Alltag ab (Grams 1998: 44). Vielmehr sollten Pflegende aktiv und gemeinsam mit einem Patienten/einer Patientin die „Zone der nächsten Entwicklung" (Wygotski 1985: 83) strukturieren und inhaltlich gestalten. Die „Zone der nächsten Entwicklung" kann als „Ort des Übergangs" (Jantzen 2001: 44) verstanden werden, der seine eigene Dynamik und Struktur besitzt. Die Struktur existiert nach dem allgemeinen Gesetz psychischer Prozesse zunächst zwischen Personen (zum Beispiel zwischen Pflegenden, Therapeuten/Therapeutinnen und Patient/Patientin), um dann für einen Menschen intrapsychisch zu werden (Jantzen 2001: 45; 50). Nach JANTZEN ist die „...notwendige Bedingung der Existenz einer Zone der nächsten Entwicklung (...) die Gewährleistung von Anerkennung. Deren Basis sind dialogische Strukturen, welche in reiner Form die Gewährleistung emotionaler Reziprozität sichern" (Jantzen 2001: 50). Das heißt, Pflegende haben über die Funktion des Vermittlers/der Vermittlerin des Kontaktes eines Menschen im Wachkoma zur Umwelt hinaus die Aufgabe, eine Person, die unter den Bedingungen des Wachkomas lebt, bei dem Aufbau neuer Handlungs- und Kommunikationskompetenzen zu unterstützen. Diese Wieder- beziehungsweise Neuaneignung beruht im Wesen auf Anerkennung in einem zirkulären Austausch zwischen Pflegenden, anderen Therapeuten/Therapeutinnen und den jeweiligen Betroffenen.

3.3.2 Pflege und Therapie – Aktivität statt Passivität

In Bezug auf die intensiven multisensorischen Stimulationsprogramme sind verschiedene von WOOD (1991) nicht benannte kritische Gesichtspunkte zu reflektieren, die sich jedoch in allgemeinen Kritiken zum Behaviorismus finden lassen. So kann das Reiz-Reaktions-Schema mit seinem Ursache-Wirkungs-Prinzip als eher mechanistisch und wenig dynamisch ausgerichtet gewertet werden, da von der linearen Vermutung ausgegangen wird, dass Menschen auf einen bestimmten Reiz in einer bestimmten, vorhersagbaren Art und Weise reagieren. Wesentlich vernachlässigt wird in diesem Zusammenhang die Funktion und die Generierung subjektiver Abbilder der äußeren Welt, das heißt die bereits ausgebildete subjektive Erfahrung eines Menschen und der Prozess des Erfahrungsaufbaus. Dies manifestiert sich beispielsweise darin, dass die dargebotenen Reize bei den intensiven multisensorischen Stimulationsprogrammen nicht an das Erfahrungswissen eines Patienten/einer Patientin anknüpfen, wodurch wertvolles Rehabilitationspotential möglicherweise nicht genutzt wird. Vielmehr wäre die Auswahl der Reizdarbietung – wie beispielsweise der Geruch von Salmiakgeist – in den so genannten „Flaschenhalstheorien" (Birbaumer, Schmidt 1996: 515) zugrunde gelegt. Diese gehen davon aus, dass aus einer Vielzahl von Stimuli eine Person diejenigen auswählt und wahrnimmt, deren physikalische Merkmale besonders hervorstechen (Birbaumer, Schmidt 1996: 515f). Diese Vermutung über die Reizfilterung steht der Annahme gegenüber, dass ein Reiz nicht qua Existenz oder gezielter Darbietung in einer 1:1 Übersetzung eine hirnphysiologische Erregung auslöst, sondern die Wahrnehmung eines Stimulus durch die subjektive Bedeutung, die ihm durch eine Person zugemessen wird, geleitet ist (Jantzen 1990: 71). MATURANA und VARELA erklären diesen erwähnten Zusammenhang anschaulich am „Farbensehen". So ist die Farbe eines Gegenstandes, den wir sehen, nicht Eigenschaft des vom Objekt ausgehenden Lichtes, sondern vielmehr die Erfahrung von Farbe, die einer spezifischen Konfiguration von Aktivitätszuständen im Nervensystem entspricht, die wiederum durch die Struktur des Nervensystems bestimmt wird. Deshalb ist es möglich, eine Beziehung zwischen der Benennung von Farben und Zuständen neuronaler Aktivität herzustellen, jedoch nicht mit den Wellenlängen des Lichtes (Maturana, Varela 1990: 27).

Aus der Perspektive der Denktradition der Kulturhistorischen Schule der Psychologie betrachtet, eignet sich der Mensch mittels der Tätigkeit mit dem Ziel zunehmender Verhaltenskontrolle Bedeutungen im subjektiven und objektiven Sinne an. Sprache transferiert Bedeutungen, also ein „...für alle Menschen gleiches System von Verallgemeinerungen, wobei dieses System nur durch unterschiedliche Tiefe und unterschiedliche Vollständigkeit gekennzeichnet ist und die bezeichneten Gegenstände unterschiedlich breit erfasst; es bewahrt jedoch einen unveränderlichen Kern – einen bestimmten Komplex von Zusammenhängen" (Luria 1982: 54). So wäre zum Beispiel die objektiv-allgemeine Bedeutung des Begriffes „Henna" in der Bezeichnung eines natürlichen Haarfärbemittels zu sehen. Die Bedeutungen werden im sozialen Interaktionsprozess produziert und haben im Rahmen der Entwicklung von Sprache und der Formen des gesellschaftlichen Bewusstseins ihre eigene Geschichte. Diese Bedeutungen werden, ohne ihre Objektivität zu verlieren, durch die Tätigkeit vom Menschen individualisiert und subjektiviert: sie werden zum persönlichen Sinn. Damit führen die Bedeutungen ein „doppeltes Leben" (Leontjew 1985: 142f). Der Begriff „Henna" kann daher neben der genannten objektiv-allgemeinen Bedeutung den persönlichen besonderen Sinn für eine Person haben, dass ihre Lebenspartnerin sich damit regelmäßig die Haare färbt. Die Tätigkeit, deren Funktion darin besteht, einen Menschen in der gegenständlichen Welt zu orientieren, vermittelt – wie bereits erwähnt – zwischen dem Subjekt und dem Objekt (Leontjew 1985: 83). Dabei ist das Subjekt, wie JANTZEN formuliert, „...das Resultat vergangener Tätigkeit, also das Resultat des historischen Prozesses der Vermittlung seiner selbst mit dem Objekt. In dieser Beziehung ist es geronnene Tätigkeit, nicht aktuelle Tätigkeit. Resultat dieses Gerinnungsprozesses ist das System seiner psychischen Strukturen..." (Jantzen 1987: 150). Die aktuelle Tätigkeit des Subjektes bildet also zum einen Erfahrung aus, sie ist dabei jedoch auf der anderen Seite durch bereits in der Vergangenheit gemachte Erfahrungswerte beeinflusst und hervorgebracht. Das so genannte „Abbildsystem" beinhaltet dabei die erlernten und im Gedächtnis einer Person fixierten Informationen sowohl aus ihrer Innenwelt als auch aus ihrer Umwelt. Dieser Zusammenhang wird anhand der folgenden Tagebuchaufzeichnung einer Angehörigen deutlich, die über ihren vier Wochen zuvor schwer bei einem Verkehrsunfall verunglückten Lebensgefährten im Wachkoma schreibt: „Am ersten Tag dieser Woche zeigt Christian eine Reaktion: Als ich ihm meine frisch mit Henna gefärbten Haare vor die Nase halte, dreht er den Kopf zur Seite und verzieht angewidert das Gesicht (den Geruch von Henna mochte er nie)" (Tagebuchaufzeichnung einer Angehörigen[9] 1997: 2). Der Geruch des Haarfärbepräparates seiner Freundin ist dem Patienten bekannt, bereits vor dem Unfall hat er ihn emotional bewertet und wahrgenommen: „den Geruch von Henna mochte er nie". Dieser Geruch in den Haaren seiner Bezugsperson hat also eine subjektive Bedeutung für Christian, die im Abbildsystem gespeichert ist. Die Abbilder leiten demzufolge die aktuelle Informationsaufnahme und -verarbeitung einer Person, indem auf ihrer Grundlage eine Informationsauswahl erfolgt, so dass infolgedessen entsprechende spezielle Aktivierungsvorgänge für die Realisierung eines Verhaltens initiiert werden können. Diese als Abbild gespeicherten Informationen entsprechen gewissermaßen einem inneren Modell eines gezeigten Verhaltens (Clauß, Kulka, Rösler et al. 1986: 9). Das heißt auf das gezeigte Beispiel bezogen, dass dieses innere Modell sich bei Christian im Drehen des Kopfes und der Veränderung der Mi-

---

9   Die Angehörige hat ihr schriftliches Einverständnis für die Nutzung ihrer Aufzeichnungen für diese Dissertation gegeben.

mik, wie seine Lebensgefährtin beschreibt, als von „außen" beobachtbares Verhalten ausdrückt. Dabei ist anzunehmen, dass sich sein Verhalten nicht lediglich auf den Geruch des Hennas bezieht, sondern auf den Geruch des Färbemittels speziell im Haar seiner Freundin und damit der Geruch als Stimulus kaum isoliert zu betrachten ist. Wahrscheinlich spiegelt sich hier einerseits eher ein Komplex von eigenen und mit der Partnerin gemeinsam ausgebildeten Erinnerungen sowie andererseits der aktuelle Situationskontext wider. Insgesamt wird also deutlich, dass es sich bei der Informationsaufnahme um einen aktiven Prozess handelt, in dem ein Mensch Entscheidungsfreiheit im Sinne der Möglichkeit einer Informationsauswahl besitzt. Daraus lässt sich im Hinblick auf die Strukturierung und inhaltliche Ausgestaltung des Rehabilitationsprozesses ableiten, dass an vertrautem Wissen angeknüpft sowie bedacht werden sollte, dass eine Person in erster Linie die Informationen aufnimmt und verarbeitet, die in einer konkreten Lebenssituation für sie subjektive Bedeutung gewonnen haben (Feuser, Meyer 1987: 107).

Biographisch orientierte multisensorische Stimulationsprogramme, die in jüngerer Zeit an Bedeutung gewinnen und bereits auf der Intensivstation, also der „Phase A" der neurologischen Rehabilitations- und Behandlungskette, ihre Anwendung finden können, versuchen über eine gezielte Stimulation an die Erfahrungen eines schwer hirntraumatisierten Menschen anzuknüpfen. Mit Hilfe der Stimulation sollen die so genannten „alten Erfahrungen" aktiviert werden (Bienstein, Fröhlich 1994: 7). Indem einer komatösen/wachkomatösen Person individuell vertraute akustische, visuelle, olfaktorische, gustatorische, taktile und kinästhetische Reize dargeboten werden, soll ihre Reaktionsfähigkeit gefördert werden. Eine mögliche sensorische Stimulation wäre beispielsweise die Darbietung von Musik der Richtung, die ein Patient/eine Patientin bereits vor dem traumatischen Ereignis gemocht hat (Sosnowski, Ustik 1994: 338; Bienstein, Fröhlich 1994: 97f). Aber auch Stimulationen, die den geschilderten Zusammenhängen nur bedingt Rechnung tragen, werden genutzt. So kann eine taktile Reizung zum Beispiel durch das Reiben der Haut im Gesicht, der Hände oder Arme mit verschiedenen weichen beziehungsweise rauhen Textilien erfolgen (Helwick 1994: 50). Ebenso wird im Konzept der „Basalen Stimulation" (Bienstein, Fröhlich 1994) vorgeschlagen, von den Angehörigen ein Tastbrett mit unterschiedlichen Materialien für den Patienten/die Patientin zusammenstellen zu lassen (Bienstein, Fröhlich 1994: 101). Diese Form der Stimulation fällt wieder in das Muster der linearen Reiz-Reaktions-Kette zurück, da die Stimuli aus ihrem alltäglichen Kontext isoliert und damit ihrer objektivallgemeinen Bedeutung beraubt sind. Reize sind also nicht mehr in einen bedeutungsvollen alltäglichen Zusammenhang integriert. Hier wird eine „Quelle der Isolation" (Reichmann 1984: 312) interessant, denn wenn unangemessene Objekte präsentiert werden, beziehungsweise Objekte ihren Bedeutungszusammenhang verlieren, so kann dies – als „äußere" isolierende Bedingung – eine Störung des Aneignungsprozesses ebenso induzieren, wie beispielsweise eine unfallbedingte Schädigung des Zentralnervensystems als „innere" isolierende

Bedingung (Reichmann 1984: 312). WITTNEBEN stellt heraus, dass der pflegerische Denk- und Handlungsansatz des Konzeptes der „Basalen Stimulation" (Bienstein, Fröhlich 1994) im Wissenschaftsverständnis der cholinergen Reizpflege zu finden ist (Wittneben 1998a: 45). DU MONT, die diesen Ansatz konzipiert, vermutet, dass Patienten/Patientinnen sensorischen Reizen ausgesetzt sind, die eine neurophysiologisch erklär- und nachweisbare Erregung bewirken (du Mont 1987: 138; Wittneben 1998a: 44). WITTNEBEN betont, dass im Entwurf DU MONTs zwar erwähnt wird, dass der Erfahrungshorizont eines Menschen die spezifische Wahrnehmung eines Reizes beeinflusse, jedoch die Genese des individuellen Erfahrungshorizonts nicht beschrieben und erklärt werde (Wittneben 1998a: 53). Diese Aussage kann auf der Basis der bisherigen Auseinandersetzung bestätigt und letztlich auch auf das Konzept der „Sensorischen Regulation" bezogen werden, das den biographisch orientierten Stimulationsprogrammen in der Anwendung sehr nahe kommt. Für das Konzept der „Sensorischen Regulation" kann hervorgehoben werden, dass viele der in Bezug auf die intensiven multisensorischen Stimulationsprogramme genannten problematischen Aspekte implizit aufgelöst werden. So deutet sich unter der Hervorhebung der Vigilanz an, dass subjektiv bedeutsame Stimuli eher von einer Person im Wachkoma wahrgenommen werden. Außerdem wird betont, dass jede Art der Zusammenarbeit mit dem Patienten/der Patientin als eine Art von Stimulation gewertet werden kann, was die Interpretation erlaubt, Stimulationsangebote gezielt in den Alltag zu integrieren. Letztlich werden jedoch diese Annahmen nicht weiter ausgearbeitet und dabei verblieben, den Pegel der möglichen Stimuli im Sinne einer Reizabschirmung zu kontrollieren und zu reduzieren, so dass auf den zweiten Blick der Unterschied zu den intensiven multisensorischen und biographisch orientierten Stimulationsprogrammen nicht ganz so gravierend erscheint, da die sensorischen Angebote nicht systematisch ihren „unveränderlichen Kern" (Luria 1982: 54) erhalten.

Abbilder sind inhaltlich und strukturell aufgabenbezogen bestimmt. Das heißt „...sie sind entsprechend den subjektiv widergespiegelten objektiven Erfordernissen der Handlung entstanden und organisiert" (Clauß, Kulka, Rösler et al. 1986: 9). Damit sind sie sowohl auf ein Ziel als auch auf ein Ergebnis orientiert. Das bedeutet, die Abbilder leiten die aktuelle Informationsaufnahme und Verarbeitung, indem eine Informationsauswahl, beispielsweise im Hinblick auf die Handlungsergebnisse erfolgt. Im Prozess der wiederholten Handlungsausführung können Abbilder über Rückkopplungsbeziehungen verändert werden (Clauß, Kulka, Rösler et al. 1986: 9). Der Aspekt der Rückmeldung findet in den hier eingehender betrachteten Publikationen zu den intensiven multisensorischen und auch biographisch orientierten Stimulationsprogrammen sowie der „Sensorischen Regulation" wenig eigenständige Beachtung. Dies mag in dem Axiom begründet liegen, Patienten/Patientinnen mit einem Wachkoma zeigen keine eigenen Aktionen: „Eine völlig falsche Annahme ist es, wenn davon ausgegangen wird, dass der Patient zuerst von sich allein aus Reaktionen zeigen soll" (Bienstein, Fröhlich 1994: 7). Der Blick wird damit verschärft auf die Möglichkeiten der Pflegenden gelenkt, Situationen zu initiieren, in denen ein Patient/eine Patientin in Folge einer Stimulation eine Reaktion zeigt. Eigenaktivitäten eines Menschen im Wachkoma, die als Kommunikationsinitiative verstanden und als Anknüpfungspunkt einer therapeutischen Intervention genutzt werden können, rücken in den Hintergrund. Insgesamt werden in den geschilderten Interventionskonzepten die Verhaltensweisen der Personen im Wachkoma nur unzureichend als aktive, an körperlichen Bedarf und Bedürfnissen orientierte und kommunikative Aktionen interpretiert, die beispielsweise mittels lernpsychologischer Dimensionen unterstützt und erweitert werden könnten. Aus der Verhaltensanalyse ist bekannt, dass Ereignisse, die einem Verhalten unmittelbar folgen, auf dieses verstärkend oder auch hemmend Einfluss nehmen können (Herzog 1987: 1173). Von daher scheint die Bedeutung isolierender Bedingungen aus physiologischer Sicht hoch, da sie die Reafferentierungen, also Rückmeldungen über Verhaltensakte, beeinflussen (Jantzen 1990: 59). Neben der Ausblendung der Rückmeldung über ein Verhalten wird in den Konzepten der multisensorischen Stimulationsprogramme und auch dem der „Sensorischen Regulation" die Emotion als Verhaltensregulator vernachlässigt. Positive Emotionen werden untrennbar mit der (potentiellen) Erreichung eines Resultats als solche gewertet und empfunden (Jantzen 1990: 51). Diese Aussage unterstützt die Annahme, ein Verhalten sollte möglichst mit einer von einem Patienten/einer Patientin subjektiv angenehm beurteilten Rückmeldung enden. Positive Emotionen wirken wiederum verhaltensstabilisierend und damit im Hinblick auf den Rehabilitationsprozess unterstützend (Reichmann 1984: 314). Im Ansatz des „Kooperativen Dialoges als elementares Fördermittel" (Zieger 1992b: 250) werden diese Aspekte aufgenommen. Kooperative Dialoge sind aus neuropädagogischer Sicht die kleinsten und elementarsten Einheiten des Rehabilitationsprozesses. Der kooperative Dialog beruht auf einfachen Handlungen und gemeinsamen Tätigkeiten, die an basalen Funktionssystemen anknüpfen und anlehnend an die Ontogenese eine rückläufige Angebot-Antwort-Struktur aufbauen und gestalten (Zieger 1992b: 250). ZIEGER stellt diese Struktur am Beispiel einer Patientin dar. Diese leckt sich im Koma die Lippen und schmatzt. Vom Rehabilitationsteam wird diese körperliche Äußerung als die elementare Bedürfnisäußerung nach Hunger oder Durst interpretiert und im Dialog in Form der gemeinsamen Tätigkeit der Nahrungsaufnahme beantwortet (Zieger 1992a: 132f).

An dieser Stelle wird der Aspekt der Habituation nochmals erwähnenswert, der von WOOD in Bezug auf die Anwendung von intensiven multisensorischen Stimulationsprogrammen zur Förderung der Rückbildung des Wachkomas als problematisch eingeschätzt wird (Wood 1991: 407). Im engeren Sinne erkennt eine Person dabei durch einen Gewöhnungsprozess einen bestimmten Reiz wieder, wie dies durch das Wahrnehmungslernen erfolgt, und bewertet ihn schließlich als bekannt, jedoch subjektiv unbedeutend. Die Habituation, das Wahrnehmungslernen, das Assoziationslernen – bei dem im Ergebnis zwei Reize verknüpft einen subjektiven Wertgehalt erlangen – und schließlich das instrumentelle beziehungsweise operante Lernen können zu den Basisprozessen des Lernens gezählt werden. Die Habituation oder Gewöhnung stellt dabei das Fundamentale dieser Lernformen dar. Damit kann in diesem Prozess auch ein Potential gesehen werden, über das die (Wieder-)Aneignung von Handlungskompetenzen angebahnt und unterstützt werden könnte (Feuser, Meyer 1987: 96f). Durch die Gewöhnung wird einem Menschen eine andere Person oder eine Situation vertraut, sie verliert ihren Neuigkeitsgehalt und in diesem Sinne wird in dieser Arbeit der Begriff des „Vertrautwerdens" verstanden. In einer Studie zum instrumentellen Lernen bei Erwachsenen im Wachkoma werden genau die Kategorien der „Anknüpfung an das biographisch relevante Wissen" eines Patienten/einer Patientin, der „Rückmeldung" und der „Emotion" mit nachweisbarem Erfolg berücksichtigt und genutzt (Boyle, Greer 1983). Von daher soll diese Untersuchung im Folgenden vorgestellt werden.

3.3.2.1 Instrumentelles Lernen bei Erwachsenen im Wachkoma

In den USA führen BOYLE und GREER (1983) von der State University New York und dem Teachers College der Columbia University eine Studie mit drei Erwachsenen durch, die ein Wachkoma entwickelt haben. Ausgangsannahme der Forschung ist, dass ein Mensch vor einem traumatischen Ereignis vielfältige Verstärker für bestimmte Verhaltensweisen kennengelernt hat. BOYLE und GREER vermuten, dass Musik eine bedeutende Rolle als Verstärker für das Ausbilden von Verhaltensweisen bei Menschen im Wachkoma spielen kann. Sie heben hervor, dass Musik außerdem ganz individuell auf die jeweilige Biographie eines Menschen bezogen werden kann. In der Studie wird die Frage gestellt, ob operante Prozeduren, also instrumentelles Lernen, für die Einschätzung von realitätskontrolliertem, direkt beobachtbarem Verhalten von Patienten/Patientinnen genutzt werden können. Als Datenerhebungsinstrument wird die strukturierte Verhaltensbeobachtung gewählt, bei der definierte Verhaltenskategorien systematisch erfasst und numerisch, das heißt quantitativ, ausgewertet werden. Es nehmen, wie erwähnt, drei Probanden/Probandinnen an dieser Untersuchung teil, wobei hier exemplarisch der Verlauf bei einem Teilnehmer dargestellt wird. Dieser Proband ist zum Untersuchungszeitpunkt 56 Jahre alt. Er hatte einen Unfall, der sich sechs Monate vor dem Untersuchungsbeginn ereignete und lebt mit der medizinischen Diagnose des „Vegetative State" (Jennett, Plum 1972: 736). Die Verhaltensbeobachtungen finden in einem Zeitraum von zwölf Wochen zweimal täglich statt, dauern jeweils 20 bis 40 Minuten und werden im Zimmer des Patienten durchgeführt. Drei Verhaltensweisen werden nach Absprache mit dem Rehabilitationsteam ausgesucht, definiert und mit einer Passage eines Musikstückes, das dem Patienten nach Auskunft seiner Ehefrau vor dem Unfall sehr gefallen hat, bekräftigt, wenn der Patient diese nach einer verbalen Aufforderung ausgeführt hat. Die Verhaltensweisen, die bei diesem Patienten verstärkt werden, sind: Augenblinzeln, Fingerbewegungen sowie Mundbewegungen. Während der einzelnen Versuche wird der Patient zunächst namentlich angesprochen und dann verbal aufgefordert, ein bestimmtes Verhalten zu zeigen. Nach zehn Sekunden Wartezeit wird diese Verhaltensweise mit einer 15 Sekunden andauernden Musiksequenz verstärkt. Falls sie nicht beobachtet werden kann, entsteht eine Pause. Der Patient wird zu jeder der drei Verhaltensweisen elfmal hintereinander in der geschilderten Weise aufgefordert. Der erste Versuch wird jeweils physisch durch einen Trainer unterstützt. Die Beobachtung erfolgt systematisch im Sinne des „event-sampling", das heißt, wie es der strukturierten Beobachtung immanent ist, wird jedes Auftreten einer zuvor definierten Verhaltensweise während eines bestimmten Zeitrahmens notiert (Polit, Hungler 1995: 279). Die von dem Probanden korrekt eingelösten Aufforderungen werden in der Häufigkeit ausgezählt und später anhand eines Kurvendiagrammes in Bezug zur Zeit graphisch dargestellt. Dabei stellt sich heraus, dass im Laufe der Zeit ein Anstieg der bekräftigten Verhaltensweisen zu verzeichnen ist. Interessant ist in diesem Zusammenhang darüber hinaus, dass das Rehabilitationsteam den Forschenden mitteilt, dass der Patient die linke Hand nicht bewegen könne. Während der Versuchsreihen werden jedoch Fingerbewegungen der linken Hand beobachtet und durch Musiksequenzen verstärkt. Schließlich entwickelt der Patient die Bewegung derart weiter, dass er versucht, sich mit eben dieser Hand die Magensonde zu ziehen. Zusammenfassend lässt sich als Ergebnis der Studie verzeichnen, dass jede der drei Versuchspersonen die Fähigkeit zum operanten Lernen zeigt, verstärkte Verhaltensweisen gehäufter auftreten und sich die Form der Bewegungsdurchführung verändern kann, wie dies bei dem exemplarisch ausgewählten Probanden geschildert wurde. Hier wird deutlich, dass das Lernergebnis des instrumentellen Lernens die Ausbildung neuer Verhaltensweisen darstellen kann (Feuser, Meyer 1987: 96f).

Prinzipiell lässt sich zunächst ableiten und feststellen, dass Pflegende Verhalten bei Erwachsenen im Wachkoma bemerken, denn ohne ein direkt beobachtbares Verhalten hätte in der beschriebenen Studie kaum an Eigenaktivitäten des Patienten angeknüpft werden können. Darüber hinaus können im Rahmen einer rehabilitativ-therapeutischen Pflege diese Beobachtungen konstruktiv genutzt werden, wie dies beispielsweise in der Untersuchung von BOYLE und GREER (1983) aufgezeigt wird. Hier werden die Chancen verhaltenstherapeutischer Settings für das Ausbilden und Zeigen von Verhaltensweisen bei Erwachsenen mit einem Wachkoma hervorgehoben. Dabei können für Pflegende sowohl das Wissen um die Struktur von Lernsequenzen als auch Kenntnisse über die Prozesse, durch die ein Mensch subjektive sowie objektive Bedeutungen generiert und sich persönlich entwickelt, hilfreich sein. Insgesamt handelt es sich hier um einen Kern rehabilitativ-therapeutischer Pflege, nämlich den Patienten/die Patientin dahingehend zu unterstützen, subjektive Bedeutungen, das heißt Sinn, auszubilden. Erleichternd ist, sich in diesem Zusammenhang zu vergegenwärtigen, dass der Sinn eines Verhaltensaktes darin gesehen werden kann, „...ausgehend vom gegenwärtigen Zustand für den Organismus möglichst günstige Existenzbedingungen herbeizuführen" (Anochin 1967: 45). Das näher betrachtete Beispiel des 56-jährigen Probanden verdeutlicht, dass er Eigenaktivitäten zeigt, mit denen er sich selbstinitiativ in den Austausch mit der Umwelt begibt und letztlich „günstige Existenzbedingungen" herbeiführt. Anknüpfend an die Erfahrungen des Patienten wird diese Initiative durch die Umwelt aufgenommen, bekräftigt und eine Beziehung realisiert, durch die der Proband ein Bedürfnis befriedigen kann. Durch sein Verhalten erreicht er einen „nützlichen Endeffekt", nämlich das Hören subjektiv bedeutsamer Musik, wie er durch die Reafferentation, die Rückmeldung, erfahren kann. Diese Zusammenhänge können als positiv-emotionale, motivbildende und sinngebende Prozesse interpretiert werden. Zu erwähnen ist in diesem Zusammenhang, dass bekannterweise das Gehör sehr mit den unbewussten Bereichen der Persönlichkeit in Beziehung steht (Zieger 1992a: 135). Insgesamt kann es deshalb nicht lediglich darum gehen, einem Menschen im Wachkoma mittels eines Stimulationsprogrammes wie beispielsweise in der „Coma Arousal Therapy" (Freeman 1991) Reize darzubieten und spürbar werden zu lassen, sondern darum, für die Motivationsbildung und den Sinnaufbau förderliche Bedingungen zu initiieren, damit ein Mensch Kompetenzen aufbauen und Realitätskontrolle gewinnen kann. Lernen beruht nämlich „...nicht auf der Einschleusung von Fremdwissen in ein System, sondern auf der Mobilisierung von Prozessen, die dem lernenden System selbst inhärent sind, zu seinem eigenen kognitiven Bereich gehören" (Jantsch 1988: 269). Auf der Basis des instrumentellen Lernens kann eine Person Motive ausbilden und neben der Berücksichtigung isolierender Bedingungen ist für den rehabilitativen Prozess der Gedanke grundlegend, dass das lebende System „...die Verarbeitung der Interaktionen seiner Rezeptoren mit den Bedingungen der Außenwelt selbst auf der Basis der insbesondere durch Sinnbildung, Emotionen und Motive koordinierten Afferenzsynthese" organisiert (Jantzen 1990: 59), wobei die Afferenzsynthese das erste Stadium in der Ausbildung eines Verhaltensaktes darstellt (Jantzen 1984: 158f).

Die hier vorgestellten therapeutischen Konzepte der intensiven multisensorischen Stimulationsprogramme und der „Sensorischen Regulation" haben im Hinblick auf die allgemeine Entwicklung der Rehabilitationsmöglichkeiten von Menschen im Wachkoma wichtige Erklärungsansätze gebracht, die als Diskussionsgrundlage für die zukünftige Entwicklung dienen können. Dennoch ist transparent geworden, dass die hier geschilderten Handlungsprogramme in ihrer Erklärungslogik und Anwendung dem Anliegen, das bekanntermaßen für diese Arbeit als die Minimierung isolierender Bedingungen definiert wird, nicht konsistent nachkommen. Vernachlässigt werden die Kategorien der „Anknüpfung an das biographisch relevante Wissen" eines Patienten/einer Patientin, die „Rückmeldung" und die „Emotion" als verhaltensregulierendes Element. So wird eine sensorische Stimulation eher einen angemessenen Anreiz darstellen, wenn sie dialogisch arrangiert ist (Leyendecker 1997: 112). Ebenso wird die Gewährleistung eines „unveränderlichen Kerns" (Luria 1982: 54) einer sensorischen Stimulation übersehen. Das „Coma Recovery Program" und die „Coma Arousal Therapy" erinnern an wenig flexible therapeutische Angebote, die den Charakter eines Rezeptes oder einer Technologie innehaben. Alles in allem kann gerade in Bezug auf die intensiven multisensorischen Stimulationsprogramme in Anlehnung an LURIA von einem Reduktionismus von unten gesprochen werden, das heißt einer „...Reduzierung des ganzheitlichen Menschen auf seine Reflexe und Reflexverbindungen..." (Jantzen 1994a: 127). Da bereits hervorgehoben wurde, dass es sich beim Wachkoma um ein Phänomen handeln kann, dem sich auf der Verhaltensebene angenähert werden könnte, soll im Folgenden die Theorie der funktionellen Systeme als Bezugsrahmen genutzt werden, um die Perspektive des „äußeren" Beobachters/der „äußeren" Beobachterin von Erscheinungen zu verlassen und sich dem Aufbau von Verhaltensweisen aus der Position eines/einer sich verhaltenden Patienten/Patientin zuzuwenden. Dies bietet die Chance, die Erscheinungs- und Erklärungsebene zu differenzieren und damit ein Instrument zu erhalten, Handlungsorientierungen für eine individualisierte rehabilitativ-therapeutische Pflege zu konzipieren.

3.3.3 Herausforderungen für die Pflege in Bezug auf die Theorie funktioneller Systeme

Aus den bisherigen Ausführungen ist deutlich geworden, wie wichtig der „Erfahrungshorizont" (Wittneben 1998a: 53) für das Ausbilden von Verhalten eines Menschen ist. Das menschliche Verhalten ist jedoch aktiv nicht nur durch die vergangene Erfahrung beeinflusst, sondern auch durch Pläne und Vorhaben, die in die Zukunft reichen (Luria 1992: 9). Dabei kann das Gehirn als Organ angesehen werden, das diese Zukunft vorwegnimmt und sich außerdem in seinem Verhalten dieser Zukunft unterordnet (Luria 1992: 9). Ein Mensch verfügt damit über die Möglichkeit, durch die kritisch wertende Beurteilung vergangener Verhaltensweisen zukünftiges Verhalten gedanklich vorwegzunehmen, das heißt zu antizipieren. Hinter dem beobachtbaren menschlichen Verhalten eröffnet sich die „großartige physiologische Hirntätigkeit" (Leontjew 1982: 111). Der Hirntätigkeit kann sich durch die Theorie der funktionellen Systembildung angenähert werden, die eine Brücke zwischen der Erscheinungsebene des Verhaltens und dessen physiologischer Grundlage baut. Ein Verhaltensakt, wie zum Beispiel das Wegdrehen des Kopfes des Patienten von den frisch mit Henna gefärbten Haaren seiner Lebensgefährtin oder das Bewegen des Fingers des Probanden in der Studie von BOYLE und GREER (1983), weist eine bestimmte Architektur auf, die diesen Prozess durch die Zusammenarbeit verschiedener Hirnsysteme zu einem ganzheitlichen Erlebnis macht. Dieses wird determiniert durch die augenblickliche Situation, aber auch durch die bereits gemachten Erfahrungen in der Vergangenheit, wie dies sowohl in der beschriebenen Tagebuchaufzeichnung als auch in der Forschung von BOYLE und GREER (1983) deutlich wird (siehe Teil I Kapitel 3.3.2.1). Das Zusammenspiel von Vergangenheit und Gegenwart bewirkt, dass eine Situation und deren weiterer Verlauf bereits zu Beginn gewertet und hypothetisch vorausgesagt werden kann. ZIEGER berichtet von einem Patienten, der auf das Geräusch des Absaugens bei einem Patienten im Nachbarbett reagiert und wertet dies als antizipatorisch und gelernt (Zieger 1998: 172). Wie bereits beschrieben, besteht nach ANOCHIN der Sinn eines jeden Verhaltensaktes darin, ausgehend vom gegenwärtigen Zustand, für den Organismus möglichst günstige Existenzbedingungen herbeizuführen (Anochin 1967: 45). Funktionelle Systeme realisieren sich also als ein Anpassungsprozess eines Subjektes an den Objektbereich mittels der Tätigkeit und sind aufgrund der rückläufigen und hierarchischen Struktur nur aus ihrer Geschichte heraus begreifbar (Jantzen 1990: 59). Die Theorie der funktionellen Systembildung kennzeichnet nach ZIEGER „...ein umfassendes, einheitliches Konzept der gesamten Lebenstätigkeit, Verhaltensregulation, Handlungen und Tätigkeiten eines Menschen unter biologisch-historischen und gesellschaftlich-sozialen Lebensbedingungen" (Zieger 1990: 248). Ebenso wie „äußerlich" beobachtbare Verhaltensformen sind auch komplexe vegetative und somatische Prozesse wie beispielsweise die Atmung Ausdruck funktioneller Systeme (Luria 1992: 23). ANOCHIN entwickelt die Theorie des funktionellen Systems, wobei nach JANTZEN in seinen Ausführungen die emotionale Dimension hinsichtlich der Entstehung eines Verhaltensaktes unberücksichtigt bleibt.

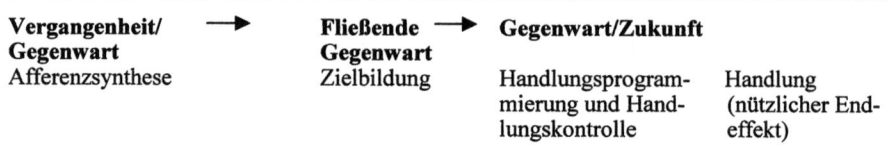

Vergangenheit/ Gegenwart →	**Fließende** →	**Gegenwart/Zukunft**	
Afferenzsynthese	Gegenwart Zielbildung	Handlungsprogrammierung und Handlungskontrolle	Handlung (nützlicher Endeffekt)

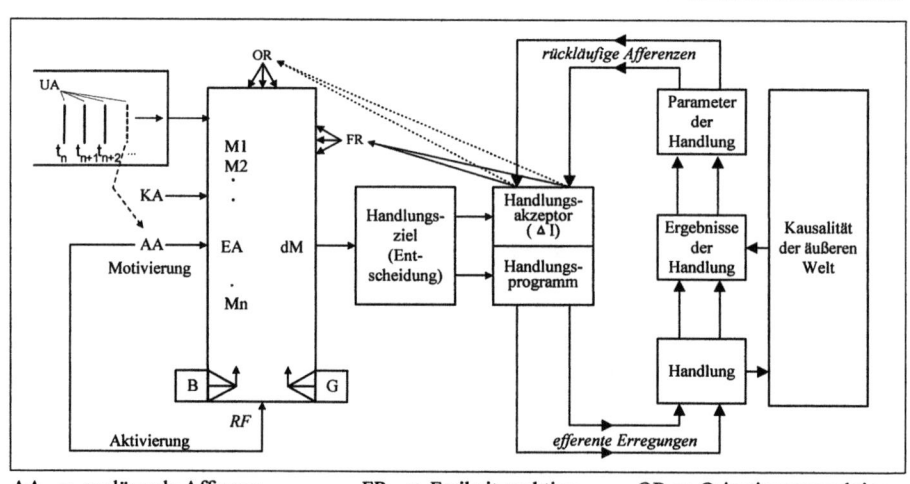

AA	= auslösende Afferenz	FR	= Freiheitsreaktion	OR	= Orientierungsreaktion
B	= Bedürfnis	G	= Gedächtnis	RF	= Formatio Retikularis
dM	= dominierendes Motiv	KA	= Körperafferenzen	UA	= Umgebungsafferenzen
EA	= emotionaler Apparat	M	= Motiv	ΔI	= Informationsdifferenz

Abbildung I/3/2: Das funktionelle System als physiologische Grundlage des Verhaltensaktes (modifiziert nach Jantzen 1984: 158)

Die affektiv-emotionale Regulation spielt jedoch zur Bestimmung der Übergänge von Bedarf in Bedürfnisse und von Bedürfnissen vermittels der Emotionen in sub- beziehungsweise dominante Motive eine Rolle (Jantzen 1990: 49). JANTZEN entwickelt unter Einbezug der emotionalen Dimension ein Modell der zeitlichen Strukturierung in der Herausbildung funktioneller Systeme (Jantzen 1990: 57). Dabei unterscheidet JANTZEN drei Zeiteinheiten in der Gegenwart des Systems „Subjekt-Tätigkeit-Objekt", weil im Raum-Zeit-Kontinuum der Innenwelt eines Subjektes Prozesse gegenüber dem Raum-Zeit-Kontinuum der äußeren Welt sowohl vorauseilen – also auf die Zukunft bezogen sind – als auch zurück bleiben, sich somit auf die Vergangenheit beziehen. Das Verhältnis der einzelnen Dimensionen „Vergangenheit/Gegenwart", „fließende Gegenwart" und „Gegenwart/Zukunft" ändert sich im Verlaufe der Ausbildung eines Verhaltensaktes (Jantzen 1990: 55). Im Hinblick auf die Gliederung eines Verhaltensaktes im Sinne „...einer historischen, systematischen und ganzheitlichen Sichtweise psychobiologischer Prozesse..." (Jantzen 1990: 59) lassen sich in einer ersten Annäherung die folgenden Stadien, durch die eine Person in einen Austauschprozess mit der Umwelt beziehungsweise der „Kausalität der äußeren Welt" tritt, unterscheiden: die Afferenzsynthese, die Zielbildung, die Handlungsprogrammierung, die Kontrolle der Handlung und die Handlung (nützlicher Endeffekt).

Das Stadium der Afferenzsynthese
Für die Entstehung eines Verhaltensaktes werden während der ständig stattfindenden Afferenzsynthese aus unterschiedlichen Quellen stammende Afferenzen zusammengefasst und im Gehirn integrierend bewertet. Afferenzen werden alle von den außerhalb des zentralen Nervensystem gelegenen Nervenrezeptoren der Peripherie zum zentralen Nervensystem geleiteten Erregungen genannt. Diese integrierende Bewertung bezeichnet ANOCHIN als „Vor-Auslöser-Integration" oder als „latentes System von Erregungen" (Anochin 1967: 40). Die in die Afferenzsynthese eingehenden Afferenzen lassen sich in das Bedürfnis, das Gedächtnis, die Umgebungs- und Körperafferenzen und die auslösende Afferenz gliedern. Zu den Umgebungsafferenzen zählen nicht nur die Einflüsse der jeweiligen Umgebung, sondern auch eine Reihe aufeinanderfolgender konstanter Einwirkungen (Zieger 1990: 250). Nach JANTZEN existiert hier die Emotion „...bei der Wahrnehmung eines Objektes, das beim Erkennen mit affektiv/emotionaler Bewertung verknüpft ist, und bei der Abwägung latent programmierter Handlungen (...) bezogen auf den nützlichen Endeffekt" (Jantzen 1990: 51). Angewendet auf eine Szene, wie sie sich im Rahmen der Studie zum instrumentellen Lernen von Erwachsenen im Wachkoma von BOYLE und GREER (1983) vorzustellen ist, würden bei dem 56-jährigen Probanden aus dem Körper stammende Afferenzen (KA) wie beispielsweise die Herz- und Atemfrequenz an das Zentralnervensystem weitergeleitet werden. Wenn er bereits einige Sitzungen erlebt hat, kann zum Beispiel vermutet werden, dass er sich darauf freut, weil er sie in angenehmer Erinnerung hat. Dann würden die aus dem Körper stammenden Afferenzen dies durch eine leichte Beschleunigung der Herz- und Atemfrequenz widerspiegeln. Dies können durch die Erregung des vegetativen Nervensystems hervorgerufene Wirkungen bei als angenehm antizipierten Si-

tuationen sein. In Bezug auf das Beispiel des Patienten, der auf das Absaugen bei seinem Bettnachbarn reagiert, wäre der Herzfrequenzanstieg mit der Antizipation einer Absaugsituation, die in der Regel als unangenehm erlebt wird, gekoppelt (Zieger 1998: 172). Im Gedächtnis (G) hat der Proband aus der Studie von BOYLE und GREER gespeichert, dass er eine bestimmte Musikrichtung, ein bestimmtes Musikstück besonders mag. In diesem Fall ist es „Camelot" (Boyle, Greer 1983: 7). Vielleicht löst es bei ihm eine angenehme Empfindung aus. Diese Gedächtnisfragmente werden während einer Therapiesitzung aktiviert, insbesondere wenn sie zum wiederholten Male stattfindet. Bei dem Probanden kann sich das Bedürfnis (B) nach einer angenehmen Empfindung entwickeln. Dieses Bedürfnis kann als eine Art Filter verstanden werden, durch den die im Überfluss vorhandenen Informationen aus der Außenwelt wahrgenommen werden. Der Patient nimmt während einer Sitzung über seine Sinnesorgane aus unterschiedlichen Quellen stammende Umgebungsafferenzen (UA) wahr, die entsprechend verarbeitet werden. Voraussetzung dafür ist allerdings, wie auch BOYLE und GREER betonen, dass der Proband „wach" ist, also die Augen geöffnet hat (Boyle, Greer 1983: 11). Zu den Umgebungsafferenzen gehören die räumlichen Gegebenheiten des Patientenzimmers, das Rascheln des Beobachters mit den Protokollbögen, der Geruch des klinikeigenen Desinfektionsmittels, das für ein Patientenzimmer, in dem diese Untersuchung durchgeführt wird, typische Milieu. Zu den Umgebungsafferenzen zählen nicht nur die Einflüsse der jeweiligen Umgebung, wie eben erwähnt, sondern auch eine Reihe aufeinanderfolgender konstanter Einwirkungen (Zieger 1990: 250). Dazu gehört beispielsweise der Eintritt des Trainers in das Zimmer oder der Aufbau der benötigten Gegenstände wie das Einlegen einer Kassette mit der entsprechenden Musikpassage, die regelhaft, wenngleich vermutlich nicht immer bewusst einkalkuliert, zur Vorbereitung und zum Ablauf einer Sitzung gehören. Diese Einwirkungen nimmt der Proband bei jedem der Termine wahr. Die Kategorien der „Vor-Auslöser-Integration" lassen sich der zeitlichen Dimension der „Vergangenheit/Gegenwart" zuordnen, da sie aus den vergangenen Erfahrungen einer Person hervorgehen. Das Bedürfnis kann historisch als inhaltlich bestimmt und entwickelt verstanden werden (Jantzen 1987: 150). Die Kategorien der „Vor-Auslöser-Integration" in der Gegenwart des Systems „Subjekt-Tätigkeit-Objekt" bleiben gegenüber dem Raum-Zeit-Kontinuum der äußeren Welt zurück (Jantzen 1990: 55). Dem Proband offenbaren sich verschiedene Verhaltensmöglichkeiten (FR), über die er sein Bedürfnis nach einer angenehmen Empfindung befriedigen könnte. Er könnte die Augen schließen und schlafen, auf die Ansprache des Trainers hören, den Finger oder den Mund bewegen. Für alle Möglichkeiten hat der Proband entsprechende Verhaltensprogramme entwickelt, über die er bei Bedarf verfügen kann, sie sind „latent programmiert". Damit wird sein Bedürfnis im Rahmen der Afferenzsynthese zum subdominanten, das heißt zum möglichen den Verhaltensakt initiierenden Motiv (M). Schließlich hört der Proband, wie der Trainer ihn mit Namen anspricht und ihn auffordert, die Finger zu bewegen. Dies kennzeichnet die auslösende Afferenz (AA), eine für einen Menschen bedeutsame Einwirkung, die eine Stimulation der Formatio Retikularis (RF), also eine erhöhte Wachheit hervorruft. Die in der Afferenzsynthese zusammenfließenden Erregungen signalisieren einer Person, dass sie mit hoher Wahrscheinlichkeit den von ihr angestrebten Endeffekt – nämlich das Spüren einer angenehmen Empfindung durch das Hören bedeutsamer Musik – durch das Bewegen der Finger erreichen wird. Die momentane Beziehung zwischen dem Bedürfnis eines Menschen und der Wahrscheinlichkeit der Befriedigung wird im so genannten „emotionalen Apparat" hergestellt. „Unter emotionalen Apparat verstehen wir mit Simonov (1982) die ganzheitliche Zusammenfassung der emotionalen Qualitäten unterschiedlicher Herkunft im jeweiligen Augenblick (z.B. Angst, Zorn, Behagen, Unlust usw.) unter dem Gesichtspunkt ihrer insgesamt negativen oder positiven Resultate" (Jantzen, von Salzen 1990: 131). Wenn das „subdominante Motiv" einer Person mit Faktoren integriert wird, die auf dessen sehr wahrscheinliche Befriedigung schließen lassen, werden die Emotionen positiv. Positive Emotionen werden mit der Erreichung des Resultats verknüpft wahrgenommen und mit diesen einhergehend wird das „subdominante Motiv" zum „dominierenden Motiv" transformiert. Positive Emotionen lassen das bis dahin latent vorhandene funktionelle System in Erscheinung treten, das heißt, der Verhaltensakt wird für andere Menschen beobachtbar (Jantzen 1990: 51).

Zielbildung
Das Ergebnis der Afferenzsynthese bildet das „Handlungsziel" beziehungsweise „das Fällen der Entscheidung" für ein bestimmtes Verhalten, womit sich von einer Anzahl Freiheitsgrade, also anderer Handlungsmöglichkeiten, gelöst wird. Der Proband entscheidet sich, die Finger zu bewegen. Die drei auf der Basis der ständig stattfindenden Afferenzsynthese beruhenden Prozesse der Wahrnehmung, Beurteilung und der Entscheidung, das heißt „...die Transformation des Bedürfnisses in das subdominante Motiv, die Transformation des subdominanten Motivs in das dominante Motiv auf der Basis des antizipierten nützlichen Endeffekts und damit einhergehend das Fällen der Entscheidung, die zur Aktualisierung eines latenten Modells des Künftigen führt" (Jantzen 1990: 55), können der zeitlichen Dimension der „fließenden Gegenwart" zugeordnet werden (Jantzen 1990: 55). Mit dem Prozess der Entscheidung zum dominierenden Motiv wird die gesamte Hierarchie der Tätigkeit ausgebildet.

Handlungsprogrammierung, Kontrolle der Handlung und der nützliche Endeffekt
Nach dem „Fällen der Entscheidung" wird ein „Handlungsprogramm" ausgearbeitet. „Mit der Ausbildung des Handlungsprogramms wird über die kollateralen Innervationen (Kollaterale sind seitliche Axonverzweigungen der Nervenzellen) der benachbarten Neurone gleichzeitig ein Handlungsakzeptor gebildet" (Jantzen 1990: 45). Der „Handlungsakzeptor" bezeichnet eine im Gehirn zeitweilig gespeicherte Kopie der Nervenimpulse, die vom Zentralnervensystem in die ausführenden Organe gesendet werden sollen. Diese Nervenimpulse werden Efferenzen genannt. Durch den „Handlungsakzeptor", das bedeutet der zeitweilig im

Gehirn gespeicherten Kopie der Efferenzen, die in der Zukunft zum Vollzug der Handlung führen werden, entsteht das „Modell des Künftigen", die Handlungsvorhersage unter Einbezug des nützlichen Endeffektes. Damit bringt der „Handlungsakzeptor" den vorgreifenden Charakter der Nerventätigkeit des Menschen am besten zum Ausdruck (Zieger 1990: 258). Das „Modell des Künftigen", der „nützliche Endeffekt", der Aufbau von einem „Handlungsprogramm" und dem „Handlungsakzeptor" sind der zeitlichen Dimension der „Gegenwart/Zukunft" zuzuordnen, da das Raum-Zeit-Kontinuum der Innenwelt einer Person damit dem Raum-Zeit-Kontinuum der äußeren Welt vorauseilt. Auf der Basis der Herausbildung eines Handlungsprogrammes und des „Handlungsakzeptors" wird das „Modell des Künftigen" wiederum in der fließenden Gegenwart abgearbeitet (Jantzen 1990: 55f). Im „Modell des Künftigen" existiert die Emotion als nützlicher Endeffekt im Subjekt (Jantzen 1990: 51). Die Emotion bezeichnet nach SIMONOV eine Informationsdifferenz, das heißt, sie zeigt den Unterschied an zwischen der Information, die prognostisch für die Befriedigung des Bedürfnisses vom Subjekt als notwendig erachtet wird und der Information, über die das Subjekt verfügt (Simonov 1982: 89; Jantzen, von Salzen 1990: 132). Die Informationsdifferenz bei dem Probanden dürfte, wie aus dem Vorangegangenen ersichtlich wird, gering sein, insbesondere wenn er schon mehrere Sitzungen erlebt hat. Dabei hat er erfahren, durch eine bestimmte Verhaltensweise eine angenehme Empfindung hervorrufen zu können. Die Wahrscheinlichkeit, dass er sein Bedürfnis befriedigen wird, kann als sehr hoch eingeschätzt werden, seine Emotionslage ist in diesem Moment positiv. Alsdann werden efferente Erregungen in die Peripherie geleitet, damit die Handlung, die bestimmte Ergebnisse erzielen wird, vollzogen werden kann. Die „Parameter der Handlung" erfassen die Qualität der Handlung, beispielsweise deren Beherrschung, über die wiederum die „Ergebnisse der Handlung" Aufschluss geben. Den „Handlungsakzeptor" erreichen Informationen über die Zwischen- und Endergebnisse einer Handlung, die so genannten „rückläufigen Afferenzen" oder „Reafferenzen". Da im „Handlungsakzeptor" eine Kopie der für die Ausführung der Handlung notwendigen Efferenzen gespeichert ist, wird er damit zum Apparat des Vergleichs. In ihm kann mittels der Reafferenzen geprüft werden, ob die ursprünglichen Handlungsabsichten, die als zeitlich gestaffeltes Handlungsprogramm an die Effektoren gesendet werden, den tatsächlichen Handlungserfolgen entsprechen. ANOCHIN unterscheidet zwei Formen der „rückläufigen Afferenzen". Zum einen führt er die Bewegung lenkende Afferenz an: dazu gehören rückmeldende Impulse aus dem Bewegungs- und Halteapparat des Körpers und die Informationen über die aktuelle Lage des Körpers im Raum. Zum anderen benennt ANOCHIN die Resultate anzeigende Afferenz als eine weitere Form der rückläufigen Afferenz, die sich wiederum in die etappenweise und sanktionierende Afferentation gliedert (Anochin 1967: 66). Die etappenweise rückläufige Afferentation informiert über die Zwischenergebnisse der Handlung, zum Beispiel darüber, ob die Hand sich in einer Lage befindet, die das Bewegen der Finger ermöglicht. Diese gesamten Reize teilen einer Person mit, ob die Ergebnisse der Handlung der ursprünglichen Absicht entsprechen. Die sanktionierende rückläufige Afferentation führt einen Verhaltensakt zu Ende (ich möchte Musik hören, die mir angenehme Empfindungen bereitet – ich habe Musik gehört, die mir angenehme Empfindungen bereitet), sie ist gleichsam die Endafferentation. Auch wenn das Verhalten, wie das Bewegen der Finger, mit physischer Hilfe des Trainers durchgeführt wird und darauf eine gewisse Musiksequenz folgt, würde der Proband das Verhalten über die Reafferentationen als erfolgreich werten können, die „Ergebnisse der Handlung" entsprechen dem „Handlungsakzeptor". Wenn die „Ergebnisse der Handlung" mit dem „Handlungsakzeptor" übereinstimmen, wird die Efferenzkopie gelöscht. Ist dies nicht der Fall, werden nach einer Orientierungsreaktion in Form einer wiederholten Afferenzsynthese erneut efferente Erregungen zur Korrektur der Handlung beziehungsweise des Handlungsergebnisses ausgesandt. Deutet die Nicht-Übereinstimmung der „Ergebnisse der Handlung" mit dem „Handlungsakzeptor" an, dass die Handlung in der geplanten Form nicht zum „nützlichen Endeffekt" führt, wird sie verändert. Durch diese Änderung können dann entweder neue Handlungsmöglichkeiten aufgegriffen oder die Ausführung der geplanten Handlung blockierende Hindernisse aus dem Weg geräumt beziehungsweise überwunden werden (Jantzen 1984: 160). Nach KORNMANN sind die Äußerungsformen, die Rückschlüsse auf die aktuelle Befindlichkeit eines schwerstbeeinträchtigten Menschen zulassen, in der Gültigkeit für jeden Einzelfall zu bestimmen. So ist es denkbar, dass Verhaltensformen durch spezifische Schädigungen – ergänzend ist hier der Einfluss „äußerer" isolierender Bedingungen vermerkt – gar nicht oder in „paradoxer" Erscheinungsweise auftreten und „Wohlbefinden" oder „Unwohlsein" anzeigen (Kornmann 1992: 351). Dabei kann in diesem Kontext „Wohlbefinden" mit dem Erreichen des „nützlichen Endeffektes" und „Unwohlsein" mit dem Nichterreichen des „nützlichen Endeffektes" verstanden werden. ZIEGER beschreibt „vegetative Äußerungen" von Komapatienten/Komapatientinnen wie die Atemtiefe und -frequenz, die Herzfrequenz, die Schweiß-, Speichel- oder Tränensekretion, den Muskeltonus sowie die Hautfarbe, die sich im Spektrum von Rötung und Blässe verändern kann (Zieger 1994: 236f). Diese Äußerungen, die personen- und situationsspezifisch interpretierbar sind, können demnach Hinweise auf die Befindlichkeit eines Patienten/einer Patientin geben. Auf der Basis ihrer Erfahrungen wird eine Person zukünftig ähnliche Situationen im Sinne der vorgreifenden Widerspiegelung beurteilen können. JANTZEN nimmt die vorgreifende Widerspiegelung als Bestandteil aller Lebensprozesse an (Jantzen 1987: 156).

Zusammenfassend ist notwendig, um die Verhaltensweisen einer Person im Wachkoma angemessen zu erklären und zu dekodieren – und dies kann als Herausforderung für die Pflege angesehen werden –, die Prozesse in den Blick zu nehmen, in denen ein Mensch Erfahrungsbereiche ausbildet, das heißt, sich zur äußeren Welt in Beziehung setzt und sich diese aneignet. Daran anknüpfend können die Bedingungen, die die genannten Prozesse störend beeinflussen können, analysiert und daran anschließend in der Praxis minimiert werden. Es ist hergeleitet worden, dass die Konstanz eine wichtige Rolle im Rehabilitationsprozess spielt, dies sowohl in Bezug auf Personen als auch im Hinblick auf den Ablauf pflegerischer Handlungsprozesse. Dies ermöglicht einem Patienten/einer Patientin die Zukunft vorwegzunehmen und reduziert im Hinblick auf die Erreichung eines „nützlichen Endeffektes" die Informationsdifferenz, wodurch wiederum die Ausbildung positiver Emotionen begünstigt wird.

In Bezug auf die „Theorie der funktionellen Architektur des Verhaltensaktes" (Anochin 1967) beziehungsweise ihrer weiterentwickelten Fassung durch JANTZEN (1990; 1984) werden Aspekte deutlich, die an der Ausbildung von Verhalten beteiligt sind. Diese sind von „außen" nur bedingt beobachtbar und bedürfen daher der Interpretation für jeden einzelnen Patienten/jede einzelne Patientin. Sie gehören demzufolge zum so genannten „inneren" Verhalten einer Person und im besagten Sinne wird in dieser Arbeit vom „inneren" Verhalten gesprochen. Da im Rahmen der Afferenzsynthese Reizkonstellationen und deren Beziehung zueinander von Bedeutung sind, kann im Kontext des Auslösens einer sichtbaren Reaktion bei einem Patienten/einer Patientin im Wachkoma im Sinne der „Vor-Auslöser-Integration" von einem System von Reizen unterschiedlicher Herkunft ausgegangen werden. In der Interaktion mit Patienten/Patientinnen sind vorzugsweise Stimuli, die für eine Person von subjektiver Bedeutung sind, auszuwählen. Dabei sollten sie ihren objektiven Bedeutungsgehalt, ihren „unveränderlichen Kern" behalten. Dies kann oft schon dadurch gewährleistet werden, indem Reizdarbietungen in alltägliche Handlungszusammenhänge integriert werden. Wenn Aktivitäten bei einem Patienten/einer Patientin beobachtet werden können, besteht die Möglichkeit, diese in pflegerische Handlungszusammenhänge aufzunehmen. Dazu ist relevant, über die Bedürfnisse, Motive sowie die Rückmeldungen und den angestrebten beziehungsweise erreichten „nützlichen Endeffekt" als Bestandteile eines Verhaltens Hypothesen aufzustellen und auf dieser Basis in die Praxis umzusetzen. Dabei werden die Vergangenheit, Gegenwart und die unmittelbare Zukunft des Patienten/der Patientin berücksichtigt. Zu erwähnen ist in diesem Zusammenhang die Bedeutsamkeit der Reafferentation, die als elementar für dialogische Strukturen, die „Gewährleistung von Anerkennung" (Jantzen 2001: 50), angesehen werden kann. Dabei spricht ANOCHIN von einer rückläufigen Afferenz, die die Bewegung lenkt und damit Impulse aus dem Bewegungs- und Halteapparat des Körpers über die aktuelle Lage im Raum setzt (Anochin 1967: 66). Die Propriozeption unterstützt, die „innere" Zielstellung eines Verhaltens mit dem erreichten „nützlichen Endeffekt" zu vergleichen. Sie bestätigt oder widerspricht den verschiedenen im Prozess der Entstehung eines Verhaltensaktes sich entwickelnden Emotionen einer Person. Dieser Zusammenhang legt die Vermutung nahe, dass Bewegungen und Anreize, die in alltägliche und für einen Patienten/eine Patientin biographisch relevante Handlungszusammenhänge einbezogen sind, mehr Aktivität bei einem Patienten/einer Patientin hervorrufen, als funktionale Bewegungsübungen oder Stimulationen, die derzeit noch weite Verbreitung in der Praxis finden. Es ist angedeutet worden, dass Stimulationsprogramme zwar wenig wissenschaftlich untermauert sind, jedoch zunehmende Popularität in der westlichen Welt erfahren. Dabei kann nach LOMBARDI, TARICCO und DE TANTI et al. sogar geschlossen werden, dass es keine zuverlässigen Hinweise gibt, die die Annahme stützen, multisensorische Stimulationen hätten Auswirkungen auf Patienten/Patientinnen im Koma oder Wachkoma: „This systematic review indicates that there is no reliable evidence to support the effectiveness of multisensory stimulation programmes in patients in coma or the vegetative state" (Lombardi, Taricco und De Tanti et al. 2002: 465). Es lassen sich auf der Grundlage der bis dahin dargestellten theoretischen Zusammenhänge damit verschiedene Anhaltspunkte und Orientierungen für eine rehabilitativ-therapeutische Pflege von Erwachsenen im Wachkoma ableiten, bei der der Patient/die Patientin „...von Anfang an zum aktiven Mitgestalter seines Rehabilitationsprozesses" (Rietz, Hagel 2000: 253) wird und, wie ZIEGER für den Dialogansatz in der Frührehabilitation mit hirnverletzten Komapatienten/Komapatientinnen betont, der Patient/die Patientin eine gleichgestellte Position im Verhältnis zu Pflegenden oder anderen Therapeuten/Therapeutinnen bekommt (Zieger 1993: 1).

"...alle Wissenschaft wäre überflüssig, wenn die Erscheinungsform und das Wesen der Dinge unmittelbar zusammenfielen."
(Marx/Engels 1977: 825)

4.0 Herausforderungen für die Pflegeforschung von heute über Erwachsene im Wachkoma oder die Ableitung der Forschungsfragen

Zusammenfassung: Auf der Basis der Annahme, dass es sich beim Wachkoma um ein auf der Verhaltensebene erfassbares Phänomen handelt, über das Theorien gebildet werden können, soll im „äußeren" und „inneren" Verhalten von Erwachsenen im Wachkoma ein Schlüssel für ein Verständnis und die Konzipierung rehabilitativ-therapeutischer Handlungsorientierungen für Pflegende gesucht werden. Daher wird sich faktisch den Fragen danach angenähert, welches Wissen ausgewählte Experten/Expertinnen über das Verhalten von Erwachsenen im Wachkoma ausgebildet haben beziehungsweise danach, welche Handlungsorientierungen sich aus diesem empirisch begründeten Wissen für eine rehabilitativ-therapeutische Pflege ableiten lassen.

Es wurde bereits angeführt, dass ein Ziel der Pflegeforschung sein soll, relevante, „realkonkrete" Probleme aus der Praxis aufzugreifen (siehe Teil I Kapitel 2.3.2). Darüber hinaus liegt ein Anspruch an die Pflegeforschung darin, im Resultat den Pflegenden in der Praxis Instrumente zu liefern, die sie nutzen können, um theoretisch und empirisch begründete Handlungsstrategien für Problemstellungen zu entwickeln.

Die rehabilitativ-therapeutische Pflege von Erwachsenen, die unter den Bedingungen des Wachkomas leben, bietet die vielfältigsten Herausforderungen für die Pflegeforschung von heute. Essentiell wurde deutlich, dass es sich beim Wachkoma um ein auf der Verhaltensebene erfassbares Phänomen handelt, über das Theorien gebildet werden können. Im beobachtbaren Verhalten von Erwachsenen im Wachkoma scheint ein Schlüssel für ein Verständnis und die Konzipierung rehabilitativ-therapeutischer Handlungsorientierungen für Pflegende zu liegen. Basierend auf dem heutigen Stand der Forschungsliteratur und Theoriebildung lässt sich ableiten, dass Erwachsene, die unter den Bedingungen des Wachkomas leben, sich mit ihrer Umwelt austauschen, wobei die Kommunikation zunächst auf der körperlichen, non-verbalen Ebene ihren Ausdruck findet. Diese Hypothese kann auch für Patienten/Patientinnen gelten, die länger als ein halbes Jahr im Wachkoma leben und infolgedessen in Einrichtungen der Langzeitpflege wohnen beziehungsweise im häuslichen Bereich von Angehörigen mit Hilfe ambulanter Pflegedienste im Bereich der Aktivitäten des täglichen Lebens unterstützt werden. Die Gruppe der Personen, die im „Langzeitwachkoma" leben, bilden für die Pflegeforschung von heute eine besondere Herausforderung. In der „Behandlungs- und Rehabilitationsphase F" arbeiten die Pflegenden, im Verhältnis zu Beschäftigten anderer Berufsgruppen, besonders eng und zeitintensiv mit den Patienten/Patientinnen zusammen. Das heißt gleichzeitig, dass Erwachsene im Wachkoma besonders abhängig von einer rehabilitativ-therapeutischen Pflege sind, die ihre (Wieder-)Aneignungspotentiale erkennt, stärkt und ausweitet.

Es ist in den bisherigen Ausführungen deutlich geworden, dass sich speziell die Medizin wissenschaftlich mit dem Phänomen des Wachkomas befasst und mit dem Wissen ihrer Disziplin, insbesondere bei Erwachsenen mit einem länger als sechs Monate andauernden Wachkoma, an ihre Grenzen stößt. Das Wachkoma kann immer noch als eines der weniger verstandenen Erscheinungsbilder in der Rehabilitationsmedizin gelten. Daraus resultiert unter anderem möglicherweise das umstrittene Postulat, ein traumatisches Wachkoma nach einem Jahr als irreversibel einzustufen (siehe Teil I Kapitel 2.1). Die Verhaltensebene gibt in Bezug auf Menschen im Wachkoma viele Rätsel auf. Kommunikationsinitiativen von Patienten/Patientinnen lassen sich nur individuell interpretieren. Insgesamt stellt sich die Frage, inwieweit sich nichtsdestotrotz Regelmäßigkeiten beziehungsweise Ähnlichkeiten in der Organisation des Verhaltens verschiedener Patienten/Patientinnen finden lassen, die wiederum für die Strukturierung und inhaltliche Ausgestaltung des rehabilitativ-therapeutischen Pflegeprozesses genutzt werden können. Wie schon dargestellt wurde, organisieren Pflegende die Kooperationsbedingungen der Patienten/Patientinnen mit der Umwelt (siehe Teil I Kapitel 1.3.2). Dieser Zusammenhang wirft die Frage auf, an welchen Erscheinungen Pflegende sich hierbei orientieren und inwiefern sie die Symptome, die sie bei einem Patienten/einer Patientin beobachten, dekodieren, um eine Beziehung zu initiieren beziehungsweise aufrechtzuerhalten und zu stabilisieren. Die systematische Erfassung, Analyse und Interpretation des Verhaltens von Menschen im Wachkoma kann als relevant für die empirische Forschung beurteilt werden, da auf dieser Basis die Voraussetzungen für eine Aktualisierung und Präzisierung von subjektorientierten therapeutischen Ansätzen unterstützt werden kann. Mit der Verhaltensebene ist ein Bereich angesprochen, in dem Pflegende unmittelbar verantwortlich und zuständig sind. Pflegende haben viele Chancen, das Verhalten, Aktionen und Reaktionen einer Person, die unter den Bedingungen des Wachkomas lebt, zu beobachten und diese im Hinblick auf die Beziehungen des Patienten/der Patientin zu anderen Menschen und zur Welt zu interpretieren (Jantzen 1994a: 132). Auch die Angehörigen sind in der Regel sehr offen und aufnahmefähig für die Wahrnehmung von Verhaltensweisen eines Patienten/einer Patientin, wie bereits exemplarisch am Beispiel von Christian und seiner Lebensgefährtin deutlich wurde (siehe Teil I Kapitel 3.3.2). Es ist hervorgehoben worden, dass Pflegende in ihrer alltäglichen Arbeit Daten über das Verhalten von Patienten/Patientinnen erheben. Diese Daten können durch die Pflegeforschung und Pflegewissenschaft theoretisch verallgemeinert werden, denn es ist davon auszugehen, dass die pflegerische Disziplin, ebenso wie der medizinische Fachbereich, Wissen über Menschen im Wachkoma abgespeichert und tradiert hat. Durch die Erfassung und Systematisierung des pflegerischen Erfahrungswissens kann ein weiterer Fundus für die Hypothesenbildung zum Wesen des Wachkomas gewonnen werden, aus dem sich sowohl Hinweise für empirisch begründete rehabilitativ-therapeutische Prozesse ableiten lassen können als auch Erklärungswissen konstruiert werden kann. Im Folgenden soll es daher um den Versuch einer theoretischen Reproduktion empirischer Zusammenhänge in Bezug auf das Verhalten von Erwachsenen mit einem länger als sechs Monate andauernden Wachkoma gehen.

Da Menschen im Wachkoma ihre Situation selbst nicht verbalisieren können, handelt es sich bei der Entschlüsselung von „innerem" Verhalten logischerweise um ein subjektives „Übertragungswissen" von Personen, die auf dem Gebiet der Langzeitpflege von Erwachsenen im Wachkoma erfahren sind. Diese Personen können damit im Alltagsverständnis als Experten und Expertinnen, also Fachleute, gelten. Es kann davon ausgegangen werden, dass Deutungen von Verhaltensweisen auf projektive Zuschreibungen, auf die Gedanken und Gefühle sowie die Erfahrungen von befragten Personen zurückzuführen sind. Damit handelt es sich um Hypothesen, die zum Verhalten von ausgewählten Erwachsenen, die unter den Bedingungen des Wachkomas leben, generiert werden. Es soll im Rahmen dieser Untersuchung folgenden Forschungsfragen nachgegangen werden:

1. Welches Wissen haben ausgewählte Experten/Expertinnen über das Verhalten von Erwachsenen im Wachkoma ausgebildet?

2. Welche Handlungsorientierungen lassen sich aus diesem empirisch begründeten Wissen für eine rehabilitativ-therapeutische Pflege ableiten?

„Wir glauben nur, was wir sehen – leider sehen wir nur, was wir glauben wollen."
(Atteslander 1975: 138)

Teil II
Die theoretische Reproduktion empirischen pflegerischen Wissens zum Wachkoma

Nun wird sich dem Niveau des „Vorstellungskonkretum" (Jantzen 1990: 172) genähert. Die Methodologie als Anwendungsfall der Wissenschaftstheorie beschäftigt sich mit der Frage, unter welchen Bedingungen wissenschaftliche Erkenntnis auf einen bestimmten Erkenntnis- und Objektbereich (also eine bestimmte Disziplin) bezogen möglich ist (Lamnek 1995: 269). Aus dem Vorangegangenen ist deutlich geworden, dass insbesondere die beobachtbare Verhaltensebene von Erwachsenen im länger als sechs Monate andauernden Wachkoma auch im Hinblick auf die Exploration von Regelmäßigkeiten beziehungsweise Ähnlichkeiten in der Organisation des Verhaltens für die Pflegeforschung von Bedeutung ist. Von daher soll zunächst methodologisch für die vorliegende Untersuchung die Frage im Mittelpunkt stehen, unter welchen Bedingungen pflegewissenschaftliche Erkenntnis, bezogen auf das Verhalten von Erwachsenen im Wachkoma, möglich ist. Bei der Entscheidung, welcher methodologische Ansatz für die Erfassung des Erfahrungswissens von Pflegenden über das Verhalten von und die Interaktion mit Erwachsenen im Wachkoma geeignet ist, sind verschiedene Bedingungen für den Erkenntnisgewinn von Bedeutung. So ließen sich bis zum Untersuchungsbeginn 1999 keine vergleichbaren Studien zum beschriebenen Themengebiet recherchieren. Das bedeutet, es kann kaum auf Vorerfahrungen zurückgegriffen werden. BENNER bemerkt, dass im Grunde wenig bekannt ist über das pflegerische Praxiswissen, also über das Wissen, das Pflegende sich durch ihre Berufserfahrung im Laufe der Zeit aneignen (Benner 1995: 25). Dem kann in Bezug auf die spezielle Pflege von Erwachsenen in einem länger als einem halben Jahr dauernden Wachkoma zugestimmt werden. Nun scheint jedoch gerade dieses Wissen für die Erhebung relevant, wenn davon ausgegangen wird, dass in der Pflege als Disziplin, ebenso wie in der Fachrichtung der Medizin, Erkenntnisse über die Rehabilitation von Personen im Wachkoma angesammelt wurden. Diese Erkenntnisse stehen einzelnen Personen zur Verfügung, und es gilt dieses fragmentierte Wissen zu erschließen, um es einer Vielzahl von Pflegenden systematisch zugänglich machen zu können. Die Erhebung des „...bereits bestehenden know-hows, das direkt in der praktischen Ausübung..." der Fachrichtung ausgebildet wird, dient insgesamt der Erweiterung des Wissens (Benner 1995: 26). Bei der Annäherung an das Phänomen des Wachkomas bei Erwachsenen aus der Sicht ausgewählter Experten und Expertinnen sowie der Ableitung daran anknüpfender empirisch gestützter pflegerischer Handlungsorientierungen handelt es sich um eine komplexe und praxisbezogene Aufgabe. Komplexität meint in diesem Zusammenhang, dass die Pflege außergewöhnlich umfassend ist und vielleicht noch exemplarischer als in anderen pflegerischen Zusammenhängen herausfordert, den Menschen in seiner bio-psycho-sozialen Einheit wahrzunehmen. Beispielshalber müssen Beeinträchtigungen auf der körperlichen Ebene eines Patienten/einer Patientin ebenso einbezogen werden, wie die psychologische Komponente im Hinblick auf die Wahrnehmungs- und Informationsverarbeitungsmöglichkeiten oder die Angehörigenarbeit. Hinzu kommt, dass, wie erläutert wurde, jeder betroffene Mensch einen individuellen Wachkomaverlauf zeigt und die jeweilige Ausdrucksweise des Patienten/der Patientin in bestimmten Situationen individuell zu entschlüsseln ist. Die aktuell existierende Unbestimmtheit des Wachkomas ist aus der Darstellung der Forschungen zu diesem Erscheinungsbild hervorgegangen. Dies wird an den unterschiedlichen Annahmen über die Bedingungen (sensorische Deprivation oder Reizüberflutung), unter denen Personen im Wachkoma leben, deutlich (siehe Teil I Kapitel 3.1; 3.2). Die exakte Bestimmung dieser jeweiligen Lebensbedingungen ist jedoch relevant für die Planung adäquater subjektorientierter pflegerischer Prozesse, denen ein rehabilitativ-therapeutischer Charakter zugeschrieben werden kann. Es wird transparent, dass die Bedingungen, unter denen ein Erkenntnisgewinn im Hinblick auf das Verhalten von Erwachsenen im Wachkoma als Anknüpfungspunkt im Rehabilitationsprozess aus der Sicht von Pflegenden beziehungsweise ausgewählten Experten und Expertinnen insgesamt für ein qualitativ ausgerichtetes Paradigma sprechen. Die Entscheidung für einen qualitativen Zugang wird argumentativ unterstützt, indem qualitative Forschung explizit eine Annäherung an wissenschaftlich noch wenig bekannte Phänomene ermöglicht. Sie ist vor allem in Themengebieten nutzbringend, die sich mit menschlichem Verhalten befassen (Strauss, Corbin 1996: 5). Zudem sollen in diesem Forschungsvorhaben keine vorformulierten Hypothesen überprüft, als vielmehr das pflegerische Erfahrungswissen, welches für die Alltagspraxis in einer Einrichtung der „Phase F" konstitutiv ist, unter bestimmten Fragestellungen erfasst und theoretisch rekonstruiert werden (Bohnsack 1991: 9). Die als explorativ zu bezeichnende Studie „seeks what is", das heißt sie sucht danach, „was ist" und weniger nach voraussagbaren Beziehungen (Kerlinger 1973: 406). Das Ziel besteht darin, signifikante Variablen im Feld zu entdecken und Beziehungen zwischen diesen aufzuzeigen. Das bedeutet, es wird nach empirisch definierten Merkmalen (= Variablen) und ihren Ausprägungen im Objektbereich gesucht. Der Objektbereich wird dabei als ein „unstrukturiertes Universum von Variablen" (Friedrichs 1973: 95) verstanden. In Anwendung auf dieses Vorhaben wird somit nach Verhaltensweisen von Menschen im Wachkoma und deren Deutung durch bestimmte Experten/Expertinnen primär in Alltagssituationen pflegerischen Handelns gesucht. Es soll die Kontextbezogenheit des Verhaltens erforscht werden, so dass letztlich eine Strukturierung des „Universums von Variablen", also im übertragenen Sinne die theoretisch fundierte Strukturierung des Rehabilitationsprozesses, unterstützt werden kann. Auf dieser Basis können schließlich Hypothesen zur rehabilitativ-therapeutischen Pflege von Erwachsenen im Wachkoma formuliert werden.

Der Bereich der qualitativen Forschung setzt sich aus einem Spektrum verschiedener Ansätze und Methoden sowohl zur Datenerhebung als auch zur Datenanalyse zusammen (Flick 1995: 16). Im Folgenden werden die Zielstellungen der Studie sowie die methodischen Vorgehensweisen geschildert, die für dieses Untersuchungsvorhaben ihre Anwendung finden und die „Geltungsbegründung" (Flick 1995: 239) dargelegt. Ebenso werden in diesem Teil der theoretischen Reproduktion empirischen pflegerischen Wissens zum Wachkoma sowohl die Datenerhebung als auch die Datenanalyse beschrieben und die Ergebnisse der Auswertung dokumentiert. Ein Charakteristikum der qualitativen Forschung ist die Offenlegung des Forschungsprozesses, damit er intersubjektiv nachvollzogen und in diesem Sinne objektiv werden kann (Lamnek 1995: 26; 186). Von daher wird im Anschluss zunächst dieser Prozess von der Phase der Datenerhebung bis hin zur Analyse des Datenmaterials entfaltet, um eine Intersubjektivität durch die Schaffung von Transparenz und Begriffsklarheit zu ermöglichen. Dies unterstützt im übertragenen Sinne die überzeugende Wirkung des „Gesehenen", wobei außer Frage steht, dass natürlich lediglich ein Ausschnitt von dem, was potentiell beobachtbar ist, „glaubhaft" gemacht werden kann.

Konkret wird sich in diesem Teil der Arbeit zuerst mit den Methoden zur Datengewinnung und Datenanalyse unter Berücksichtigung forschungsethischer Aspekte auseinandergesetzt. Im Anschluss wird die Organisation und Realisierung des Feldzuganges und der Datengewinnung beschrieben. Darauf folgt die Dokumentation der Datenanalyse sowie die Darstellung der Ergebnisse, die jeweils auf differenzierende Fragestellungen bezogen werden. Die Darlegung der Datenauswertung und der entsprechenden Ergebnisse wird nach den Erhebungsformen gegliedert, so erfolgt zuerst die Analyse des verbalen Materials und darauf folgend die der audio-visuellen Daten, womit die Methoden der Datenerhebung bereits vorweggenommen sind. Den Abschluss des Teil II bildet die Geltungsbegründung der Forschung sowie das Aufzeigen der Begrenzungen der Studie.

> „In der Pflege bedeutet intuitives Wissen die Erfassung von Bedeutung in einer einzigartigen, individuellen und subjektiven Ausdrucksform, die wir als ‚Kunst' oder ‚Kunstfertigkeit' bezeichnen."
>
> (Chinn, Kramer 1996: 10)

1.0 Die Methoden zur Datengewinnung und Datenanalyse unter Berücksichtigung forschungsethischer Aspekte

Zusammenfassung: Für diese Studie wird ein qualitativer Forschungsansatz gewählt. Ziele sind dabei erstens die Erfassung des Erfahrungswissens von ausgewählten Experten/Expertinnen, die in der Pflege tätig sind, zum „äußeren" Verhalten von Patienten/Patientinnen im Wachkoma. Relevant ist ebenso die Interpretation der Verhaltensweisen durch die Interviewten. Es sollen zweitens Belege und Beispiele auf der Erscheinungsebene für Verhaltensweisen von Patienten/Patientinnen in einem länger als sechs Monate andauernden Wachkoma gefunden werden. Für die Geltungsbegründung der Untersuchung wird die „between-method" Triangulation genutzt, indem die Erhebungsmethoden des „Expertengesprächs" und der nicht-teilnehmenden, offenen und vermittelten Feldbeobachtung zur Anwendung kommen (Flick 1995; Meuser, Nagel 1991). Bestandteil der Expertengespräche ist die schriftliche Erhebung von persönlichen berufsbezogenen Daten mittels eines Fragebogens sowie ein Postskriptum. In den Experteninterviews werden sieben Fragenkomplexe angesprochen: der Tagesablauf eines/einer Pflegenden, die Arbeitseinteilung, ein Tagesablauf von Patienten/Patientinnen, die Erinnerung an bestimmte Patienten/Patientinnen, von den Experten/Expertinnen als besonders gelungene beziehungsweise als problematisch eingeschätzte Situationen mit Patienten/Patientinnen sowie Ideen für Bedingungen einer „bestmöglichen" Pflege. Die jeweiligen Intentionen der Fragen werden erläutert. Die Beobachtung beinhaltet ein Gespräch mit den Angehörigen des gefilmten Patienten/der gefilmten Patientin und die Akteneinsicht. Sie erfasst eine Situation alltäglichen pflegerischen Handelns zwischen Patient/Patientin und Pflegendem/Pflegender. Sie schließt mit einer Nachbesprechung mit dem/der pflegenden Akteur/Akteurin ab. Für die Datenauswertung wird vordringlich die Methode der zusammenfassenden Inhaltsanalyse nach MAYRING (1997) sowohl für die verbalen als auch die audio-visuellen Daten gewählt. Die verschiedenen Schritte der Anwendung dieses Analyseinstrumentes wird theoretisch dargestellt. Ein Teil der Daten, wie die „Fragen zur Person", werden deskriptiv ausgewertet. Forschungsethische Aspekte werden auf der institutionellen und individuellen Ebene beschrieben.

Um die relevanten Dimensionen des beschriebenen Untersuchungsgegenstandes adäquat herauszuarbeiten, bietet sich für das methodologische Vorgehen, wie erklärt wurde, ein qualitativer Forschungsansatz an, durch den wichtige Variablen und deren Beziehungen zueinander entdeckt werden können (Polit, Hungler 1995: 535). In diesem Zusammenhang ist die Problematik der Bewertung qualitativer Forschung anzumerken (Flick 1995: 239). Ein zentraler Ansatzpunkt zur Beurteilung der Datenerhebungsinstrumente ist die Stimmigkeit, das heißt in

Anlehnung an FLICK, die Beurteilung der Gegenstandsangemessenheit der Methoden der Datenerhebung (Flick 1995: 185; 280). Eine weitere Möglichkeit zur Bewertung der Untersuchung kann in der „between-method" Triangulation gesehen werden, das heißt einer gleichwertigen Nutzung verschiedener Instrumente der Datensammlung (Flick 2000: 314). Dabei kann sich der Triangulation nach FLICK als Ansatz der Geltungsbegründung der Erkenntnisse, die mit qualitativen Methoden gewonnen wurden, bedient werden. Die Geltungsbegründung liegt dann weniger in der Überprüfung von Resultaten als in der systematischen Erweiterung und Vervollständigung von Erkenntnismöglichkeiten (Flick 1995: 250f).

Welche Instrumente der Datenerhebung und Datenanalyse gewählt werden, wird nachfolgend, auch im Hinblick auf die Zielsetzung der Datensammlung, dargestellt, um die Angemessenheit der Instrumente nachvollziehbar werden zu lassen. Berücksichtigt werden dabei für diese Untersuchung relevante forschungsethische Aspekte.

1.1 Die Zielstellungen und Methoden zur Datengewinnung
Für dieses Forschungsvorhaben erweist sich, vor dem Hintergrund der Zielsetzung, der Rückgriff auf verbale und audio-visuelle Daten als besonders geeignet und effektiv.

1.1.1 Die Zielsetzungen der Datenerhebung
Die Zielstellungen der Interviews und der Beobachtungen lassen sich folgendermaßen zusammenfassend präzisieren:

1. Das Erfahrungswissen von ausgewählten Experten/Expertinnen soll erfasst werden. Es sollen Beschreibungen von Verhaltensweisen der Patienten und Patientinnen in pflegerelevanten Situationskontexten und die jeweiligen Interpretationen des Verhaltens durch die Interviewpartner und Interviewpartnerinnen gewonnen werden.

2. Es sollen Belege und Beispiele für Verhaltensweisen von Patienten/Patientinnen im Wachkoma auf der Erscheinungsebene gefunden werden.

Im Folgenden werden die beiden Methoden zur Datengewinnung erläutert. Diese Erläuterung enthält eine Differenzierung der angestrebten Zielsetzungen.

1.2 Das Expertengespräch als Verfahren der Gewinnung verbaler Daten
Der Fokus der Untersuchung liegt auf der Erfassung des Erfahrungswissens von Pflegenden beziehungsweise in pflegerische Handlungsprozesse involvierte Personen über das Verhalten von Erwachsenen in einem länger als sechs Monate andauernden Wachkoma. Dieses Wissen haben die Informanten/Informantinnen im Laufe ihrer (Berufs-)Erfahrung, also der Vergangenheit, ausgebildet und gespeichert.

CHINN und KRAMER sprechen von der „Intuition: die Kunst des Pflegens" (Chinn, Kramer 1996: 10). Sie meinen damit, dass sich in der Pflege intuitives Wissen im Handeln, Verhalten, Benehmen und in den Haltungen beziehungsweise Interaktionen eines Pflegenden/einer Pflegenden in Bezug auf einen anderen Menschen entwickelt. Das intuitive Wissen „...gibt einem Menschen ein, was in einem bestimmten Augenblick zu tun ist, und zwar unverzüglich und ohne bewusstes Nachdenken. Es kann eine direkte Begegnung auch zu einer unmittelbaren Wahrnehmung dessen werden lassen, was bedeutsam an der Begegnung ist – das heißt das, was in der Begegnung ausgedrückt wird, wird erkannt und mit einer Bedeutung verbunden" (Chinn, Kramer 1996: 10). Im Rahmen eines qualitativen Interviews können die Erfahrungen oder „intuitiven" Wissensbestände ausgesuchter Personen über das Verhalten von Menschen im Wachkoma, die sich nach CHINN und KRAMER (1996: 10) „retrospektiv vermitteln" lassen, gründlich und ausführlich erhoben werden, „...so daß sie für den Forscher eine brauchbare Interpretationsgrundlage bilden können" (Lamnek 1995a: 60). Durch diese Interpretationsgrundlage kann sich in den genannten Aspekten dem Wesen des Wachkomas genähert werden.

Die Methode des qualitativen Interviews hat vor allem den Vorteil, dass die Informationen aufgezeichnet, intersubjektiv nachvollzogen und beliebig reproduziert werden können. Gerade durch die potentielle Vergleichbarkeit von Texten und deren Interpretationen ergeben sich Kontrollmöglichkeiten, durch die dieses Erhebungsinstrument einen methodischen und methodologisch hohen Status erlangt (Lamnek 1995a: 35).

Es lassen sich verschiedene qualitative Interviewtypen unterscheiden (Lamnek 1995a: 91). Für die hier vorliegende Studie wird das Expertengespräch ausgewählt, das als ein Verfahren des offenen leitfadengestützten Interviews angesehen werden kann, mit dem Erfahrungen und Wissensbestände, die sich durch spezielle Zuständigkeiten, Aufgaben und Tätigkeiten entwickelt haben, erfassen lassen. Experteninterviews beziehen sich auf klar bestimmte Wirklichkeitsausschnitte innerhalb eines organisatorischen oder institutionellen Kontextes. Weitergehende Erfahrungen der Experten/Expertinnen beispielsweise privater Natur finden hier normalerweise keine Berücksichtigung (Meuser, Nagel 1991: 441; 444). HONER betont demgegenüber, dass die Schilderung privater Inhalte durch die Interviewpartner/Interviewpartnerinnen auch als Chance betrachtet werden kann, den Datenfundus zu erweitern (Honer 1994: 634). Dem soll sich für diese Untersuchung angeschlossen werden.

Es können zwei Typen von Experteninterviews voneinander abgegrenzt werden: während die Experten und Expertinnen in der einen Untersuchungsanlage als Zielgruppe der Forschung Auskunft über ihr Handlungsfeld geben, repräsentieren sie in der anderen eine zur eigentlichen Zielgruppe komplementäre Handlungseinheit (Meuser, Nagel 1991: 445). In dem hier vorliegenden Forschungsdesign haben die Interviews die Aufgabe, Informationen über das Verhalten von Erwachsenen im länger als sechs Monate andauernden Wachkoma zu liefern. Nach der Analyse lässt sich das diesbezügliche Erfahrungswissen der Informanten/Informantinnen nicht nur beschreiben, sondern es bilden sich auch Strukturen und Strukturzusammenhänge in Bezug auf exemplarisches pflegerisches Expertenwissen zum Wachkoma heraus. Diese können beispielsweise sowohl sinnvoll zur Theorie der funktionellen Systembildung in Beziehung gesetzt als auch als Basis für die Konzeption allgemeiner Handlungsorientierungen genutzt werden. Um mit MEUSER und NAGEL zu sprechen, geht es darum, das „Betriebswissen" der Experten und Expertinnen zu erfassen, aus dem als Forschungsresultat zum einen Hypothesen über den Untersuchungsgegenstand generiert werden können. Zum anderen besteht die Möglichkeit, theoretisch abgeleitete Erklärungsansätze empirisch zu stützen (Meuser, Nagel 1991: 446f). Damit wird deutlich, dass die Experten/Expertinnen die Zielgruppe der Untersuchung sind. Es handelt sich bei dem Expertengespräch um ein leitfadengestütztes qualitatives Interview.

Charakteristisch für das qualitative Interview ist bekanntermaßen, dass es sich um ein offenes unstandardisiertes Verfahren handelt. Die Offenheit soll in dieser Untersuchung sowohl für die Fragetechnik, für die Antworten der Befragten als auch für die Reihenfolge der angesprochenen Themen gelten (Lamnek 1995a: 112). Die offene Fragestellung ermöglicht den interviewten Personen ihre Sichtweise zum interessierenden Themenkomplex narrativ darzustellen. Dies verhilft vor allem dazu, dem impliziten Erfahrungswissen der Interviewpartner und Interviewpartnerinnen näher zu kommen. Die Offenheit, bezogen auf die Antwortmöglichkeiten, überlässt es den Experten/Expertinnen, wie detailliert und vor welchem Bezugssystem sie im Gespräch zu verschiedenen Themen Stellung beziehen.

Bevor dargestellt wird, welche Inhalte für die Erhebung der verbalen Daten für diese Studie von Relevanz sind, werden Kriterien für die Auswahl der Interviewpartner und Interviewpartnerinnen aufgezeigt.

1.2.1 Die Auswahl der Interviewpartner und Interviewpartnerinnen

Als Experte/Expertin wird nach MEUSER und NAGEL angesprochen, „wer über einen privilegierten Zugang zu Informationen über Personengruppen..." (Meuser, Nagel 1991: 443) verfügt. Dieses Charakteristikum trifft, wie mehrfach ausgeführt wurde, in der „Behandlungs- und Rehabilitationsphase F" auf Pflegende besonders zu (siehe Teil I Kapitel 1.3.2).

Als Pflegende werden sowohl diejenigen definiert, die als examinierter Krankenpfleger/examinierte Krankenschwester, als examinierter Altenpfleger/ examinierte Altenpflegerin oder als Heilerziehungspfleger/Heilerziehungspflegerin über eine mehrjährige Ausbildung verfügen, als auch Personen, die eine einjährige Ausbildung in der Pflege absolviert haben und ebenfalls so genannte „pflegerische Hilfskräfte", die in der Einrichtung, in der die Daten gesammelt werden, mit den Patienten/Patientinnen pflegerisch arbeiten, ohne ein Examen in der Pflege erworben zu haben. Dies dient dazu, sich ein möglichst breites Feld an Informationen zu erschließen. Neben den Pflegenden gelten die Angehörigen als diejenigen, die als überaus sensibel für die Ausdrucksweisen von Patienten/Patientinnen angesehen werden können: „Nicht selten sind es die Angehörigen und das Pflegepersonal, die die kleinen ‚vegetativen Zeichen' und die ‚winzigen tonischen Regungen' zuerst erkennen" (Zieger 1998: 171; Ritz 1990: 188). Diese Erfahrungen sollen nach Möglichkeit ebenfalls flankierend erfasst und analysiert werden, wobei in diesem Zusammenhang die Angehörigen von besonderem Interesse sind, die ihren Verwandten/ihre Verwandte regelmäßig mindestens zweimal die Woche besuchen. Es kann davon ausgegangen werden, dass sie durch den kontinuierlich anhaltenden Kontakt, der erfahrungsgemäß durchaus nicht als selbstverständlich angesehen werden kann, wenn sich ein Patient/eine Patientin in einer Einrichtung der Langzeitpflege aufhält, das Verhalten ihres Angehörigen/ihrer Angehörigen eingehend beobachten und deuten. Darüber hinaus verfügen sie über Vergleichsmöglichkeiten im Hinblick auf das Verhalten ihres Verwandten vor und nach dem traumatischen Ereignis, das die Lebensumstände so gravierend verändert hat. Die Behandlungsziele der „Phase F" liegen unter anderem in der „Sicherung und Erhaltung des erreichten Funktionszustandes und Mobilitätsgrades" (VDR 1995: 125; siehe Teil I Kapitel 1.3.2).

Ergotherapeuten/Ergotherapeutinnen und Physiotherapeuten/Physiotherapeutinnen sind in der Regel in die Arbeitsprozesse der Pflegenden im Hinblick auf die Mobilisierung eines Patienten/einer Patientin in beratender Funktion einbezogen. Als Erweiterung des Datenfundus kann daher die Arbeit von Ergotherapeuten/Ergotherapeutinnen und Physiotherapeuten/Physiotherapeutinnen anerkannt werden, so dass diese ebenso für ein Expertengespräch gewonnen werden sollen. Den Angehörigen und genannten Therapeuten/Therapeutinnen kann in diesem Zusammenhang im oben genannten Sinne ein Expertenstatus zugesprochen werden.

Es wird also, wie an dieser Stelle betont werden soll, mit MEUSER und NAGEL ein Expertenbegriff zugrunde gelegt, der an eine Funktion gekoppelt ist, die eine Person in einem Sozialsystem erfüllt und nicht an eine formale Qualifikation wie beispielsweise ein Examen nach einer dreijährigen Ausbildung in der Pflege (Meuser, Nagel 1994: 180).

Da in dieser Studie die Phasen der Datenerhebung und der Datenanalyse zwei zeitlich aufeinanderfolgende Etappen darstellen, soll überlegt werden, wieviele Interviews sinnvollerweise geführt werden müssen, um mit großer Wahrscheinlichkeit einen hohen Sättigungsgrad zu erreichen. Unter „Sättigung" kann mit STRAUSS der Punkt verstanden werden, an dem „...der Forscher dann nichts Neues mehr in seinen Daten..." findet (Strauss 1994: 55; Glaser, Strauss 1998: 69). Dieser Punkt ist nach neueren Erkenntnissen im Rahmen qualitativer Untersuchungen nach ungefähr 12 Interviews erreicht (Born, Krüger, Lorenz-Meyer 1996: 49f). Von daher wird angestrebt, mindestens 12 Gespräche mit Experten/Expertinnen zu führen.

1.2.2 Die Entwicklung von „Fragen zur Person", des Interviewleitfadens und des Postskriptums

Die Vorbereitung zur Erhebung der verbalen Daten erfolgt unter anderem durch die Entwicklung eines Fragebogens, mit dem Daten über den Experten/die Expertin, der/die in der Institution berufstätig ist, erfasst werden. Außerdem wird ein Leitfaden und ein Erinnerungsprotokoll, das von der Interviewerin geführt wird, entworfen.

Fragen zur Person
Bevor das eigentliche Gespräch beginnt, sollen von dem Experten/der Expertin einige Fragen zu seiner/ihrer Person schriftlich beantwortet werden. Diese Auskünfte, beispielsweise über die Ausbildung und zeitliche Dauer der Berufspraxis, dienen zum einen dazu, sich auf die Interviewsituation einzustimmen. Zum anderen sollen diese Daten genutzt werden, um die Expertenrunde zu beschreiben sowie den Rahmen zu skizzieren, in dem die Informationen gewonnen werden. Die Angehörigen haben zu den Menschen, deren Verhalten aus der Sicht der Bezugspersonen Gegenstand der Interviews sein wird, ein primär privates Verhältnis und aus diesem Grund wird auf die „Fragen zur Person" verzichtet.

Der Leitfaden
Für die Expertengespräche wird ein Leitfaden entwickelt. Dieser legt, wie bereits angedeutet, nicht den inhaltlichen Gesprächsverlauf eines Interviews fest. Vielmehr besteht eine Offenheit im Ablauf der interessierenden Inhalte, indem die Experten/Expertinnen durch ihr Erzähl- und Antwortverhalten das Interview selbst inhaltlich strukturieren (Lamnek 1995a: 112). Um sich das Erfahrungswissen der Interviewpartner/Interviewpartnerinnen, das sich auf das Verhalten von Personen im Wachkoma bezieht, zu erschließen, scheint es sinnvoll, dass die Experten/Expertinnen Erlebnisse mit Patienten/Patientinnen schildern. Diese Erfahrungsberichte enthalten mit großer Wahrscheinlichkeit sowohl die Erscheinungsebene des Verhaltens der Beteiligten in bestimmten Situationen als auch die subjektive Deutung von beobachtbaren Verhaltensweisen. Der Leitfaden soll vor allem einen Erzählanreiz für Erlebnisse der Befragten mit Menschen, die medizinisch die Diagnose des „apallischen Syndroms" zugeschrieben bekommen haben, bieten. Die Orientierung am Leitfaden schließt auf der einen Seite aus, dass das Gespräch sich in Inhalte verliert, die für den Forschungsgegenstand nur bedingt von Nutzen sind und erlaubt auf der anderen Seite, dass der Experte/die Expertin seine/ihre Angelegenheit und Sicht der Dinge darbieten kann (Meuser, Nagel 1991: 448).

Die folgenden Leitfragen sind als Themenkomplexe, die angesprochen werden, zu verstehen. Die konkrete Ausformulierung im tatsächlichen Interview passt sich zum einen der Sprache des Experten/der Expertin an. Zum anderen wird davon ausgegangen, dass gegenstandsbezogen jeweils vertiefende Fragen gestellt werden, die an die Berichte der Interviewten anknüpfen.

Leitfragen
(1) Wie sieht ein typischer Tagesablauf für einen Pflegenden/eine Pflegende auf dieser Station aus?

(2) Wie teilen Sie die Arbeit normalerweise auf?

(3) Wie sieht ein typischer Tagesablauf für einen Patienten/eine Patientin mit der medizinischen Diagnose des „apallischen Syndroms" auf dieser Station aus? Wählen Sie dazu beispielhaft einen bestimmten Patienten/eine bestimmte Patientin aus.

Methoden zur Datengewinnung, Datenanalyse und ethische Aspekte 97

(3a) Wie kommt es, dass Sie gerade den Patienten/die Patientin für die Schilderung des Tagesablaufes ausgewählt haben?
(4) Haben Sie einen Patienten/eine Patientin in besonderer Erinnerung behalten? Woran könnte das liegen?
(5) Beschreiben Sie bitte ein Erlebnis mit einem Patienten/einer Patientin, an das Sie sich besonders gern erinnern!
(5a) Welche Gedanken hatten Sie während des Ereignisses?
(5b) Welche Gefühle hatten Sie während des Ereignisses?
(5c) Was könnte Ihrer Meinung nach der Patient/die Patientin gedacht haben?
(5d) Was könnte Ihrer Meinung nach der Patient/die Patientin gefühlt haben?
(6) Beschreiben Sie bitte ein Erlebnis mit einem Patienten/einer Patientin, das Sie als besonders problematisch oder schwierig erinnern!
(6a) Welche Gedanken hatten Sie während des Ereignisses?
(6b) Welche Gefühle hatten Sie während des Ereignisses?
(6c) Was könnte Ihrer Meinung nach der Patient/die Patientin gedacht haben?
(6d) Was könnte Ihrer Meinung nach der Patient/die Patientin gefühlt haben?
(7) Stellen Sie sich vor, Sie befinden sich in der Zukunft. In dieser Zukunft haben Sie die Möglichkeit, die Bedingungen für eine bestmögliche Pflege und Rehabilitation für Erwachsene im Wachkoma zu gestalten. Wie würde diese Zukunft für die Patienten/Patientinnen und die Pflegenden aussehen?

Im Folgenden soll die Intention der Fragestellungen entschlüsselt werden, indem die Leitfragen wiederholt und die dahinterliegende Bedeutung dargelegt wird.

(1) Wie sieht ein typischer Tagesablauf für einen Pflegenden/eine Pflegende auf dieser Station aus?
(2) Wie teilen Sie die Arbeit normalerweise auf?
Die Schilderung eines typischen Arbeitstages und der alltäglichen Arbeitsorganisation der Abteilung aus Sicht des Experten/der Expertin soll einerseits den Gesprächseinstieg erleichtern. Es handelt sich dabei um die Wiedergabe von Routinewissen und gibt damit dem Gesprächspartner/der Gesprächspartnerin mit großer Wahrscheinlichkeit ein Gefühl der Sicherheit, insbesondere, wenn es sich um das erste von ihm/ihr gegebene Interview handelt. Schon jetzt soll erwähnt werden, dass die Teilnehmenden erstmals an einer pflegewissenschaftlichen Forschung mitwirken. Eine solche Situation besitzt aufgrund der Neuheit einen zu berücksichtigendes Moment der Unsicherheit für den Befragten/die Befragte. Andererseits kann durch diese Leitfrage der Aufgabenbereich der Pflegenden erschlossen sowie ein Einblick in die Arbeitsorganisation der alltäglich praktizierten Pflege gewonnen werden. Es ist im Vorangegangenen deutlich geworden, dass eine Konstanz im Hinblick auf die Pflegenden, die mit einem Patienten/einer Patientin zusammenarbeiten und der Handlungsabläufe pflegerischer Tätigkeiten für eine rehabilitativ-therapeutisch ausgerichtete Pflege förderlich ist. Es soll sondiert werden, inwieweit diese Prinzipien Berücksichtigung im Arbeitsalltag finden (siehe Teil I Kapitel 3.3.3). Es ist außerdem anzunehmen, dass bestimmte Bedingungen von Nöten sind, um überhaupt Verhalten von Patien-

ten/Patientinnen wahrnehmen und deuten zu können. *Ob* letzteres zutrifft, und wenn ja, *wie* diese Bedingungen im pflegerischen Alltag realisiert werden können, kann eine entsprechende Analyse der Daten, die mittels der ersten Leitfrage gewonnen werden, ergeben. Im Rahmen der Gespräche mit dem Ergotherapeuten/der Ergotherapeutin und dem Krankengymnasten/der Krankengymnastin wird der Gesprächseinstieg mit den Fragen nach dem Ablauf eines typischen Arbeitstages des Therapeuten/der Therapeutin sowie des Verlaufes eines gewöhnlichen Therapietermines mit einem Patienten/einer Patientin mit der medizinischen Diagnose des „apallischen Syndroms" geplant. Die Gespräche mit den Angehörigen werden jeweils individuell verschieden auf der Grundlage der Informationen, die der/die Angehörige situationsspezifisch anbietet, begonnen. Hinzu kommt die Erkundigung danach, wie ein typischer Besuch verläuft.

(3) Wie sieht ein typischer Tagesablauf für einen Patienten/eine Patientin mit der medizinischen Diagnose des „apallischen Syndroms" auf dieser Station aus? Wählen Sie dazu beispielhaft einen bestimmten Patienten/eine bestimmte Patientin aus.

(3a) Wie kommt es, dass Sie gerade den Patienten/die Patientin für die Schilderung des Tagesablaufes ausgewählt haben?

Außerdem ist der Tagesablauf einer Person mit der medizinischen Diagnose des „apallischen Syndroms" von Interesse. Mit dieser Leitfrage wird sich dem Patienten/der Patientin wiederum von einer sicheren Ausgangsposition der Befragten heraus angenähert, indem, wie anzunehmen ist, sicher verfügbares Wissen geschildert wird. Darüber hinaus besteht die Möglichkeit, im Verlauf der Beantwortung dieser Frage über einen bestimmten Patienten/eine bestimmte Patientin tiefergehend ins Gespräch zu kommen, da der Experte/die Expertin die Schilderung eines Tagesablaufes vorzugsweise anhand einer von ihm/ihr ausgesuchten Person vornimmt. Dies soll die Weichen hin auf einen Zugriff an Erinnerungen und besondere Erlebnisse mit Menschen im Wachkoma stellen. Unterstützt werden soll dies durch die subsumierte Frage danach, welche Vermutungen die Interviewten darüber anstellen, wieso sie einen Patienten/eine Patientin exemplarisch für die Schilderung seiner/ihrer Tagesstruktur ausgewählt haben. Die Frage nach dem Tagesablauf eines Patienten/einer Patientin wird in den Interviews mit den Angehörigen nicht aufgenommen, da sie nicht regulär in die alltägliche Organisation der institutionellen Arbeitsprozesse einbezogen sind.

(4) Haben Sie einen Patienten/eine Patientin in besonderer Erinnerung behalten? Woran könnte das liegen?

Die Frage, ob die Experten/Expertinnen einen Patienten/eine Patientin in besonderer Erinnerung behalten haben, verspricht eine Reihe von Verhaltensweisen von Erwachsenen mit der Diagnose des „apallischen Syndroms" und deren Deutung durch die Interviewpartner/Interviewpartnerinnen zu erschließen. Wahrscheinlich werden von den Interviewten eine Reihe von Anknüpfungspunkten geboten, über die dann individuell verschieden und jeweils situationsbezogen tiefergehend in die Thematik des Forschungsanliegens eingestiegen werden kann, indem Nachfragen der Datenerheberin einen Erzählanreiz bieten.

Diese Frage erübrigt sich in den Gesprächen mit den Angehörigen, die sich wahrscheinlich inhaltlich primär auf ihren Verwandten beziehen.

(5) Beschreiben Sie bitte ein Erlebnis mit einem Patienten/einer Patientin, an das Sie sich besonders gern erinnern!
(5a) Welche Gedanken hatten Sie während des Ereignisses?
(5b) Welche Gefühle hatten Sie während des Ereignisses?
(5c) Was könnte Ihrer Meinung nach der Patient/die Patientin gedacht haben?
(5d) Was könnte Ihrer Meinung nach der Patient/die Patientin gefühlt haben?
(6) Beschreiben Sie bitte ein Erlebnis mit einem Patienten/einer Patientin, das Sie als besonders problematisch oder schwierig erinnern!
(6a) Welche Gedanken hatten Sie während des Ereignisses?
(6b) Welche Gefühle hatten Sie während des Ereignisses?
(6c) Was könnte Ihrer Meinung nach der Patient/die Patientin gedacht haben?
(6d) Was könnte Ihrer Meinung nach der Patient/die Patientin gefühlt haben?

Die beiden Fragen nach besonders erfolgreichen beziehungsweise schwierigen Situationen mit einem Patienten/einer Patientin sind der Fragetechnik des „critical incident" (Flanagan 1954; Polit, Hungler 1995: 230) entlehnt, bei der die interviewte Person über als persönlich positiv oder negativ bedeutsam empfundene Erlebnisse berichtet. Die Beschreibung solcher besonderen Ereignisse kann dazu beitragen, herauszufinden, „warum" ein Mensch unter bestimmten Umständen in einer gewissen Art und Weise handelt (Polit, Hungler 1995: 231). CHINN und KRAMER legen dar, dass das persönlich ausgebildete Wissen durch die Beschreibung des Selbst, also in diesem Zusammenhang durch die Gedanken und Gefühle, die die Experten/Expertinnen während der geschilderten Situationen in Erinnerung behalten haben, fassbarer wird. „Diese Beschreibung des Selbst ist wichtig, um allgemein anerkannte Erkenntnisse darüber zu gewinnen, wie persönliches Wissen entwickelt und gezielt eingesetzt werden kann" (Chinn, Kramer 1996: 10). Diese beiden Leitfragen versprechen, sowohl Daten über beobachtbares, das heißt „äußeres", als auch Hinweise auf das „innere" Verhalten zu gewinnen, da explizit nach den hypothetischen Gedanken und Gefühlen der Patienten/Patientinnen aus der Sicht der Experten/Expertinnen gefragt wird.

(7) Stellen Sie sich vor, Sie befinden sich in der Zukunft. In dieser Zukunft haben Sie die Möglichkeit, die Bedingungen für eine bestmögliche Pflege und Rehabilitation für Erwachsene im Wachkoma zu gestalten. Wie würde diese Zukunft für die Patienten/Patientinnen und die Pflegenden aussehen?

Die letzte Frage zielt auf Visionen der Expertenrunde für bestmögliche Bedingungen einer rehabilitativ-therapeutischen Pflege von Erwachsenen im Wachkoma ab. Diese Ideen resultieren auch aus den alltäglichen Erfahrungen und können Hinweise darauf geben, welche konkreten Anforderungen an eine rehabilitativ-therapeutische Pflege aus der Perspektive der Befragten gestellt werden können. Darüber hinaus können Anknüpfungspunkte gefunden werden, an denen im „Hier und Jetzt" pflegerischer Alltagspraxis am Beispiel der Pflegenden der Einrichtung, in der die Daten erhoben werden, innovativ angesetzt werden kann, um die Pflegepraxis zu reformieren. Zusammenfassend wird festgehalten, dass der Gesprächseinstieg sich zwischen den Expertengesprächen mit den Pflegenden, anderen Therapeuten/Therapeutinnen und den Angehörigen unterscheidet. Alle Gespräche werden mittels Tonband dokumentiert und dauern voraussichtlich eine bis 1,5 Stunden.

Das Postskriptum

Im Anschluss an jedes Interview wird ein Postskriptum angelegt, indem im Rahmen eines Erinnerungsprotokolls zusätzliche Informationen festgehalten werden, die teilweise in die Analyse der Daten sowie in die kritische Reflexion der Datenerhebung einfließen können. Hierzu gehören neben der Beschreibung der ersten Kontaktaufnahme zum Experten/zur Expertin, durch die er/sie für ein Interview gewonnen wird, auch Besonderheiten der äußeren Situation wie Störungen des Gespräches (Lamnek 1995a: 98). Der subjektive erste Eindruck der Interviewerin über das Expertengespräch wird unter Einbezug wahrgenommener Gefühle zum Zweck der Selbstreflexion notiert sowie Informationen, die der/die Befragte nach Beendigung des „offiziellen Gespräches" gegeben hat (Lamnek 1995a: 99). Insgesamt kann angenommen werden, dass mit Hilfe des vorgestellten Instrumentariums Aspekte zum Erfahrungswissen von ausgewählten Experten/Expertinnen gegenstandsangemessen erhoben und eine solide „Interpretationsgrundlage" (Lamnek 1995a: 60) geschaffen wird, um sich der erstgenannten Zielstellung der Datenerhebung anzunähern (siehe Teil II Kapitel 1.1.1).

1.3 Die nicht-teilnehmende, offene und vermittelte Feldbeobachtung zur Gewinnung audio-visueller Daten

Die Beobachtung bezieht sich auf Beobachtbares in der Gegenwart (Lamnek 1995a: 244). Von daher kann sie als systematische Erweiterung der Erkenntnismöglichkeit, die durch die Datengewinnung begründet werden soll, angesehen werden, da durch die Erfassung der verbalen Daten vorzugsweise Informationen, die sich auf die Vergangenheit beziehen, erhoben werden. FLICK stellt für die Analyse von Filmen heraus, dass diese eine „...bestimmte Version der Wirklichkeit, die vom gewählten Ausschnitt und Blickwinkel oder vom gewählten Moment der Aufnahme ebenso mitbestimmt wird, wie vom jeweiligen Betrachter, der dieses Material auf verschiedenste Weisen interpretieren kann" (Flick 1995: 175). Daher werden Filmaufnahmen in der Regel nicht als eigenständige Forschungsstrategie, sondern in Verbindung mit Methoden, die verbale Daten erfassen, angewendet (Flick 1995: 175). Auch wenn FLICK sich hier auf Fernseh- beziehungsweise kommerzielle Filme bezieht, wird sich dem als berechtigt angesehenen Einwand angeschlossen. Begründet wird dies damit, dass für diese Studie einmalig – und nicht mehrfach über einen längeren Zeitraum – erhobene audio-visuelle Daten ausgewertet werden sollen. In der Pflegeforschung wird die Methode der Beobachtung in der Regel gewählt, wenn es sich um die Erfassung menschlichen Verhaltens beziehungsweise der Sammlung von Daten über Charakteristika von Individuen oder Ereignissen handelt (Polit, Hungler 1995: 267).

Die Beobachtung ist darüber hinaus eine ausnehmend geeignete Methode, wenn es um die Erforschung von Verhalten geht, über das die beobachteten Menschen selbst verbal keine Auskunft erteilen können (Booth, Mitchell 1987: 278). Diese Bedingung ist in diesem Forschungsvorhaben gegeben. Für diese Datenerhebung eignet sich besonders die nicht-teilnehmende, offene und vermittelte Feldbeobachtung. Das heißt, die Datenerfassung erfolgt in einer natürlichen Alltagssituation, in der ein Pflegender/eine Pflegende und ein Patient/eine Patientin miteinander arbeiten und interagieren, da in diesem Kontext wirklichkeitsnahe Daten erhoben werden können.

Die Beobachtung sollte aus verschiedenen Gründen „*nicht-teilnehmend*" sein. Einerseits wird eine Rollendiffusion vermieden. Die Datenerheberin bleibt eindeutig für alle Beteiligten in der Rolle der Forschenden. Andererseits ist im Vorangegangenen deutlich geworden, dass für eine professionelle Pflege von Erwachsenen mit der Diagnose des Wachkomas konstant wiederkehrende Bezugspflegende eine bedeutende Rolle für den Patienten/die Patientin spielen. Von daher kann angenommen werden, dass aus der Sicht des Patienten/der Patientin ein Verzicht auf die Teilnahme an pflegerischen Prozessen seitens der Datenerheberin – und sei sie noch so zurückhaltend – als weniger emotional belastend erlebt wird. Hinzu kommt aus der Perspektive der Beobachterin das Anliegen, die „Beobachtungsverhinderung" so weit wie möglich zu minimieren, da „...die ‚Überflutung' der Beobachterin durch die Ereignisse zu ihrer Funktionalisierung als ‚Quasi-Praktikantin' für die Abwicklung der Ereignisse..." führen kann (Flick 1995: 162).

„*Offen*", das heißt, die Beteiligten beziehungsweise deren gesetzlichen Betreuer/Betreuerinnen sind über die Erhebung informiert, sollte die Beobachtung aus forschungsethischen Gründen sein, wie später noch inhaltlich ausgeführt wird (siehe Teil II Kapitel 1.5.2).

Eine „*vermittelte*" Beobachtung über eine Videokamera bietet sich für diese Untersuchung an, weil damit sichergestellt wird, dass wesentliche Informationen fixiert werden. Bei einer reinen Protokollierung der Beobachtungssequenz besteht die Gefahr, dass Informationen verloren gehen, beispielsweise weil die Beobachterin mit Schreiben beschäftigt ist (Wagener, Berkemeyer, Hock et al. 1998: 90). Bei einer nachträglichen Aufzeichnung der Beobachtung können Erinnerungsfehler im Sinne einer Unvollständigkeit oder Verzerrung auftreten (Greve, Wentura 1997: 67). Neben diesen Argumenten für eine vermittelte Beobachtung kann davon ausgegangen werden, dass Patienten/Patientinnen mit der Diagnose des Wachkomas sehr dezentes Verhalten zeigen, das differenzierter anhand einer Videoaufnahme beschrieben werden kann, da filmisches Datenmaterial beliebig oft und von mehreren Personen angesehen werden kann. Dies ist wiederum für die Datenauswertung, wie später noch präzisiert wird, von Bedeutung (siehe Teil II Kapitel 5.0).

Als Patient/Patientin wird eine Person gewählt, die ein Wachkoma infolge eines traumatischen Ereignisses ausgebildet hat. Er/sie soll zum Zeitpunkt des Unfalls wenigstens 18 Jahre alt, also im rechtlichen Sinne erwachsen gewesen sein und bereits mindestens ein halbes Jahr laut Patientenakte beziehungsweise medizinischer Diagnose unter den Bedingungen des Wachkomas leben (siehe Teil I Kapitel 2.3.1). Die Positionierung der Videokamera erfolgt derart, dass das Gesicht des Patienten/der Patientin deutlich zu erkennen ist und dabei jedoch auch der/die Pflegende im Aufnahmefeld zu sehen ist.

Um Reaktivitätseffekten, das bedeutet der Annahme, die Beobachteten verhalten sich durch den Umstand, dass sie beobachtet werden, anders als sie es unbeobachtet tun würden, zu begegnen, wird eine Aufnahme 15 Minuten dauern (Greve, Wentura 1997: 71ff). Von diesen 15 Minuten werden die ersten fünf Minuten nicht für die Auswertung genutzt. In Anlehnung an die Vermutung, Reaktivitätseffekte seien „kurzlebig", dienen sie der Gewöhnung an die Aufnahmesituation (Greve, Wentura 1997: 73).

1.3.1 Die Bestimmung der Beobachtungssequenz

Für die Beobachtung muss entschieden werden, welche Situation aus dem Tag-Nacht-Spektrum beobachtet werden soll, um Daten zum „äußeren" Verhalten eines Patienten/einer Patientin zu erheben. Die ausgewählte Situation aus dem pflegerischen Alltag umfasst eine grundlegende Aufgabe der Pflege, nämlich die „Aktivität des täglichen Lebens", die mit dem Terminus „Essen und Trinken" (Juchli 1997: 236ff) belegt ist. Nach ZIEGER kann gerade die Nahrungsaufnahme als früher Dialog in Form gemeinsamer Tätigkeit als wichtige Hilfe im Rehabilitationsprozess angesehen werden, da für den Patienten/die Patientin ein „geschmackvoller", attraktiver Vertrauensbereich geschaffen wird (Zieger 1992a: 133).

Neben einer Erweiterung und Vervollständigung der Erkenntnismöglichkeiten kann davon ausgegangen werden, dass sich mit dem dargestellten Instrumentarium der zweiten Zielsetzung der Datenerhebung angenähert werden kann, durch die Belege und Beispiele auf der Erscheinungsebene für Verhaltensweisen von Patienten/Patientinnen mit einem Wachkoma gefunden werden sollen (siehe Teil II Kapitel 1.1.1).

1.3.2 Die Nachbesprechung der Beobachtung

Ergänzt wird die Beobachtung durch eine Nachbesprechung mit dem/der Pflegenden. Diese dient der Erweiterung des möglichen Erkenntnisgewinns, da die Informationen aus der Nachbesprechung in die Datenanalyse einfließen. In der Nachbesprechung wird insbesondere auf Verhaltensweisen des Patienten/der Patientin, die der/die Pflegende wahrgenommen hat, eingegangen. Ein weiterer Aspekt der Besprechung soll die Frage danach sein, ob der pflegerische Handlungsprozess einen typischen Verlauf genommen hat. Es erfolgt die Erkundigung danach, was sich eventuell durch die Tatsache der Beobachtung und die Anwesenheit der Datenerheberin geändert hat und ob sich der Patient/die Patientin nach Auffassung des/der Pflegenden anders als gewohnt verhalten hat (Booth, Mitchell 1987: 289f).

Nachbesprechung der Beobachtung
(1) Welche Verhaltensweisen haben Sie bei dem Patienten/der Patientin wahrgenommen?
(2) Hat der pflegerische Handlungsprozess einen typischen Verlauf genommen? Wenn nicht, was war anders als sonst?
(3) Hat sich durch die Beobachtung etwas geändert? Wenn ja, was war anders als sonst?
(4) Hat sich der Patient/die Patientin anders als sonst verhalten? Wenn ja, was war anders als gewohnt?

Wie die erhobenen Daten abhängig von den Forschungsfragen und bezogen auf den zu erzielenden Erkenntnisgewinn angemessen ausgewertet werden, wird nachfolgend beschrieben.

1.4 Die zusammenfassende Inhaltsanalyse als Methode zur Datenanalyse
Die Analyse der Expertengespräche zielt darauf ab, das „Überindividuell-Gemeinsame" herauszufinden und damit Aussagen über „gemeinsam geteilte Wissensbestände" zu treffen (Meuser, Nagel 1991: 452). Die Auswertung des Datenmaterials soll vorwiegend durch die zusammenfassende Inhaltsanalyse nach MAYRING (1997) erfolgen. Dabei ist das Kernstück jeder Inhaltsanalyse das Kategoriensystem als Ergebnis der Auswertung (Diekmann 1997: 489). Zum auszuwertenden Datenmaterial gehören die Informationen aus dem Erhebungsbogen der „Fragen zur Person", die Interviewtranskripte, die Notizen des Postskriptums, die Videosequenzen und die Auskünfte, die im Rahmen der „Nachbesprechung der Beobachtung" protokolliert werden. Diese werden jeweils unterschiedlichen Auswertungsmodi unterzogen. Dies geschieht insofern, als dass ein Teil der Daten deskriptiv aufbereitet wird und ein anderer den Fundus für die Bildung von Kategorien darstellt. So werden, bezogen auf die verbalen Daten, die gewonnenen Informationen zu den ersten drei Fragen des Leitfadens sowie zu der letzten Frage in Essentials zusammenfassend beschrieben, also deskriptiv analysiert. Diese ersten drei Fragen ermitteln einen typischen Tagesablauf eines Pflegenden/einer Pflegenden, Aspekte zur Arbeitsorganisation und einen typischen Tagesablauf einer ausgewählten Person mit der medizinischen Diagnose des „apallischen Syndroms". Die Fragen sind im wesentlichen zur Einstimmung in die Interviewsituation gedacht. Wie jedoch bereits ausgeführt wurde, kann dieses Routinewissen Hinweise darauf geben, inwieweit Aspekte der rehabilitativ-therapeutischen Pflege wie die Konstanz im Hinblick auf die Pflegenden, die mit einem Patienten/einer Patientin zusammenarbeiten, oder die Konstanz der Handlungsabläufe pflegerischer Tätigkeiten im pflegerischen Alltag überhaupt realisiert werden können. Darüber hinaus bieten sich Anknüpfungspunkte vertieft in Schilderungen über das Verhalten von Erwachsenen, die unter den Bedingungen des Wachkomas leben, einzusteigen. Außerdem kann herausgefunden werden, ob Bedingungen bestehen, die unter Umständen die Chance, Verhaltensweisen eines Patienten/einer Patientin zu beobachten und zu deuten, för-

dern beziehungsweise inwiefern Pflegende diese Bedingungen aktiv inszenieren. Die letzte Frage nach Visionen über Bedingungen für eine bestmögliche Pflege und Rehabilitation für Erwachsene im Wachkoma wird ebenfalls essentiell beschreibend dargestellt und keiner Kategorisierung unterzogen, da dies wenig aussagekräftig im Hinblick auf die Fragestellung wäre und damit geringfügig zum Erkenntnisgewinn beitrüge. Relevant ist die Erkundung der Visionen, weil hier implizit Vor- und Nachteile der aktuellen Situation in der Pflege ausgedrückt werden, die möglicherweise als Anknüpfungspunkt für die Initiierung von Veränderungsprozessen genutzt werden können. Die Informationen aus dem Erhebungsbogen der „Fragen zur Person" – beispielsweise über absolvierte Ausbildungen beziehungsweise Zusatzausbildungen und die Berufserfahrung – dienen dazu, die Expertengruppe der Pflegenden und Therapeuten/Therapeutinnen zu beschreiben sowie vorzustellen. Einige Notizen aus dem Postskriptum fließen, wie bereits erwähnt, in die „Analyse der Entstehungssituation" (Mayring 1997: 48) der verbalen Daten ein. Die Informationen aus der „Nachbesprechung der Beobachtung" wiederum dienen dazu, die Entstehungssituation der audio-visuellen Daten zu reflektieren.

Die Inhaltsanalyse als solche stellt eine interpretative Methode von schriftlich fixiertem sprachlichen Material dar, durch die auch latente Sinnstrukturen erkannt werden können (Mayring 1997: 9). Da in dieser Untersuchung das implizite Wissen der Experten und Expertinnen im Gegensatz zum direkt mitteilbaren „Rezeptwissen" von Bedeutung ist, lässt sich die Inhaltsanalyse für die Rekonstruktion von „überindividuellen, handlungs- bzw. funktionsbereichsspezifischen Mustern des Expertenwissens" (Meuser, Nagel 1994: 183) als geeignetes Instrument betrachten. Eine Stärke der Inhaltsanalyse liegt darin, dass diese Techniken (MAYRING erklärt drei Formen der Inhaltsanalyse) sowohl systematisch als auch intersubjektiv überprüfbar sind und dabei der Komplexität der Bedeutungsfülle des sprachlichen Materials angemessen ist (Mayring 1997: 10). Ein wichtiges Charakteristikum der qualitativen Inhaltsanalyse ist die Regelgeleitetheit, die anderen ermöglicht, die Analyse zu verstehen, nachzuvollziehen und zu überprüfen (Mayring 1997: 12). Nun scheint insbesondere die intersubjektive Nachvollziehbarkeit durch die Systematik der Analyse der Daten für diese Untersuchung von besonderer Relevanz, da viele eher als spekulativ zu bezeichnende Annahmen über das Phänomen des Wachkomas existieren. Unter Bezugnahme auf die LASSWELL'sche Formel: „Wer sagt was, mit welchen Mitteln, zu wem, mit welcher Wirkung?" (Mayring 1997: 50) wird es bei der Analyse der Interviewdaten dieser Forschungsarbeit um die Analyse des „was" gehen, also dem Inhalt der Kommunikation, der auf das Verhalten von Personen im Wachkoma fokussiert ist sowie dessen Deutung durch ausgewählte Experten und Expertinnen. Die Auswertung der audio-visuellen Daten zielt auf die „Mittel" der Ausdrucksformen im Sinne der Erschließung des „äußeren" Verhaltens ab. Die Inhaltsanalyse lässt sich außerdem durch das Merkmal der Theoriegeleitetheit charakterisieren, das heißt, das Material wird unter theoretisch ausgewiesenen Fragestellungen analysiert. Theoriegeleitetheit lässt sich in diesem Zusammenhang als das Anknüpfen an die Erfahrungen anderer mit dem zu untersuchenden Gegenstand verstehen (Mayring 1997: 12). Das Ziel ist, auf dieser Basis einen neuen Erkenntnisfortschritt zu erreichen (Mayring 1997: 52). Im Zentrum der Analyse steht, wie bereits gesagt, die Konstruktion und Anwendung eines Systems von Kategorien (Mayring 1997: 27). Die Kategorien werden aus dem Datenmaterial gewonnen. Das heißt in diesem Zusammenhang aus dem verbalisierten vorwissenschaftlichen oder „intuitiven", erfahrungsbezogenen Verständnis der Pflegenden, anderen Therapeuten/Therapeutinnen und Angehörigen sowie aus den audio-visuellen Informationen. Damit knüpfen die entwikkelten Kategorien an das Praxiswissen an und spiegeln eine soziale Wirklichkeit für die Gruppe, in der die Daten erhoben werden, zum Erhebungszeitpunkt wider und können schließlich in Bezug zu den Forschungsfragen gestellt werden. Letztlich verkörpern die Analyse und die Interpretation des Datenmaterials zwei aufeinanderfolgende Schritte, so dass der Weg der Entstehung von Kategorien und daraus abgeleitete Hypothesen intersubjektiv nachvollziehbar wird, ohne dass die Komplexität der Bedeutungsfülle des Materials verloren geht (Mayring 1997: 10).

1.4.1 Die theoretische Darstellung des Ablaufs der zusammenfassenden Inhaltsanalyse

Im Folgenden soll ein theoretischer Einblick in den Ablauf der qualitativen Inhaltsanalyse nach MAYRING (1997) geboten werden, da diese Analysemethode im Allgemeinen beziehungsweise die zusammenfassende Inhaltsanalyse im Besonderen, für die Datenauswertung zur praktischen Anwendung kommen wird. Der Ablauf der Inhaltsanalyse gliedert sich in insgesamt zehn Phasen oder Schritte, in die sich die fünf Stadien der zusammenfassenden Inhaltsanalyse integrieren. Der erste Schritt wird von MAYRING „Festlegung des Materials" genannt (Mayring 1997: 54). Auf dieser Stufe der Analyse wird definiert, welches Datenmaterial der Analyse zugrunde gelegt wird. Im zweiten Schritt der „Analyse der Entstehungssituation" wird beschrieben, von wem und unter welchen Bedingungen das Datenmaterial erhoben wird. In der dritten Phase, benannt als „Formale Charakteristika des Materials" wird dargestellt, in welcher Form das Datenmaterial vorliegt. Da die Inhaltsanalyse eine interpretative Methode von schriftlich fixiertem sprachlichen Material darstellt, ist es für die Analyse notwendig, die Tonaufnahmen von Interviews sowie die audio-visuellen Daten zu transkribieren (Mayring 1997: 9). Eine Transkription verändert das Ursprungsmaterial, infolgedessen sind Transkriptionsregeln festzulegen und zu beschreiben (Mayring 1997: 47). Transkriptionsregeln dienen von der Idee her dazu, Aufzeichnungen zu konventionalisieren, damit die Daten eher vergleichbar sind (Meuser, Nagel 1991: 452; Flick 1995: 241). Im vierten Stadium der Auswertung, die als „Richtung der Analyse" deklariert ist, wird bestimmt, *was* aus dem Datenmaterial „herausinterpretiert" werden soll (Mayring 1997: 50). Das heißt, es soll zunächst in Anlehnung an die LASSWELL'sche Formel festgestellt werden, welche Informationen aus dem Datenmaterial von Relevanz für die Auswertung sind, um die Untersuchungsziele zu erreichen.

106 Theoretische Reproduktion empirischen pflegerischen Wissens

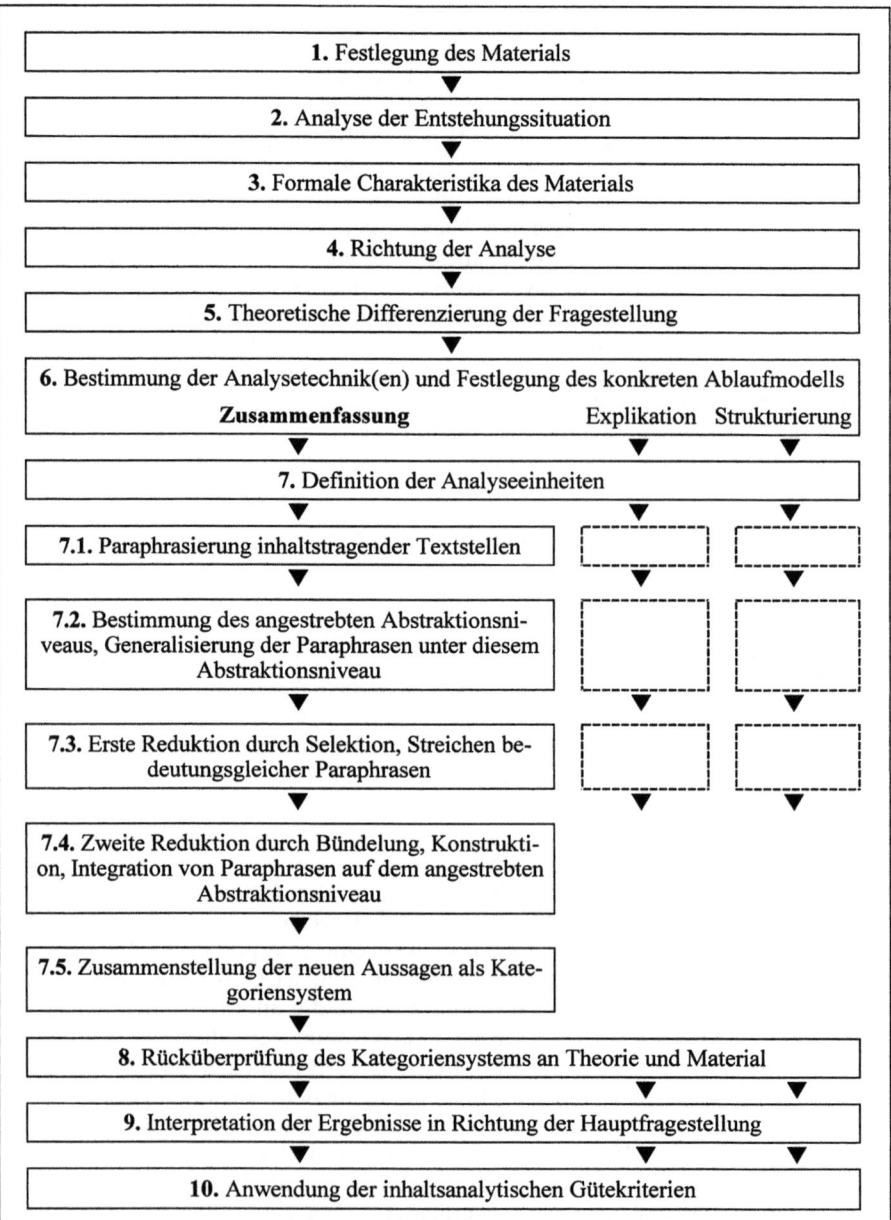

Abbildung II/1/1: Allgemeines inhaltsanalytisches Ablaufmodell unter Einschluss der Verfahrensschritte bei der zusammenfassenden Inhaltsanalyse (modifiziert nach Mayring 1997: 54; 60)

Dies wird im fünften Schritt der Analyse „Theoriegeleitete Differenzierung der Fragestellung" konkretisiert. In dieser Phase der Auswertung werden, resultierend aus dem Forschungsstand und dem theoretischen Bezugsrahmen zum untersuchten Gegenstand so genannte „differenzierende Fragen" entwickelt, denen die Datenanalyse folgt, um später auf dieser Grundlage Kategorien beziehungsweise Hypothesen zu den Forschungsfragen zu generieren (Mayring 1997: 52). Daran anschließend folgt sechstens die „Bestimmung der Analysetechnik(en) und die Festlegung des konkreten Ablaufmodell". Es werden Interpretationsschritte geplant, die das Verfahren intersubjektiv nachvollziehbar und überprüfbar werden lassen, wobei für die vorliegende Arbeit die Analyseschritte der Zusammenfassung gewählt werden, die noch erläutert werden (Mayring 1997: 58). Um die Präzision der Inhaltsanalyse zu erhöhen, wird in der nächsten und siebten Etappe die „Definition der Analyseeinheiten" vorgenommen. Es können drei Einheiten unterschieden werden: die Kodiereinheit, die Kontexteinheit und die Auswertungseinheit. Während die Kodiereinheit den kleinsten Materialbestandteil bestimmt, der ausgewertet wird, definiert die Kontexteinheit den größten Textbestandteil, der der Auswertung unterzogen werden kann. Die Auswertungseinheit legt fest, in welcher Reihenfolge das Material eines Transkriptes analysiert wird (Mayring 1997: 53). In der nächsten Phase beginnt die eigentliche zusammenfassende Inhaltsanalyse als Methode, Kategorien aus dem Datenmaterial zu gewinnen.

Die zusammenfassende Inhaltsanalyse zielt auf eine Reduktion des Datenmaterials ab, die die wesentlichen Inhalte erhält. Es wird angestrebt, durch die Abstraktion einen überschaubaren Corpus zu schaffen, der immer noch ein Abbild des Grundmaterials darstellt (Mayring 1997: 58; 77). Das Verfahren eignet sich sowohl für die Auswertung von Interviewtranskripten als auch für die Analyse von Beobachtungsprotokollen. Die qualitative Analyse findet hier im Sinne einer Ableitung von Kategorien aus dem Datenmaterial statt, wobei die Generierung von Kategorien im Gegensatz zur „freien Interpretation" schrittweise theorie- und regelgeleitet erfolgt. Im Hinblick auf die zusammenfassende Inhaltsanalyse lassen sich wiederum fünf Schritte im Vorgehen unterscheiden. Die Abbildung II/1/1 verdeutlicht die Etappen im Ablauf der Inhaltsanalyse unter Einbezug der „Zusammenfassung" nach MAYRING (1997). Bei dem Verfahren der zusammenfassenden qualitativen Inhaltsanalyse werden induktiv Kategorien generiert, das heißt, sie entstehen aus dem Datenmaterial und sind nicht aus der Literatur abgeleitet. Dabei wird das Thema, in der vorliegenden Arbeit handelt es sich um das Verhalten von Erwachsenen in einem länger als sechs Monate andauernden Wachkoma, als Selektionskriterium für das Material, das der Kategorienbildung zugrunde liegen wird, theoriegeleitet bestimmt (Mayring 1997: 76). Das Material wird Transkript für Transkript paraphrasiert. Das meint, dass inhaltstragende Textstellen auf eine knappe, nur auf den Inhalt bezogene beschreibende Form transformiert werden (Mayring 1997: 61). Die Paraphrasen werden schließlich begrifflich generalisiert, so dass die Eigenschaften der Entitäten, jedoch nicht die konkrete Entität selbst, bestimmt werden und somit Kategorien entstehen (Lamnek 1995: 121). In diesem Fall selbstredend hebt sich damit das Abstraktionsniveau. Danach werden Dopplungen im Sinne der Ersten Reduktion gestrichen. Typische Beispiele aus dem Datenmaterial, so genannte „Ankerbeispiele", dienen dann als Belegstelle für eine Kategorie (Mayring 1997: 83). Nachdem die Daten der einzelnen Expertengespräche paraphrasiert, generalisiert und reduziert sind, findet eine interviewübergreifende Sichtung der Generalisierungen statt, um das „Überindividuell-Gemeinsame" herauszufiltern und Aussagen über „gemeinsam geteilte Wissensbestände" zu erhalten (Meuser, Nagel 1991: 452). Zunächst erfolgt eine Streichung bedeutungsgleicher Generalisierungen, so dass sie in einfacher Ausführung vorliegen („Erste Reduktion") sowie eine Zusammenfassung gemäß der „Zweiten Reduktion". Im Anschluss daran wird bei Bedarf das Abstraktionsniveau weiter angehoben, so dass ein „...neues, allgemeineres und knapperes Kategoriensystem..." (Mayring 1997: 61) entsteht, das in dieser Arbeit in Form von Hypothesen zum Verhalten von Erwachsenen mit der Diagnose eines Wachkomas oder „apallischen Syndroms", aus denen sich wiederum Handlungsorientierungen für eine rehabilitativ-therapeutische Pflege ableiten lassen, zum Ausdruck kommen wird.

Regeln der zusammenfassenden Inhaltsanalyse (Zusammenfassung)

„Z1: *Paraphrasierung*
Z1.1 Streiche alle nicht (oder wenig) inhaltstragenden Textbestandteile wie ausschmückende, wiederholende, verdeutlichende Wendungen!
Z1.2 Übersetze die inhaltstragenden Textstellen auf eine einheitliche Sprachebene!
Z1.3 Transformiere sie auf eine grammatikalische Kurzform!

Z2: *Generalisierung auf das Abstraktionsniveau*
Z2.1 Generalisiere die Gegenstände der Paraphrasen auf die definierte Abstraktionsebene, so daß die alten Gegenstände in den neu formulierten implizit sind!
Z2.2 Generalisiere die Satzaussagen (Prädikate) auf die gleiche Weise!
Z2.3 Belasse die Paraphrasen, die über dem angestrebten Abstraktionsniveau liegen!
Z2.4 Nimm theoretische Vorannahmen bei Zweifelsfällen zuhilfe!

Z3: *Erste Reduktion*
Z3.1 Streiche bedeutungsgleiche Paraphrasen innerhalb der Auswertungseinheiten!
Z3.2 Streiche Paraphrasen, die auf dem neuen Abstraktionsniveau nicht als wesentlich inhaltstragend erachtet werden!
Z3.3 Übernehme die Paraphrasen, die weiterhin als zentral inhaltstragend erachtet werden (Selektion)!
Z3.4 Nimm theoretische Vorannahmen bei Zweifelsfällen zuhilfe!

Z4: *Zweite Reduktion*
Z4.1 Fasse Paraphrasen mit gleichem (ähnlichem) Gegenstand und ähnlicher Aussage zu einer Paraphrase (Bündelung) zusammen!
Z4.2 Fasse Paraphrasen mit mehreren Aussagen zu einem Gegenstand zusammen (Konstruktion/Integration)!
Z4.3 Fasse Paraphrasen mit gleichem (ähnlichem) Gegenstand und verschiedener Aussagen zu einer Paraphrase zusammen (Konstruktion/Integration)!
Z4.4 Nimm theoretische Vorannahmen bei Zweifelsfällen zuhilfe!" (Mayring 1997: 62).

Zu bemerken ist in diesem Zusammenhang, dass alle ursprünglichen Paraphrasen im Kategoriensystem aufgehen sollen (Mayring 1997: 61). MAYRING zeigt die Systematik der zusammenfassenden Inhaltsanalyse anhand von Regeln auf, die zum besseren Verständnis der Vorgehensweise der Analyse wiedergegeben werden. Diese Regeln kommen zur Anwendung, nachdem die Interviewpassagen, die für die Auswertung relevant sind, im Transkript markiert worden sind. Sinnvoll erweist sich, die inhaltstragenden Textstellen in eine Tabelle zu übertragen, in der in sieben Spalten der „Code des Interviews", eine „laufende Nummer" der Textpassagen sowie die „Fundstelle", die wörtliche Zitierung der Aussage, die „Paraphrase", die „Generalisierung" sowie die erste „Reduktion" enthalten sind. Die Tabelle II/1/1 „Reduktionsschema" veranschaulicht exemplarisch das Schema.

Tabelle II/1/1: Reduktionsschema

Interview-code	lfd. Nummer	Fundstelle	Zitat	Paraphrase	Generalisierung	Reduktion
3	1	3/47	*Ja, weil man bei ihr auch manchmal so bemerken kann, wenn irgendwelche bestimmten Personen zu ihr kommen, dass sie dann ganz bestimmt darauf reagiert, dass sie dann anfängt zu lächeln oder wie auch immer.*	wenn bestimmte Personen zu ihr kommen, dass sie anfängt zu lächeln	*Lächeln* wird assoziiert mit *dem Kontakt zu bestimmten Personen*	*Lächeln* wird assoziiert mit *dem Kontakt zu bestimmten Personen*
11	2	12/509	*Das merkt man bei ihm auch ganz deutlich, wenn „Name" da ist (...???...) und grinst, wenn „Name" da ist.*	wenn N.N. da ist, grinst er	*Lächeln* wird assoziiert mit *dem Kontakt zu bestimmten Personen*	

MAYRING selbst nutzt keine eigene Spalte für eine wörtliche Zitation von Interviewpassagen, die jedoch für dieses Anliegen eingeführt wird, um während der Paraphrasierung und Generalisierung stets einen engen Bezug zum Material zu gewährleisten (Mayring 1997: 64). Im achten Schritt „Rücküberprüfung des Kategoriensystems an Theorie und Material" des allgemeinen inhaltsanalytischen Ablaufmodells wird das Kategoriensystem am Ausgangsmaterial und der Theorie rücküberprüft. Dies geschieht zum einen durch einen Abgleich der Kategorien mit den Fundstellen aus den Transkripten, so dass abgesichert werden kann, dass sich die Abstraktionen inhaltlich tatsächlich im Datenmaterial verankern lassen. Zum anderen erfolgt die Rücküberprüfung durch eine Spiegelung der Kategorien anhand des theoretischen Bezugssystems, an dem sich die Forschung orientiert (siehe Teil I Kapitel 3.3). Schließlich erfolgt im neunten Schritt eine Interpretation der Kategorien in Richtung auf die differenzierenden Fragestellungen, die MAYRING hier auch Hauptfragestellungen nennt (Mayring 1997: 54). Die letzte Etappe beschreibt die „Anwendung der inhaltsanalytischen Gütekriterien". Als Gütekriterium für die Analyse dient die Interkoderreliabilität, das heißt, andere Personen, die mit der Methode und der behandelten Thematik vertraut sind, kodieren Stichproben des Materials ebenfalls und am Grad der Übereinstimmung können die Kategorien überprüft werden (Mayring 1997: 46). Im Hinblick auf die Validität besteht die Möglichkeit, auf die Konstruktvalidität zurückzugreifen, bei der die Ergebnisse einer Untersuchung anhand bewährter Theorien auf ihre Plausibilität hin geprüft werden (Mayring 1997: 110). Es wurde bereits angeführt, dass die Geltungsbegründung qualitativer Forschung auch durch eine Triangulation verschiedener methodischer Instrumente zur Datenerhebung erfolgen kann (Flick 1995: 250f). Dies ist für dieses Dissertationsvorhaben geplant und gemeinsam verwendet mit den Verfahren der Interkoderreliabilität für zufällig ausgewählte Materialteile sowie der Konstruktvalidität kann eine Geltung für die Ergebnisse der Untersuchung bezogen auf die Teilnehmer/Teilnehmerinnen zum Zeitpunkt der Datenerhebung begründet werden.

Die Durchführung der Datenerhebung verlangt die Berücksichtigung forschungsethischer Prinzipien, da sich Personen als Informanten/Informantinnen zur Verfügung stellen, deren Rechte, wie beispielsweise der Anspruch auf eine freiwillige, informierte und jederzeit widerrufbare Teilnahme an der Studie oder das Recht auf Anonymität, gewahrt bleiben müssen. Forschungsethische Prinzipien auf der institutionellen und individuellen Ebene werden im Folgenden aufgegriffen.

1.5 Forschungsethische Prinzipien
Forschungsethische Prinzipien lassen sich zum einen auf der institutionellen und zum anderen auf der individuellen Ebene verorten. Auf beide soll nun eingegangen werden.

1.5.1 Forschungsethische Aspekte auf der institutionellen Ebene
1985 veröffentlicht die „American Nurses' Association" eine aktualisierte Fassung ihrer ethischen Richtlinien. Nach diesen sollte der Träger der Einrichtung, in der die Daten erhoben werden, das Ziel, die Zweckmäßigkeit und die Wichtigkeit des Vorhabens befürworten (Notter, Hott 1991: 28f). Letztlich ist diese Unterstützung der geplanten Untersuchung auf der institutionellen Ebene die Voraussetzung für die Eröffnung eines Feldzuganges. Damit die Einrichtung, repräsentiert durch Mitarbeiter und Mitarbeiterinnen in leitenden Positionen, eine Vorstellung von dem Dissertationsvorhaben entwickeln kann, wird eine schriftliche Information über die Zielsetzung und den Zweck des Dissertationsvorhabens verfasst. Außerdem wird mit der Institution schriftlich eine Koopera-

tionsvereinbarung getroffen. In dieser werden die Ziele und Methoden zur Durchführung der Studie, die Dauer der Erhebungsphase sowie die verpflichtende Einhaltung der Richtlinien des Datenschutzes und der einrichtungsinternen Hausordnung aufgeführt. Ferner sollen die Untersuchungsergebnisse der Einrichtung rückgemeldet werden.

1.5.2 Forschungsethische Aspekte auf der individuellen Ebene

Der Weltbund der Krankenschwestern und Krankenpfleger (INTERNATIONAL COUNCIL OF NURSES, ICN) formuliert im Ethikkodex für Pflegende, dass das „Prinzip der Information" zu pflegender Menschen für eine professionelle Ausübung des Berufes wesentlich ist (ICN 2000: 563). Festgestellt wird dies ebenso in der „Erklärung von Helsinki" für die biomedizinische Forschung (Bundesärztekammer 1991: B-2927). Das „Prinzip der informierten Einwilligung" („informed consent") kann als eine grundlegende Anforderung an humanwissenschaftliche Forschung auf der individuellen Ebene angesehen werden. Das bedeutet, die Interviewpartner/Interviewpartnerinnen und diejenigen, die stellvertretend für den Patienten/die Patientin über eine Teilnahme an der Datenerhebung durch die Beobachtung entscheiden, werden über die Absicht der Untersuchung, die geplante Durchführung, den erwarteten Nutzen und mögliche Risiken informiert (Benoliel: 1987: 80f; Polit, Hungler 1999: 140ff). Diese Information erfolgt mündlich und schriftlich sowohl zu den Expertengesprächen als auch zur Beobachtung. Eine freiwillige Einverständniserklärung der Teilnehmenden beziehungsweise ihrer Stellvertreter/Stellvertreterinnen erfolgt schriftlich und kann jederzeit, ohne Nachteile befürchten zu müssen, widerrufen werden. Patienten/Patientinnen mit der Diagnose des „apallischen Syndroms" können nicht befragt werden, ob sie sich an der geplanten Untersuchung beteiligen wollen oder nicht. Für die Durchführung der Studie ist es notwendig, dass Angehörige beziehungsweise Personen, denen nach dem Betreuungsgesetz vom 1.1.1992 (Bayrisches Staatsministerium der Justiz 1999: A 1.5 ff) die Sorge für die Gesundheit der Patienten/Patientinnen übertragen worden ist, ihr schriftliches Einverständnis für die Beobachtung geben. Dabei muss darauf vertraut werden, dass sie im vermutlichen Sinne der betreuten Person entscheiden.

Die Richtlinien des Datenschutzes verlangen besondere Berücksichtigung. Die gewonnenen Daten werden vertraulich behandelt, das heißt, lediglich die Personen, die an der Transkription und Auswertung der Daten beteiligt sind, haben für einen begrenzten Zeitraum Zugang zu bestimmten Teilen des Datenmaterials. Diese Personen unterschreiben eine Schweigepflichtserklärung. Sofern von den Informanten und Informantinnen nicht schriftlich erklärt wird, dass die Daten für weiterführende Forschungszwecke oder als Lehrmaterial genutzt werden können, werden die Audio- beziehungsweise Videokassetten sowie elektronische Datenträger und die Transkripte nach Beendigung der Promotion vernichtet. Veröffentlichungen erfolgen selbstverständlich anonymisiert. Nachdem nun die Instrumente der Datenerhebung unter Berücksichtigung forschungsethischer Prinzipien sowie die Methode zur Datenanalyse dargestellt wurden, soll nun auf die Organisation und Realisierung des Feldzuganges und der Datengewinnung eingegangen werden. Das heißt, es erfolgt eine beschreibende Annäherung an die Menschen, die die „Kunst" oder „Kunstfertigkeit" der Pflege im Sinne des intuitiven Wissens als Erfassung von Bedeutung im Hinblick auf das Verhalten von Erwachsenen, die unter den Bedingungen des Wachkomas leben „"...in einer einzigartigen, individuellen und subjektiven Ausdrucksform..." (Chinn, Kramer 1996: 10) ausüben.

„Wir können einander verstehen, aber deuten kann jeder nur sich selbst."
(Hesse 1985: 71)

2.0 Die Organisation und Realisierung des Feldzuganges und der Datengewinnung

Zusammenfassung: Die Datenerhebung erfolgt in der Zeit vom 22. Februar bis zum 19. März 1999 in einer Einrichtung, die Ziele wie die medizinische, schulische, berufliche und soziale Rehabilitation sowie die Pflege und Förderung so genannter kranker, alter und behinderter Menschen verfolgt und in verschiedenen Abteilungen vereinigt. 1997 wird in der Institution ein besonderer Pflegebereich für zwanzig- bis sechzigjährige Menschen eingerichtet, die mit den Folgen schwerer neurologischer Erkrankungen oder Verletzungen leben. Der Feldzugang wird über einen telefonischen Erstkontakt mit der Bereichsleitung, die später als Schlüsselperson zur Station fungiert, eröffnet. Die Pflegenden, Therapeuten/Therapeutinnen, Angehörigen werden schriftlich und mündlich über das Untersuchungsvorhaben informiert. Insgesamt finden 17 Expertengespräche statt und drei nicht-teilnehmende, offene sowie vermittelte Feldbeobachtungen werden durchgeführt.

Das Wort Interview stammt aus dem Anglo-Amerikanischen und konnte sich im 20. Jahrhundert im deutschen Sprachraum durchsetzen. Eigentlich finden sich die sprachlichen Wurzeln im französischen „entrevue" und bedeutet „verabredete Zusammenkunft", „einander kurz sehen" oder „sich begegnen", wenn das zugrundeliegende Verb „entrevoir" herangezogen wird (Lamnek 1995a: 35). Diese Begegnung mit Pflegenden, anderen Therapeuten/Therapeutinnen sowie mit Angehörigen und Erwachsenen mit der medizinischen Diagnose des so genannten „apallischen Syndroms" findet vom 22. Februar bis zum 19. März 1999 in einer Einrichtung statt, die Ziele wie die medizinische, schulische, berufliche und soziale Rehabilitation sowie die Pflege und Förderung so genannter kranker, alter und behinderter Menschen verfolgt und in verschiedenen Abteilungen vereinigt. Die Informationen zur Beschreibung des Feldes auf den nachfolgenden Seiten des Abschnittes der „Organisation und Realisierung des Feldzuganges" beruhen auf einer Mitschrift eines Gespräches mit der Abteilungsleitung beziehungsweise der Stationsleitung durch die Autorin sowie einer Informationsbroschüre der Institution.

2.1 Die Organisation und Realisierung des Feldzuganges

Um den Feldzugang zu eröffnen, wird im November 1998 ein telefonischer Kontakt zu einer Bereichsleitung, die unter anderem für die Abteilung der Pflege von Menschen in der „Phase F" der Einrichtung zuständig ist, aufgenommen (siehe Teil I Kapitel 1.3.2). In diesem Telefonat wird das Dissertationsvorhaben geschildert. Die Bereichsleitung zeigt sich sehr interessiert, so dass ein Termin für ein persönliches Gespräch zu Beginn des Jahres 1999 vereinbart wird. Zur Vorbereitung des Gesprächs wird der Bereichsleitung eine schriftliche Information über die geplante Studie zugesendet. Im persönlichen Austausch wird einerseits das Dissertationsprojekt nochmals präsentiert, andererseits wird von der Bereichsleitung die pflegerische Abteilung für Erwachsene, die mit den Folgen schwerer neurologischer Erkrankungen oder Verletzungen leben, vorgestellt. Danach erfolgt ein erster Besuch des speziellen Pflegebereiches und die Bekanntmachung der Autorin mit der Stationsleitung.

Seit Ende der 1980er Jahre, so berichtet die Bereichsleitung im persönlichen Gespräch mit der Verfasserin, werde der Bedarf in der Einrichtung an einer Station für jüngere pflegebedürftige Menschen deutlich. Diese Patientengruppe brauche ein besonderes, multidisziplinär ausgerichtetes Angebot aufgrund eines erhöhten Betreuungs- und Pflegebedarfes, der wiederum vermehrte Kosten verursache. Die Einrichtung einer solchen Abteilung sei nahezu zehn Jahre lang am fehlenden Interesse möglicher Kostenträger gescheitert. 1997 wird schließlich doch ein besonderer Pflegebereich für zwanzig- bis sechzigjährige Menschen eröffnet, die mit den Folgen schwerer neurologischer Erkrankungen oder Verletzungen leben. Die Abteilung könne der neurologischen „Behandlungs- und Rehabilitationsphase F" zugeordnet werden (siehe Teil I Kapitel 1.3.2). In dieser Pflegeeinheit lebten auch Erwachsene nach einem Schädel-Hirn-Trauma mit der Diagnose des Wachkomas beziehungsweise des „apallischen Syndroms" nach Abschluss vorhergehender Heil- und Rehabilitationsbehandlungen. Das Einzugsgebiet für diesen speziellen Pflegebereich, der 1999 zwanzig Plätze zur Verfügung habe, liege hauptsächlich im Umland der Einrichtung. Zu den Aufnahmekriterien gehöre zum Beispiel das Alter. So sollten die Patienten/Patientinnen zwischen zwanzig und sechzig Jahre alt sein. Außerdem sollte eine schwere neurologische Erkrankung sowie eine so genannte Schwerstpflegebedürftigkeit vorliegen. Die meisten der 20 Personen, die in der Abteilung lebten, seien der „Pflegestufe III" zugeordnet. Der „Pflegestufe III" werden Personen zugeordnet, die bei der Körperpflege, der Ernährung oder der Mobilität sowohl tags als auch nachts „rund um die Uhr" der Hilfe bedürfen (Bundesministerium für Gesundheit 2000: 18). Wichtig für die Aufnahme sei darüber hinaus die geklärte Kostenübernahme für den Aufenthalt (siehe Teil I Kapitel 1.3.2). In dieser Abteilung lebten zur Zeit der Datenerhebung jeweils zehn Männer und Frauen in Ein- bis Dreibettzimmern. Die Zimmer seien mit Ausnahme der Betten, Nachttische und Einbauschränke individuell verschieden möbliert und mit persönlichen Gegenständen, wie Fotos oder Postern, ausgestattet. Bei der Einrichtung und Gestaltung des Raumes werde versucht, den Geschmack eines Patienten/einer Patienten aufzugreifen, indem beispielsweise Angehörige dabei mitwirkten. Insgesamt solle dadurch eine wohnliche Atmosphäre entstehen. Auf der Station arbeiteten Krankenpfleger/Krankenschwestern, Kinderkrankenpfleger/Kinderkrankenschwestern, Altenpfleger/Altenpflegerinnen, Heilerziehungspfleger/Heilerziehungspflegerinnen, Pflegehelfer/Pflegehelferinnen und pflegerische Hilfskräfte. Sie seien wechselnd im Frühdienst von 6.00 Uhr bis 13.30

Uhr, im Spätdienst von 13.00 Uhr bis 20.30 Uhr und im Nachtdienst von 20.15 Uhr bis 6.15 Uhr tätig. Ein Sozialpädagoge/eine Sozialpädagogin, ein Ergotherapeut/eine Ergotherapeutin sowie ein Krankengymnast/eine Krankengymnastin seien ebenfalls halbtags in der Abteilung beschäftigt, ebenso seien Mediziner/Medizinerinnen im Hause erreichbar. Der Stellenschlüssel liege bei 1:1,2. Logopädische Therapiemaßnahmen oder Musiktherapie führten externe Therapeuten/Therapeutinnen mit einzelnen Patienten/Patientinnen durch.

Während dieses Gespräches mit der Bereichsleitung wird mündlich eine Zusammenarbeit im Rahmen der Datenerhebungsphase des Dissertationsvorhabens unter der Voraussetzung vereinbart, dass das Team des besonderen Pflegebereiches damit einverstanden ist. Die Bereichsleitung erklärt sich bereit, als Schlüsselfigur der Stationsleitung und den anderen Mitarbeitern/Mitarbeiterinnen das Vorhaben im Rahmen einer Teamsitzung vorzustellen. Hierbei steht ebenfalls eine schriftliche Information zur Verfügung. Darauf folgt ein zweiter Besuch der Abteilung durch die Autorin und ein Informationsgespräch mit der Stationsleitung, die ebenfalls großes Interesse an der Studie zeigt. Die Stationsleitung entscheidet sich schließlich mit dem gesamten Team für eine Teilnahme an dem Forschungsvorhaben. Gleichzeitig wird zur Information der Mitarbeiter/Mitarbeiterinnen der Station durch die Bereichsleitung beziehungsweise der Stationsleitung eine „Kooperationsvereinbarung mit der Einrichtung" formuliert. Diese wird, wie zuvor auch die Informationen über die Untersuchung und die Einverständniserklärungen, zunächst durch einen Juristen der Rechtsstelle der Universität begutachtet und als angemessen beurteilt. Nach einer Prüfung der Kooperationsvereinbarung durch leitende Vertreter/Vertreterinnen der Einrichtung und der verbindlichen Zusage der Stationsleitung und der Teammitglieder an einer Teilnahme an der Untersuchung, wird die Kooperationsvereinbarung von der Bereichsleitung sowie der Autorin unterzeichnet.

2.2 Die Organisation und Realisierung der Datengewinnung

Die Stationsleitung stellt eine Liste der Pflegenden und Therapeuten/Therapeutinnen zusammen, die sich für ein Interview bereit erklären. Im Anschluss daran wird in einem persönlichen Gespräch mit der Stationsleitung die bestmögliche organisatorische Durchführung der Datenerhebung besprochen, da die Mitarbeiter und Mitarbeiterinnen die Expertengespräche während ihrer regulären Arbeitszeit führen dürfen. Ebenso besteht die Gelegenheit, an der Beobachtung im Rahmen der Arbeitszeit teilzunehmen. Insgesamt soll der alltägliche Arbeitsablauf auf der Station so wenig wie möglich durch die Datenerhebung beeinträchtigt werden. Dies macht insgesamt eine Planung auf der Grundlage des Dienstplanes notwendig, zumal die Interviewtermine mit den jeweiligen Diensten der Teilnehmenden abzugleichen sind. Gemeinsam mit der Stationsleitung wird eine Zeitplanung für die Expertengespräche mit den Mitarbeitern/Mitarbeiterinnen der Station erstellt. Es wird jeweils ein Interview im Früh- und eines im Spätdienst zu Zeiten durchgeführt, in denen weniger die direkte Zusammenarbeit mit den Patienten/Patientinnen als vielmehr allgemein-organisatorische Tätigkeiten im Vordergrund stehen. Die Terminplanung wird für alle sichtbar im Dienstzimmer aufgehängt. Die Planung muss zwischenzeitlich einige Male recht kurzfristig durch Krankmeldungen umgestellt werden, sie verändert sich jedoch in Bezug auf die Personen der Experten/Expertinnen nicht. Die Stationsleitung stellt außerdem den Kontakt zu drei Angehörigen von Erwachsenen mit der medizinischen Diagnose des „apallischen Syndroms" her, die ihren Verwandten/ihre Verwandte regelmäßig mindestens zweimal die Woche besuchen. Die Stationsleitung berichtet ihnen zunächst selbst von der Untersuchung. Darüber hinaus erhalten die Angehörigen eine schriftliche Information über das Dissertationsvorhaben. Wenn sie der Stationsleitung gegenüber Interesse an einer möglichen Teilnahme bekunden, wird ein Termin für ein Informationsgespräch mit der Autorin vereinbart, das jeweils auf Wunsch der Befragten in Anwesenheit des/der zu pflegenden Verwandten in dessen/deren Zimmer geführt wird. In diesen ungefähr einstündigen Gesprächen, die auch einem ersten Kennenlernen dienen, werden die Angehörigen ausführlich über die Studie unterrichtet und können nach einer mehrtägigen Bedenkzeit entscheiden, ob sie sich zum einen für ein Expertengespräch zur Verfügung stellen und zum anderen einer Teilnahme ihres/ihrer Angehörigen an der Beobachtung zustimmen. Alle drei Angehörigen stellen sich zu einem Expertengespräch zur Verfügung und willigen, im vermutlichen Sinne ihres/ihrer Verwandten, in dessen/deren Teilnahme an der Erhebung der Beobachtungsdaten ein. Eine Person stellt für das Dissertationsvorhaben eine Videokassette mit Aufnahmen von ihrem/ihrer Angehörigen aus dem Jahr 1997 zur Verfügung. Es sind während des Aufenthaltes des Patienten/der Patientin in einer Einrichtung der neurologischen „Behandlungs- und Rehabilitationsphase B" (siehe Teil I Kapitel 1.3.2) verschiedene therapeutische Sitzungen gefilmt worden, um seinen/ihren Rehabilitationsverlauf zu dokumentieren.

Für die Expertengespräche wird von der Einrichtung ein Seminarraum, der sonst für Dienstbesprechungen, innerbetriebliche Fortbildungen oder Treffen der Angehörigengruppe von der speziellen Pflegeabteilung genutzt wird, zur Verfügung gestellt, so dass die Interviews in einer für die Experten/Expertinnen vertrauten, jedoch weitgehend ungestörten Umgebung stattfinden können. Zwei Mal wird für die Interviews auf das Büro der Stationsleitung zurückgegriffen, weil der Seminarraum für Dienstbesprechungen genutzt werden muss. Mit zwei der drei interviewten Angehörigen wird das Expertengespräch wunschgemäß im Zimmer und in Anwesenheit ihres/ihrer Verwandten geführt. Insgesamt werden in der Erhebungsphase 17 Expertengespräche mit Pflegenden, anderen Therapeuten/Therapeutinnen und Angehörigen geführt. Während sich zügig Experten/Expertinnen für ein Interview finden lassen, ist die Bereitschaft der Pflegenden für die Teilnahme an einer Beobachtung eher zurückhaltend. Erst in der zweiten Woche des Erhebungszeitraumes erklären sich zwei Mitarbeiter/Mitarbeiterinnen mit einer Videoaufnahme einverstanden. Eine der beiden Personen hat bereits in einem früheren Arbeitsfeld Erfahrungen mit Videoaufnahmen gemacht und bewertet diese als bereichernd und hilfreich für die eigene berufliche Praxis. Die zwei Mitarbeiter/Mitarbeiterinnen berichten, die Erfahrung des Expertengespräches habe ihnen Sicherheit gegeben und sie ermutigt, an der Beobachtung teilzunehmen. Es entstehen insgesamt drei 15-minütige Videoaufzeichnungen, für die die Einrichtung das notwendige technische Gerät zur Verfügung stellt. Drei Patienten/Patientinnen nehmen an der Beobachtung teil. Dabei entscheiden die Pflegenden selbst, mit welcher der drei Personen sie gern in einer pflegerischen Alltagssituation beobachtet werden möchten. Um weitere Hintergrundinformationen zu gewinnen und über die Dissertationsstudie zu informieren, ist über die Interviews hinaus jeweils ein Gespräch mit dem Sozialpädagogen/der Sozialpädagogin, dem zuständigen Mediziner/der zuständigen Medizinerin sowie der Pflegedienstleitung durchgeführt worden. Die Autorin nimmt außerdem an einem der regelmäßig stattfindenden Treffen der Angehörigengruppe teil und präsentiert dort ebenfalls das Forschungsvorhaben.

Nachdem nun die Rahmung der Datenerhebung im Sinne der Organisation und Realisierung des Feldzuganges erfolgt ist sowie ein entsprechendes Bild über die Datengewinnung skizziert wurde, soll nun die Analyse des Datenmaterials thematisiert werden. Die Informationen aus der Erfassung der „Fragen zur Person", die Interviewtranskripte, die Niederschrift des Postskriptums, die Videosequenzen sowie die Daten aus der „Nachbesprechung der Beobachtung" bilden das Datenmaterial, das im Nachfolgenden in der Weise, wie sie bereits theoretisch geschildert worden ist, ausgewertet wird. Es werden – in dieser Reihenfolge – die verbalen und audio-visuellen Daten analysiert sowie die Ergebnisse dargestellt und jeweils in Bezug zu den differenzierenden Fragestellungen gesetzt.

> „Der größte Teil unseres Alltagswissens ist uns so zur Gewohnheit geworden, daß wir es normalerweise gar nicht mehr bemerken, zumindest solange nicht, wie es ‚wie gewohnt' funktioniert."
> (Hitzler 1994: 13)

3.0 Die Analyse des verbalen Datenmaterials

Zusammenfassung: Es werden Interviewpassagen aus insgesamt 17 Expertengesprächen inhaltsanalytisch ausgewertet. Die Analyse der Entstehungssituation zielt darauf ab, die Expertenrunde vorzustellen und die konkreten Bedingungen zu beschreiben, unter denen das Datenmaterial erhoben wird. Es werden formale Charakteristika des Datenmaterials erläutert, indem die Transkriptionsnotation (Alheit, Haack, Hofschen 1999) und die Vorgehensweise bei der Transkription vorgestellt wird. Bei der Auswertung des verbalen Materials geht es in Anlehnung an die LASSWELL'sche Formel um die Analyse des „was" (Mayring 1997: 50). Die differenzierenden Fragestellungen beziehen sich auf die „äußeren" Verhaltensweisen von Patienten/Patientinnen, über die die Experten/Expertinnen berichten sowie auf die entsprechenden Deutungen zum „inneren" Verhalten.

Die Informationen aus dem Erfassungsbogen der „Fragen zur Person" bilden den Fundus für die Vorstellung der Expertenrunde, während die Erinnerungsprotokolle in beschreibende Elemente des allgemeinen Eindruckes beziehungsweise von Besonderheiten bei der Durchführung der Interviews, das heißt in die „Analyse der Entstehungssituation", einfließen. Wesentlich sind hier die Bemerkungen zur ersten Kontaktaufnahme mit den Informanten/Informantinnen und zu Störungen der Gespräche. Bezogen auf das Datenmaterial der Interviews kommt größtenteils die zusammenfassende Inhaltsanalyse mit dem Ziel der Entwicklung eines Kategoriensystems zur konkreten Anwendung. Einige Passagen werden begründet deskriptiv reproduziert. Dabei handelt es sich einerseits um die Ausschnitte der Expertengespräche, durch die sich der möglichen Existenz begünstigender Bedingungen für die Wahrnehmung von Verhaltensweisen der Patienten/Patientinnen durch die Befragten angenähert werden kann. Falls diese Bedingungen vorhanden sind, werden darüber hinaus auch die Informationen relevant, die darauf hinweisen, *ob* beziehungsweise *wie* sich die Experten/Expertinnen diese Bedingungen aktiv arrangieren. Hier werden vor allen Dingen die Interviews mit der Berufsgruppe der Pflegenden im Hinblick auf die Organisation der Arbeit die Datenbasis bilden. Andererseits werden die Visionen der Befragten im Hinblick auf Bedingungen, die aus ihrer Sicht eine bestmögliche Pflege und Rehabilitation für Erwachsene im Wachkoma ermöglichen würden, beschreibend zum Abschluss des Kapitels über die Analyse der verbalen Daten zusammengefasst.

3.1 Die Festlegung des Materials

Dem Kategoriensystem werden die Fragen danach, ob und aus welchen Gründen ein Experte/eine Expertin einen Patienten/eine Patientin für die Beschreibung eines Tagesablaufes gewählt und in Erinnerung behalten hat, zugrunde gelegt. Dabei handelt es sich um die Leitfragen (3a) bis (4). Außerdem werden die als besonders angenehm wie auch problematisch erlebten und verbalisierten Erfahrungen der Pflegenden, Therapeuten/Therapeutinnen und Angehörigen mit Patienten/Patientinnen für die Kategorienbildung genutzt, also die fünfte und sechste Leitfrage inklusive der jeweils subsumierten Fragen nach den (vermuteten) Gedanken und Gefühlen der Akteure/Akteurinnen. Darüber hinaus bilden Interviewpassagen, die außerhalb der genannten Leitfragen mit dem Gegenstand des Verhaltens befasst sind, einen Datenpool für die Kategorienbildung. Diese Gesprächsauszüge bergen inhaltstragende Informationen zum eigentlichen Thema der Erfassung und Systematisierung des Erfahrungswissens ausgewählter Pflegender, Therapeuten/Therapeutinnen und Angehöriger über das „äußere" und „innere" Verhalten von Erwachsenen mit einem länger als ein halbes Jahr andauerndem Wachkoma. Es werden Interviewpassagen aus insgesamt 17 Expertengesprächen ausgewertet. Dabei handelt es sich um Interviews mit:

- 3 Personen mit einem Examen in der Krankenpflege
- 2 Personen mit einem Examen in der Kinderkrankenpflege
- 3 Personen mit einem Abschluss in der Altenpflege
- 1 Person mit einem Abschluss in der Heilerziehungspflege
- 1 Person mit einem Examen in der Pflegehilfe
- 2 Personen ohne Examen in der Pflege („pflegerische Hilfskräfte")
- 1 Person mit einem Abschluss in der Ergotherapie
- 1 Person mit einem Abschluss in der Krankengymnastik
- 3 Angehörige von Erwachsenen mit der medizinischen Diagnose des „apallischen Syndroms"

= 17 Experten und Expertinnen

Alle Personen erfüllen den Expertenstatus in den bereits aufgezeigten Kriterien (siehe Teil II Kapitel 1.2.1).

3.2 Experten und Expertinnen ergreifen das Wort – Die Analyse der Entstehungssituation

Die Analyse der Entstehungssituation zielt darauf ab, die Expertenrunde vorzustellen und die konkreten Bedingungen zu beschreiben, unter denen das Datenmaterial erhoben wird. Diese Schilderung stellt eine Erweiterung der bereits beschriebenen Organisation und Realisierung des Feldzuganges sowie der Datengewinnung dar (siehe Teil II Kapitel 2.0). Die Vorstellung der Experten und Expertinnen beruht im Wesentlichen auf einer Auswertung der „Fragen zur Person". In die Beschreibung der Bedingungen, unter denen die einzelnen Interviews geführt werden, fließen insbesondere ausgewählte Informationen aus dem Postskriptum ein, da hier beispielsweise die erste persönliche Kontaktaufnahme der Datenerheberin mit dem Experten/der Expertin schriftlich fixiert ist. Darüber hinaus sind in den jeweiligen Erinnerungsprotokollen Besonderheiten der äußeren Situation, wie zum Beispiel Störungen des Gespräches, niedergeschrieben. Zunächst wird nun die Gruppe der Pflegenden und anderen Therapeuten/Therapeutinnen charakterisiert, die anders als die drei Angehörigen ein Verhältnis zu den Patienten/Patientinnen innehaben, das einen beruflichen Ausgangspunkt hat. Daran schließt sich eine genauere Betrachtung der Angehörigen an. Die Tabelle II/3/1 fasst, neben den Eigenschaften der interviewten Pflegenden und Therapeuten/Therapeutinnen, ihre entsprechende Anzahl zusammen, wobei sich die Informationen auf das Jahr 1999, also dem Zeitpunkt der Datenerhebung, beziehen. Von den 14 Pflegenden und Therapeuten/Therapeutinnen sind drei der Experten/Expertinnen männlichen und elf weiblichen Geschlechts. Das Durchschnittsalter der Experten/Expertinnen beträgt annähernd 32 Jahre und bewegt sich zwischen 21 und 46 Jahren. Dabei sind fünf Personen zwischen 20 und 29 Jahre alt, sechs zwischen 30 und 39 Jahre sowie drei Personen zwischen 40 und 50 Jahre alt. Im Durchschnitt verfügen die Interviewten über knapp neun Jahre Gesamtberufserfahrung nach dem Examen, wobei bei den Personen ohne ein Examen in der Pflege die Zeit berücksichtigt wird, die sie als so genannte „pflegerische Hilfskraft" erwerbstätig sind. Dies wird in der Tabelle II/3/1 als „Arbeitserfahrung" bezeichnet. Vier der Experten/Expertinnen haben insgesamt vier Jahre Berufs- beziehungsweise Arbeitserfahrung, vier weitere zwischen sechs und zehn Jahren und sechs Personen elf bis 15 Jahre. In der speziellen Pflege mit schwerstbeeinträchtigten Menschen arbeiten alle Experten/Expertinnen im Schwerpunkt seit der Eröffnung des besonderen Pflegebereichs der Einrichtung, wobei neun Experten/Expertinnen, die zuvor in der Altenpflege tätig waren, früher bereits vereinzelt Personen mit schwersten Beeinträchtigungen gepflegt haben. Zehn Mitarbeiter/Mitarbeiterinnen sind auf der Station seit zwei Jahren tätig, vier weitere seit einem Jahr und weniger. Vier der Interviewten haben eine oder mehr Fortbildungen beziehungsweise eine Weiterbildung absolviert: dabei handelt es sich im Hinblick auf die Fort- oder Weiterbildungen inhaltlich um einen Kurs zur „Basalen Stimulation", einer Kinästhetik-Fortbildung, einem Bobath-Grundkurs, eine Osteoporose-Fortbildung sowie eine Weiterbildung in Gerontopsychiatrie. Im Hinblick auf die wöchentliche Arbeitszeit besetzen drei Teammitglieder je eine halbe Stelle mit 20 Stunden. Eine Person ist 25 Stunden erwerbstätig. Vier Experten/Expertinnen haben eine wöchentliche Arbeitszeit von jeweils 30 Stunden sowie einer/eine 35 Stunden. Mehr als ein Drittel der befragten Personen (fünf Mitarbeiter/Mitarbeiterinnen) haben je eine Vollzeitstelle mit 38,5 Stunden inne.

Drei Angehörige erklären sich für ein Expertengespräch bereit. Ihren jeweiligen Verwandten wurde im Alter von 21, 33 und 35 Jahren die medizinische Diagnose des „apallischen Syndroms" zugeschrieben. Die Angehörigen haben zu ihren Verwandten seit der Akutphase, die zur Zeit der Datenerhebung zwei, drei und neun Jahre zurückliegt, bis hin zur Verlegung in den Langzeitpflegebereich, Kontakt halten können. Die Angehörigen besuchen ihre Verwandten mehrmals in der Woche.

Tabelle II/3/1: Eigenschaften der Gruppe der Pflegenden, Therapeuten/Therapeutinnen und die entsprechende Anzahl der Pflegenden, Therapeuten/Therapeutinnen (n = 14)

Eigenschaften der Gruppe der Pflegenden, Therapeuten/Therapeutinnen	Anzahl
weiblich	11
männlich	3
20-29 Jahre	5
30-39 Jahre	6
40-50 Jahre	3
Berufserfahrung nach dem Examen/Arbeitserfahrung in der Pflege: < 5 Jahre	4
Berufserfahrung nach dem Examen/Arbeitserfahrung in der Pflege: 6-10 Jahre	4
Berufserfahrung nach dem Examen/Arbeitserfahrung in der Pflege: 11-15 Jahre	6
Berufserfahrung/Arbeitserfahrung auf der Station: <= 1 Jahr	4
Berufserfahrung/Arbeitserfahrung auf der Station: = 2 Jahre	10
Fortbildung/Weiterbildung	4
Arbeitszeit – Teilzeit: 20 Stunden	3
Arbeitszeit – Teilzeit: 25 Stunden	1
Arbeitszeit – Teilzeit: 30 Stunden	4
Arbeitszeit – Teilzeit: 35 Stunden	1
Arbeitszeit – Vollzeit: 38,5 Stunden	5

Die Interviews dauern, wie geplant, eine bis 1,5 Stunden. Da sich die Datengewinnung über einen mehrwöchigen Zeitraum erstreckt und in den meisten Fällen in einem gesonderten Raum der Abteilung stattfindet, gibt es zu den einzelnen Experten und Expertinnen – mit einer Ausnahme – bereits vor dem eigentlichen Interview persönliche Kontakte. Durch die Vorab-Kontakte besteht die Möglichkeit, dass die Person der Datenerheberin zumindest ein wenig vertrauter und einschätzbarer für die Interviewten wird, die ihr erstes Expertengespräch im Rahmen einer wissenschaftlichen Forschung geben und entsprechend verunsichert sein können. So ist im Erinnerungsprotokoll von sieben Expertengesprächen notiert, dass die Interviewten zunächst auf die Datenerheberin nervös wirken, eine Person sagt beispielsweise, sie sei seit Dienstbeginn um 6.00 Uhr aufgeregt, weil das Gespräch bevorstehe. Drei Interviews sind im Verlauf kurz gestört worden. Zweimal betritt eine Person versehentlich den Raum, beim dritten

Mal wird an den Experten/die Expertin von einem Kollegen/einer Kollegin eine Nachfrage gerichtet. Die Unterbrechungen wirken sich nicht merklich auf den Fluss des jeweiligen Gespräches aus. Die Teilnahme an einem Interview ist, wie bereits aufgezeigt, informiert und freiwillig: Zu Beginn jeden Gespräches erfolgt nochmals eine mündliche Information über das Dissertationsvorhaben durch die Datenerheberin, und es besteht für die Interviewten die Möglichkeit, Nachfragen zu stellen, falls noch Unklarheiten bestehen (siehe Teil II Kapitel 1.5.2). Dabei wird darauf hingewiesen, dass die Datenerheberin auch später für Auskünfte zum Untersuchungsvorhaben zur Verfügung steht. Danach lesen die Interviewpartner/Interviewpartnerinnen, sofern sie zuvor noch keine Gelegenheit dazu hatten, die schriftliche Einverständniserklärung durch und unterzeichnen diese. Die Interviewten erhalten jeweils ein Exemplar der Erklärung zum Verbleib. Daraufhin wird, nach einer Ankündigung, das Aufnahmegerät eingeschaltet, damit bis zur Einstiegsfrage noch Zeit vorhanden ist, sich an die Situation zu gewöhnen. Anschließend beantwortet der Experte/die Expertin (mit Ausnahme der Angehörigen) schriftlich die „Fragen zur Person", wobei über die jeweiligen Antworten häufig bereits das Gespräch beginnt und ein Zugang zueinander gefunden wird. Die Experten und Expertinnen zeigen sich insgesamt als sehr interessiert und aufgeschlossen für die Themen des Gesprächs und entfalten anschaulich ihre Sicht auf die Dinge. Oft beginnen die Informanten/Informantinnen bereits während der zweiten Leitfrage über ihre Erfahrungen und Erlebnisse mit Patienten/Patientinnen zu berichten. Dies wird insbesondere durch die Wahl einer bestimmten Person, anhand der die Experten/Expertinnen exemplarisch einen Tagesablauf schildern, ausgelöst und begünstigt, weil sie berichten, warum sie gerade *diese* gewisse Person ausgesucht haben. Während zweier Gespräche zieht die jeweilige interviewte Person zeitweise Beispiele und Vergleiche aus dem Familienleben heran. Im Gegensatz zur Auffassung von MEUSER und NAGEL werden diese Interviews jedoch nicht, wie schon gesagt, als misslungene Form von Expertengesprächen bewertet, sondern mit HONER als eine Erweiterung des Datenfundus betrachtet (Meuser, Nagel 1991: 450; Honer 1994: 634). Eine „Gegenseitigkeit", wie MAYRING es nennt, kann insofern hergestellt werden, als dass den Experten und Expertinnen nach Abschluss der Arbeit die Ergebnisse präsentiert werden sowie der Abteilung ein Exemplar der Dissertation zur Verfügung gestellt werden soll. Einige Experten/Expertinnen bemerken im Anschluss an die Interviews sinngemäß, dass viele Dinge, die sie tun, „automatisch" erfolgen würden und ihnen durch das Gespräch wieder „Gedanken dazu gekommen wären". So kann angenommen werden, dass der Eigennutz der Interviews für die Teilnehmenden in der Möglichkeit zu sehen ist, einen Impuls erhalten zu haben, das eigene Verhalten für sich selbst zu reflektieren.

3.3 Formale Charakteristika des Materials
Für die Transkription des Datenmaterials bildet die „Transkriptionsnotation" von ALHEIT, HAACK, HOFSCHEN et al. (1999: 1093) eine Orientierungsgrundlage. Die gesprochene Sprache wird vollständig unter Einschluss von Ausdrücken wie beispielsweise „äh", „ähm" oder „hm" transkribiert. Charakterisierungen für

die Sprechgeschwindigkeit ((langsam)) und Lautstärke ((leise)), werden ebenso wie eigenständige non-verbale Ausdrucksaktivitäten ((lachend)) in einer doppelten Klammer nach der jeweiligen Verbalisierung notiert. Pausen werden, sofern sie als solche von den Transkribierenden wahrgenommen werden, folgendermaßen festgehalten: (...Pause...), wobei auf die Dokumentation der Zeitdauer verzichtet wird, da sie für die Analyse nicht von Relevanz ist. Undeutliche verbale Aktivitäten der Interviewten oder Interviewenden, die von den Personen, die die Daten übertragen, nicht verstanden werden, werden in einfachen Klammern mit drei Fragezeichen (...???...) protokolliert. Werden von einem Akteur/einer Akteurin nach Ansicht der Transkribierenden Worte besonders betont, so werden diese **fettgedruckt**. Den Fragen und Aussagen der Interviewerin wird ein „I.:" vorgeschaltet, für Sprechpassagen des Experten/der Expertin kommt die Kennzeichnung „P.:" zum Tragen. Namen, die im Interview genannt werden, werden mit dem Ausdruck „Name" anonymisiert. Die beschriebenen Transkriptseiten werden halbseitig, um Raum für Anmerkungen zu schaffen, und einzeilig beschrieben, wobei die Zeilen und Seiten durchgehend numeriert werden.

Sechs Tonbandaufnahmen werden von einer Studentin der Kulturwissenschaft/Soziologie und zwei von einer Diplom-Psychologin übertragen. Beide haben eine Schweigepflichtserklärung unterzeichnet. Neun Interviews werden nach und nach von der Autorin über einen Zeitraum von gut einem Dreivierteljahr selbst transkribiert. Diese Zeitspanne liegt darin begründet, dass sich die Transkription der Daten als eine sehr zeitaufwändige und arbeitsintensive Tätigkeit herausstellt, die ein hohes Maß an Konzentration erfordert, auch weil zum Teil sehr leise oder undeutlich gesprochene Passagen zu hören sind. Dies scheint allerdings gerade unter Berücksichtigung der vermutlich emotional sehr beanspruchenden Thematik nicht verwunderlich, wie von denjenigen, die an der Transkription teilgenommen haben, diskutiert und im Ergebnis angenommen wird. Außerdem steht nur zu begrenzten Zeiten ein Wiedergabegerät, das von der Universität ausgeliehen werden kann, zur Verfügung, so dass längere Pausen zwischen der Erstellung der einzelnen Transkripte entstehen. Nach der Transkription der 17 Expertengespräche stehen für die Datenanalyse 653 Seiten schriftlich fixierten Datenmaterials zur Verfügung.

3.4 „Was wird gesagt" oder die Bestimmung der Richtung der Analyse

Wie bereits ausgeführt, wird es bei der Auswertung der genannten Interviewpassagen unter Bezugnahme auf die LASSWELL'sche Formel: „Wer sagt was, mit welchen Mitteln, zu wem, mit welcher Wirkung?" (Mayring 1997: 50) um die Analyse des „was" gehen, aus dem das „Überindividuell-Gemeinsame" (Meuser, Nagel 1991: 452) herauskristallisiert wird. Das heißt, Aussagen zum Verhalten von Personen im Wachkoma und dessen Deutung durch Pflegende, Therapeuten/Therapeutinnen und Angehörige stehen im Mittelpunkt um herauszufinden, welches Wissen ausgewählte Experten und Expertinnen diesbezüglich ausgebildet haben. Dies wiederum soll eine Basis für die Ableitung von Handlungsorientierungen ermöglichen.

3.5 Ablaufmodell der Analyse

Im Folgenden werden die Analyseeinheiten festgelegt sowie die eigentliche zusammenfassende Inhaltsanalyse mit ihren fünf Schritten realisiert (siehe Teil II Kapitel 1.4.1). Es werden alle Aussagen der Experten/Expertinnen in einem einzelnen Interview zu den folgenden differenzierenden Fragestellungen in die Kategorisierung einbezogen, also alle unmittelbar wahrnehmbaren Aktivitätsformen des „äußeren" Verhaltens sowie Vermutungen zum „inneren" Verhalten:

- Über welche „äußeren" Verhaltensweisen von Erwachsenen, die unter den Bedingungen des Wachkomas leben, berichten die Experten und Expertinnen?
- Wie deuten die Experten und Expertinnen die beobachteten „äußeren" Verhaltensweisen im Hinblick auf das vermutete „innere" Verhalten eines Patienten/einer Patientin im Wachkoma?

Von Bedeutung sind infolgedessen die Interviewpassagen, in denen die Befragten sich auf eine „äußere" Verhaltensweise eines konkreten Patienten/einer konkreten Patientin, die sie selbst beobachtet haben, beziehen. Darüber hinaus sind allgemeine Äußerungen der Interviewten über eine beobachtete „äußere" Verhaltensweise relevant, also solche, die nicht auf einen bestimmten Menschen rückschließen lassen. Überdies sind für die differenzierenden Fragestellungen die Berichte wichtig, die auf Aussagen über „äußeres" Verhalten von Patienten/Patientinnen beruhen, die den Informanten/Informantinnen von Dritten zugetragen wurden. Alle Bemerkungen, die beobachtetes Verhalten von Menschen im Wachkoma deuten, sind grundsätzlich wesentlich. Für die Reihenfolge der Einzelauswertungen der Interviews wird sich an die zeitliche Erhebungsabfolge der Expertengespräche gehalten. Die Kodiereinheit, das heißt der kleinste Textbestandteil, der analysiert werden kann, ist ein Wort. Die Kontexteinheit, das bedeutet, der größte Textbestandteil, der kategorisiert wird, stellt eine Sinneinheit in Bezug auf die Schilderung von beobachtetem beziehungsweise gedeutetem Verhalten dar und kann von daher eine Interviewpassage von mehreren Sätzen umfassen. Im Hinblick auf die Auswertungseinheit werden die Textbestandteile eines einzelnen Expertengespräches in der chronologischen Abfolge des Interviews ausgewertet (Mayring 1997: 53). Zunächst werden alle Fundstellen, die vor dem Hintergrund der differenzierenden Fragestellungen relevante Textpassagen sind, im jeweiligen Expertengespräch farblich markiert und anschließend ein Reduktionsschema (siehe Teil II Kapitel 1.4.1) erstellt. Auf dieser Basis erfolgt die Kategorisierung in der bereits theoretisch geschilderten Vorgehensweise, das heißt die Textpassagen werden zunächst einzeln für jedes Interview paraphrasiert, generalisiert und reduziert sowie im Anschluss, bezogen auf die Gesamtanzahl der Interviews, eine „Erste -" und „Zweite Reduktion" vorgenommen (Mayring 1997: 62; siehe Teil II Kapitel 1.4.1).

Im Folgenden werden die Ergebnisse der Auswertung der Interviewdaten dargestellt. Zunächst wird es darum gehen, in ausgewählten Aspekten zu beschreiben, wie die Mitarbeiter und Mitarbeiterinnen die alltägliche Arbeit auf der Station organisieren. Außerdem wird der Frage nachgegangen, inwiefern bestimmte Bedingungen notwendig sind, um Verhalten von Patienten/Patientinnen beobachten und angemessen deuten zu können beziehungsweise wie sie möglicherweise von den Akteuren/Akteurinnen initiiert werden. Danach werden die Beobachtungen, die sich zum „äußeren" Verhalten aus den Experteninterviews extrahieren lassen, fokussiert. Im Anschluss daran werden Interviewpassagen dargestellt, durch die besonders prägnant die Erfahrungen der Experten/Expertinnen zum „äußeren" und „inneren" Verhalten von Erwachsenen in einem länger als sechs Monate andauernden Wachkoma zum Ausdruck kommen. Hierdurch wird ein Teil des Alltagswissens, das so zur Gewohnheit geworden ist, dass es normalerweise kaum noch bemerkt wird, sondiert.

„Sehnsucht kann man zum Glück nicht verlernen."
(Grönemeyer 2002)

4.0 Die Ergebnisse der Analyse

Zusammenfassung: Der Datenpool für das Kategoriensystem sind sowohl die als angenehm als auch die als unangenehm erlebten und verbalisierten Erlebnisse der Pflegenden, Therapeuten/Therapeutinnen und Angehörigen mit Patienten/Patientinnen sowie die Interviewpassagen, die außerhalb der genannten Leitfragen mit dem Gegenstand des Verhaltens befasst sind. Es entsteht ein fallübergreifendes Kategoriensystem mit insgesamt 12 Kategorien zum „äußeren Verhalten", das sich wiederum in Subkategorien gliedert und 31 Assoziationen zum „inneren" Verhalten. Dieses wird durch Ankerbeispiele illustriert. Im Hinblick auf Bedingungen für eine „bestmögliche" Pflege betonen die Experten und Expertinnen die Wichtigkeit der räumlichen Ausstattung und Gestaltung von Zimmern beziehungsweise einer Abteilung der Langzeitpflege. Außerdem wird auf die Fort- und Weiterbildung, die Form der Zusammenarbeit sowie die persönliche Haltung von Mitarbeitern/Mitarbeiterinnen zu Personen im Wachkoma eingegangen.

Um die Beschreibung der Analyseergebnisse der verbalen Daten im logischen Zusammenhang behandeln zu können, wird im Verlauf der Darstellung die Fokussierung geändert.

In Anlehnung an den Leitfaden der Expertengespräche wird zunächst der Blickwinkel auf die Pflegenden gerichtet, indem sie bezüglich der Arbeitsorganisation zu Wort kommen. Hier werden allgemein begünstigende Bedingungen für die Chance zur Wahrnehmung und Deutung von Verhaltensweisen eines Patienten/einer Patientin durch die Pflegenden sondiert und dahingehend untersucht, inwieweit sie von den Interviewten inszeniert werden. Danach werden Beobachtungen zum „äußeren" Verhalten von Erwachsenen in einem länger als sechs Monate andauernden Wachkoma aus der Sicht ausgewählter Experten und Expertinnen geschildert.

Im Anschluss daran erfolgt eine Veränderung des Fokus, indem versucht wird, sich aus der Sicht der Expertenrunde in die Position der Patienten/Patientinnen zu versetzen und deren Verhalten, neben einer meist situationsbezogenen Beschreibung, zu interpretieren. In diesem Zusammenhang ist anzumerken, dass Beobachtungen zum „äußeren" Verhalten und dessen Deutung durch die Experten/Expertinnen sich oft auf Erlebnisse und Erfahrungen beziehen, die die Befragten mit vier bestimmten Patienten/Patientinnen, die in der Abteilung leben, ausgebildet haben. Diesen vier Erwachsenen wurde laut Patientenakte die medizinische Diagnose des „apallischen Syndroms" zugewiesen. Sie sind 1999, also zum Zeitpunkt der Datenerhebung, 21, 31, 33 und 62 Jahre alt. Alle vier Patienten/Patientinnen sind zum Zeitpunkt der Traumatisierung über 18 Jahre alt und leben länger als sechs Monate unter den Bedingungen des Wachkomas und entsprechen damit den Vorbedingungen dieser Untersuchung.

Bei allen in dieser Arbeit exemplarisch aufgeführten Gesprächsauszügen sind die Ausschnitte, durch die auf Personen oder Orte rückgeschlossen werden könnte, ausgelassen. Alle genannten Personennamen sind geändert, um die Anonymität der Beteiligten zu wahren.

4.1 Die Sicht der Pflegenden über begünstigende Bedingungen für die Wahrnehmung von Verhaltensweisen der Patienten/Patientinnen

Die Pflegenden berichten, dass sie zu Beginn des Früh- oder Spätdienstes besprechen, wer jeweils während des gesamten Dienstes für welche Patienten und Patientinnen zuständig ist. Zu dieser Zuständigkeit gehören neben der Pflege des jeweiligen Patienten/der jeweiligen Patientin auch Tätigkeiten wie beispielsweise das Blumengießen oder das Auffüllen von Material im Zimmer der zu pflegenden Person. Von Montag bis Freitag ist ein Pflegender/eine Pflegende für die Pflege von drei bis fünf und am Wochenende für sechs bis sieben Patienten/Patientinnen verantwortlich. Bei der Einteilung der Arbeit werden so genannte „Vorlieben" der Pflegenden, insbesondere die der Vollzeitkräfte, in Bezug auf die Auswahl der Patienten/Patientinnen berücksichtigt: *„Wir suchen uns dann auch die Bewohner aus, also wir haben schon unsere Lieblinge, da können wir dann auch hin, meistens funktioniert das denn auch so"* (2/2/22). Mitarbeiter/Mitarbeiterinnen, die Teilzeit erwerbstätig sind, wechseln häufiger die Patienten/Patientinnen: *„Gut dann so als Teilzeit so ist das so automatisch eben auch, dass man halt mehr wechselt so, also"* (5/4/106). Es wird angenommen, dass gerade ein ähnliches Alter eines/einer Pflegenden und eines Patienten/einer Patientin zu einem „besseren Bezug" zwischen den beiden Personen führt, der aus der Perspektive der Pflegenden wichtig ist, damit sie einen Patienten/eine Patientin „gern" pflegen. Es wird vermutet, dass bei einem ähnlichen Alter eher Gemeinsamkeiten zu finden sind wie beispielsweise ein ähnlicher Musikgeschmack. Dies wiederum lässt möglicherweise den Aufbau einer Beziehung zum Patienten/zur Patientin besser gelingen. Aber auch andere Berührungspunkte spielen in diesem Zusammenhang eine Rolle, so kann es sein, dass eine pflegende Person durch das Alter des Patienten/der Patientin an die eigenen Kinder erinnert wird, denen ähnliches wie dem Patienten/der Patientin passieren könnte: *„Aber vielleicht habe ich deshalb ein bisschen besseren Bezug, weil sie genauso alt ist wie ich. Das kann natürlich sein, dass ich sie deshalb auch ganz gern pflege"* (3/6/233). *„Ach, ich gehe gerne, ja, sag ich mal, bloß weil ich ja nun auch etwas jünger bin, gehe ich auch gern zu jüngeren, sag ich mal, weil ich da vielleicht auch mehr besser eine Beziehung aufbauen kann, zum Beispiel Herr Schmidt, irgendwie, der ist noch relativ jung, sag ich mal, so. Aber das sind auch so gewisse Sachen so, die, ähm, naja, er hat, er hört irgendwie die gleiche Musik, wie ich auch hab und so, ich sag mal, so kann man sich so ein bisschen so auf einen Nenner kommen, so im großen und ganzen (...) weil es Gemeinsamkeiten gibt, ja wahrscheinlich deswegen hauptsächlich auch, ne (...)"* (7/3/65). *„Also Meret ((räuspern)) mag ich ganz gerne. Auch so, ja vielleicht vom Alter her (...) Meret, sie ist 21 (...) sie hatte einen Autounfall und das ist so alltäglich, was passieren kann, was auch meinen Kindern passieren könnte so (...) Ich gehe* *auch nicht immer da rein, so ist das nicht, aber, aber, die mag ich ganz gern"* (6/6/219). Die Erschließung des Musikgeschmackes eines Patienten/einer Patientin erfolgt im wesentlichen durch die Sichtung der CD's, die Angehörige für ihren Verwandten/ihre Verwandte mit in die Abteilung bringen. Diese CD's stammen dann oft aus der Sammlung des Patienten/der Patientin, die er/sie vor dem traumatischen Ereignis begonnen hat. Darüber hinaus werden Angehörige nach Möglichkeit von den Pflegenden oder den anderen Therapeuten/Therapeutinnen über die Musik, die eine zu pflegende Person prätraumatisch bevorzugt gehört hat, befragt. Das heißt, der Kontakt zwischen Pflegenden und Angehörigen ist für den gelungenen Aufbau einer Beziehung zum Patienten/zur Patientin wichtig. Es scheint für den Bezug zwischen Pflegendem/Pflegender und Patient/Patientin von Relevanz zu sein, inwiefern die Interviewten beobachten können, ob ein Patient/eine Patientin auf ihr Handeln reagiert. Dies „baut" eine pflegende Person „auf" beziehungsweise, sie freut sich in solch einem Moment: *„Die Meret, die lächelt mich an, also die lächelt, ne. (...Pause...) Das baut halt auf"* (6/28/1308). *„Ich meine ihren Musikgeschmack einschätzen zu können, dass ich nun ihr Musik anmache so und dann, ja, vielleicht lächelt sie ja manchmal so und dann freue ich mich in diesem Moment so"* (7/11/457). Als wichtig sowohl für die Wahrnehmung von Verhalten eines Patienten/einer Patientin als auch für die Interpretation einer Beobachtung durch die Experten/Expertinnen erachten die Interviewten, einen bestimmten Patienten/eine bestimmte Patientin „gern" zu pflegen. Dies begünstigt ungefähr zu wissen, wie eine zu pflegende Person reagiert, wie auch einige Reaktionen eines Patienten/einer Patientin zu „sehen", denn: *„Wenn man länger hier ist, man hat seine bestimmten Patienten, wo man auch gerne hingeht, wo man auch sagen kann, ich weiß ungefähr, wie der reagiert irgendwie (...) Ja, weil man bei ihr auch manchmal so bemerken kann, wenn irgendwelche bestimmten Personen zu ihr kommen, dass sie dann ganz bestimmt darauf reagiert, dass sie dann anfängt zu lächeln oder wie auch immer. Und ich finde, da kann man halt schon manchmal so ein paar Reaktionen sehen"* (3/3/51). Ein Patient/eine Patientin freut sich auf den/die Pflegende, die oft gemeinsam mit ihm/ihr handelt. Dies wird nach Expertenmeinung daran deutlich, dass von Pflegenden Reaktionen des Patienten/der Patientin beobachtet werden können: *„Denn beispielsweise freut sich ja nun Herr Wasse nun, wenn Schwester Amrei da rein kommt so, dann merkt man auch so, wenn es dann so ein bisschen, weil sie auch sehr oft da drin ist und so, äh, da kommt schon was wieder, sag ich mal so"* (7/6/227). Wenn sich ein Patient/eine Patientin an den Arbeitsrhythmus eines bestimmten Pflegenden/einer bestimmten Pflegenden gewöhnt hat, und er/sie weiß, was die pflegende Person vor hat, dann kann sich dies im Verhalten eines Patienten/einer Patientin ausdrücken. Jenes wird im Kreis der Kollegen und Kolleginnen registriert und nimmt auf die Arbeitsorganisation dahingehend Einfluss, als dass bestimmte Pflegende für bestimmte Patienten oder Patientinnen während ihres Dienstes zuständig sind: *„Und die gewöhnen sich auch an unseren Rhythmus an unseren Arbeitsablauf, sie wissen dann auch schon, was wir nun vorhaben, und wie wir* *das durchführen, weil jeder hat auch seine anderen Handlungsweisen. (...) Man bekommt so ein Gespür dafür. Ich denke mal, also ich bekomme irgendwie so ein Gespür. Wo auch eine Abwehr ist, wo auch ein Lächeln teilweise ist oder ein Schmunzeln auch schon mal, wenn irgendwas ist. Und die Kollegen merken das auch. Da sagt man: ‚Geh du da man bei, da kommst du besser mit klar'. Man merkt das schon"* (12/3/60). Sobald jedoch die Gelegenheit zur Pflege eines Patienten/einer Patientin verhältnismäßig selten gegeben ist, kann es infolgedessen sein, dass Pflegende das Gefühl haben, „nicht ganz so viel Bezug" zum Patienten/zur Patientin zu bekommen, wodurch es schwierig wird, die Wünsche eines Patienten/einer Patientin einzuschätzen: *„Dass man dann zu irgendwelchen Leuten geht, wo man nicht so oft ist, und dann kriegt man halt nicht ganz so viel Bezug. Man macht natürlich alles, damit es denen irgendwie gut geht, aber trotzdem ist das eine ganz andere Situation. Hab ich so festgestellt"* (3/4/107). *„Eventuell läuft dann noch Fernseher so (...), dass sie noch gucken können und so. Was natürlich schwierig ist, das Programm auszuwählen, gerade bei Herrn Wasse so (...) was er vielleicht gerne sieht (...) Muss ich sagen, kann ich so nicht sagen. Ich bin auch selten bei Herrn Wasse eigentlich gerade so. Also das stimmt auch, ich habe, wie gesagt, auch eigentlich gewisse Bewohner, wo ich öfters bin so"* (7/8/337). Die Einschätzung, was ein Patient/eine Patientin „mitkriegt" oder inwiefern er/sie agiert, ist leichter, wenn Pflegende bereits längerfristiger mit einem Patienten/einer Patientin arbeiten, denn das Vermögen zu dieser Bewertung braucht Zeit: *„Wenn man neu ist in dem Bereich, so gut, dann also so was überhaupt nicht kennt, so, dann ist eigentlich für einen so, dann denkt man so: ‚Mein Gott, die kriegen ja gar nichts mit', so, ne. (...) Und irgendwie, aber es, merkt man auch schon, dass es anders ist, wenn man länger mit denen arbeitet, dass die unter Umständen schon sehr viel mitkriegen so, wenn man mal darauf achtet"* (7/13/582f). *„Das braucht sehr viel Zeit, um nur kleine Aktionen zu erkennen"* (2/6/248).

Zusammenfassend lässt sich festhalten, dass für die Beobachtung und Deutung von Verhaltensweisen eines Patienten/einer Patientin durch die Experten und Expertinnen verschiedene Aspekte eine Rolle spielen. Das heißt, es existieren diesbezüglich fördernde Bedingungen. Zum einen ist von Bedeutung, ob die Pflegenden einen Patienten/eine Patientin „gern" pflegen. Gern pflegen sie solche Personen, zu denen sie einen „Bezug" aufbauen können. Dies scheint leichter zu gelingen, wenn es Gemeinsamkeiten beziehungsweise Berührungspunkte zwischen Pflegenden und Patienten/Patientinnen sowie Kontakt zu Angehörigen gibt und darüber hinaus die Pflegenden erkennen, dass ein Patient/eine Patientin auf ihre Angebote reagiert. Zum anderen ist relevant, dass die Pflegenden die Gelegenheit haben, regelmäßig über einen längeren Zeitraum für die Pflege eines bestimmten Patienten/einer bestimmten Patientin zuständig zu sein, denn es braucht „Zeit, um nur kleine Aktionen zu erkennen". Bemerkenswert ist abschließend, dass die Pflegenden aktiv versuchen, Bedingungen herbeizuführen, die es erleichtern, Verhaltensweisen von Erwachsenen im Wachkoma zu beobachten und zu deuten, indem sie versuchen, für die Pflege derjenigen zuständig zu sein, die sie „gern pflegen", weil sie einen „Bezug", also einen Kontakt zum Patienten/zur Patientin aufbauen konnten. Damit gewährleisten sie soweit wie

Ergebnisse der Analyse 131

möglich eine Konstanz im Hinblick auf die pflegende Person und der damit verbundenen Kontinuität von Handlungsabläufen. Nachdem bereits auf Bedingungen aus der Sicht der Experten und Expertinnen eingegangen wurde, die die Wahrnehmung und Interpretation von Verhaltenweisen der Patienten und Patientinnen begünstigen, werden nun Beobachtungen der Interviewten zum „äußeren" Verhalten der zu pflegenden Menschen beschrieben.

4.2 Informationen zum „äußeren" Verhalten der Patienten/Patientinnen
Insgesamt lassen sich aus dem verbalen Datenmaterial zwölf Beobachtungen zum „äußeren" Verhalten extrahieren. Nachfolgend werden die Benennungen, die sich im Hinblick auf das „äußere" Verhalten aus dem Datenmaterial ableiten lassen, in der Reihenfolge der Häufigkeit, wie sie in den Expertengesprächen zu finden sind, aufgezeigt. Die Modifikationen in vereinzelten Beobachtungen, wie exemplarisch bei der Muskelspannung, sind nicht nach Häufigkeit, sondern soweit wie möglich nach Interpretationen, die eher mit „Wohlbefinden" beziehungsweise daran anschließend mit „Unwohlsein" assoziiert werden, gegliedert.

Beobachtungen zum „äußeren" Verhalten von Erwachsenen in einem länger als sechs Monate andauernden Wachkoma aus der Sicht ausgewählter Experten und Expertinnen
- **Muskelspannung**: *gelockerte Muskulatur, länger andauernde übermäßig erhöhte Muskelspannung („Spastik"), kurzfristige übermäßig erhöhte Muskelspannung („Zusammenzucken")*
- **Augen**: *geöffnete Augen, Pupillenbewegungen („Gucken"), geschlossene Augen*
- **Kopf**: *Kopf aufrecht halten, Kopf nach hinten, vorn oder zur Seite fallen lassen*
- **Sputumbildung**: *verringert, vermehrt*
- **Atmung**: *tief, geräuschlos, schnell*
- **nonverbale Lautäußerung**: *Stöhnen, verringertes Husten, vermehrtes Husten*
- **Mund**: *„Lächeln", Mund öffnen und schließen, Lippen- und Kaubewegungen, Schlucken*
- **Transpiration**
- **Hand**: *Bewegung der Finger/Hände, Händedruck/Zugreifen*
- **Tränen der Augen**
- **Gesichtsrötung**
- **Stirnrunzeln**

Die Beobachtung einer Veränderung der Muskelspannung sowie der Augenregion des Patienten/der Patientin werden von den Experten und Expertinnen am häufigsten beschrieben. Regelmäßig gehen die Interviewten auf Phänomene wie die vermehrte oder verringerte Sputumbildung, eine Änderung in der Atmung, die nonverbale Lautäußerung, die Bewegung des Mundbereiches, die Transpiration, die Bewegung der Hände sowie das Tränen der Augen ein. Außerdem findet sich die Beschreibung von Verhalten wie die Gesichtsrötung oder Stirnrunzeln. Einige der „äußeren" Verhaltensweisen differenzieren sich in verschiedene Ausprägungen. Zu den Benennungen des „Lächelns" und des „Guckens" im Zusammenhang mit einer Bewegung der Pupillen eines Patienten/einer Patientin ist anzumerken, dass es sich dabei genau genommen bereits um eine Deutung handelt. Diese werden von den Interviewten als solche benutzt, wobei teilweise von den Experten/Expertinnen darauf hingewiesen wird, dass es sich beim „Lächeln" um eine Interpretation einer Beobachtung von Mundbewegungen handelt. Trotz dieser Problematik wird von der Autorin an den Bezeichnungen festgehalten, da sie anschaulich die Beobachtung des „äußeren" Verhaltens wiedergeben. Die Interviewpartner und Interviewpartnerinnen deuten die „äußerlich" beobachtbaren Verhaltensweisen und stellen damit Vermutungen zum „inneren" Verhalten sowie zum jeweiligen Situations- beziehungsweise Umgebungskontext der Patienten/Patientinnen an. Die Bezüge zwischen „äußerem" und „innerem" Verhalten sowie des Kontextes aus der Sicht der Expertenrunde wird in den folgenden Interviewpassagen abgebildet. Im Hinblick auf die weitere Darstellung der Ergebnisse wird nun die bereits angekündigte Änderung der Fokussierung vorgenommen. Während bisher die Pflegenden ihren Standpunkt zu günstigen Bedingungen für eine Beobachtung und der Deutung von Verhalten erläutert haben und verschiedene Beobachtungen benannt wurden, wird nun der Blick auf die Patienten/Patientinnen gewendet.

4.3 Informationen zum „äußeren" und „inneren" Verhalten der Patienten/Patientinnen

Nun wird es in Anlehnung an die differenzierenden Fragestellungen (siehe Teil II Kapitel 3.5) um deskriptive Informationen zum „äußeren" und „inneren" Verhalten der Patienten/Patientinnen gehen, bevor schließlich, nach einer Bezugnahme auf die differenzierenden Fragen, das Kategoriensystem als Kern der Analyse abgebildet wird. In systematischer Hinsicht soll bei der Reproduktion der Daten zum „äußeren" Verhalten die Reihenfolge der oben aufgezeigten Beobachtungen beibehalten werden. Das „innere" Verhalten wird in Anlehnung an MAYRING, der darauf hinweist, theoretische Annahmen zu Hilfe zu nehmen, soweit wie eine Trennschärfe möglich wird, in Korrespondenz zur „Architektur des Verhaltensaktes" gegliedert (Mayring 1997: 62; Anochin 1967; Jantzen 1990; siehe Teil I Kapitel 3.3). So werden zunächst Deutungen, die sich auf die Körperafferenzen, wie zum Beispiel vermutete körperliche Beschwerden oder die Raumlage beziehen, geschildert. Daran schließen sich Interpretationen, die mit Bedürfnissen oder dem Anknüpfen an das Gedächtnis eines Patienten/einer Patientin sowie solche, die mit Gefühlen konnotiert (Reafferentationen/emotionaler Apparat) werden, an. Nachfolgend werden Interpretationen des „äußeren" Verhaltens durch den Expertenkreis, die sich im Rahmen einer Interaktion beziehungsweise einer gemeinsamen Handlung eines Patienten/einer Patientin mit einer anderen Person bewegen, aufgeführt. Insgesamt kann vorweggenommen werden, dass das analytisch, das heißt künstlich getrennte einzelne Verhalten im Regelfall in der Alltagspraxis jeweils in Verbindung mit anderen Verhaltensweisen zu beobachten ist. Dies wird nachfolgend in den Interviewpassagen transparent. Zu betonen gilt nochmals, dass es sich bei den Deutungen des Verhaltens der Patienten/Patientinnen durch die Expertenrunde um Hypothesen der Befragten zum Gegenstand handelt. Assoziativ werden „äußeres" und „inneres" Verhalten im Sinne projektiver Zuschreibungen verknüpft. Damit wird „äußer-

Ergebnisse der Analyse

lich" beobachtbares Verhalten von ausgewählten Erwachsenen im Wachkoma (nämlich denjenigen, über die die Interviewten jeweils berichten) in einen für den einzelnen Experten/die einzelne Expertin logisch erscheinenden Bedingungs- und Entstehungszusammenhang gebracht. Dieser kann in der Alltagspraxis seine (wiederum hypothetische) Bestätigung erfahren. Schlussfolgerungen zum „inneren" Verhalten beziehen sich also auf die Projektionen, Assoziationen und Praxiserfahrungen der Interviewpartner/Interviewpartnerinnen. Ob sie dem *tatsächlichen* Empfinden, den *tatsächlichen* Wünschen und Gefühlen eines Patienten/einer Patientin entsprechen, muss letztlich offen bleiben. Eine abschließende Bestätigung oder Richtigstellung könnte nur vom Betroffenen selbst auf der verbalen Ebene erfolgen.

Muskelspannung: gelockerte Muskulatur, länger andauernde übermäßig erhöhte Muskelspannung („Spastik"), kurzfristige übermäßig erhöhte Muskelspannung („Zusammenzucken")
Auffällige (Re-)Aktionen, die einstimmig von der Expertenrunde beschrieben werden, sind Veränderungen der Muskelspannung, die sie bei den Patienten/Patientinnen beobachten. Der Muskeltonus variiert dabei zwischen einer gelockerten Muskulatur einerseits und einer länger andauernden übermäßig erhöhten Muskelspannung („Spastik") andererseits sowie einer kurzfristig übermäßig erhöhten Muskelspannung („Zusammenzucken").

gelockerte Muskulatur
Die Expertenrunde beschreibt die Beobachtung der gelockerten Muskulatur, die sie als Ausdruck von Wohlbefinden oder Wachheit interpretiert. Eine andere Vermutung ist, dass ein Patient/eine Patientin in seiner Eigenzeit bestätigt wird, das heißt in diesem Zusammenhang, dass er/sie in dem Zeitaufwand, den er/sie auf die Durchführung einer Handlung verwendet, anerkannt wird. Zwei weitere Hypothesen besagen, ein Patient/eine Patientin steht zum einen in Kontakt zu einer vertrauten Person. Zum anderen hat der Patient/die Patientin sich an einen Menschen und/oder dessen Arbeitsweise gewöhnt, beides wird auf diese Weise vertraut.

„Tja, ich denke dann, in dem Moment vielleicht eben, dass sie sich dann wohl fühlt in dem Moment und das vielleicht auch ganz angenehm findet. Und so, ich meine, das ist ja auch ein Zeichen für Wohlfühlen, denn wenn sie sich nicht wohl fühlen würde, dann würde sie ja wieder so dagegen angehen und sich total vielleicht verspannen und so, also ich denke, das ist ein Zeichen für wohl fühlen, wenn man locker wird eben so. Hm" (5/19/880). Mit dem Phänomen der gelockerten Muskulatur wird, wie an diesem Ankerbeispiel deutlich wird, assoziiert, dass eine Patientin sich wohl fühle beziehungsweise etwas als angenehm empfinde. Demgegenüber würde die Patientin sich verspannen, also das Verhalten einer länger andauernden übermäßig erhöhten Muskelspannung zeigen, wenn sie sich nicht wohl fühlen würde beziehungsweise, wenn sie „gegen etwas angeht". *„In der Badewanne total. Wenn er da erst mal drinne ist, relaxt er total, (...) irgendwie sieht er dann sehr entspannt aus und wie gesagt und es scheint auch, dass er lockerer dann wird. Also ich denke mal, dass er denkt:*

„*Angenehm* '" (9/20/915). Im Zusammenhang zum angenehmen Erleben wird mehrfach das Baden als ein solches von einem Patienten mutmaßlich angenehm bewertetes Erlebnis genannt, während dessen er entspannt aussehe und „lockerer" werden würde, das heißt die Muskulatur entspanne. „*Man konnte schon immer sehen, wenn die Eltern zu Besuch waren, noch keine Pflege übernommen haben, aber zu Besuch waren, meinetwegen mit ihm im Rollstuhl spazieren gefahren sind oder so, dass Aaron dann anders war. (...) Ja, er war wacher, die Augen waren auf, er hat den Kopf hochgehoben, war nicht mehr so zusammengesackt im Rollstuhl. Die Spastik hat locker gelassen*" (13/17/526). Eine Lockerung der Muskulatur wird weiterhin beobachtet, wenn ein Patient Besuch von bereits prätraumatisch vertrauten, engen Bezugspersonen wie den Eltern erhalte und mit diesen etwas unternehme. Außerdem habe der Patient dabei die Augen geöffnet und halte den Kopf gehoben. Zugleich sitze er nicht „zusammengesackt" im Rollstuhl. Bei wahrscheinlich als angenehm erlebten Ereignissen sei der Patient, nach Interpretation der beispielhaft zitierten interviewten Person, „wacher". „*Ähm, ich denke mal bei Torsten ist das auch schon so, dass, wenn man regelmäßig dann bei ihm in das Zimmer rein geht, dass er einen dann schon irgendwie erkennt, oder dass er dann ruhiger wird irgendwie so, also ich war letztens jetzt auch mal so ein paar Tage hintereinander bei ihm im Zimmer drin. Und als ich am ersten Tag drinne war so, da war er noch so ein bisschen verspannter oder unruhiger, man merkte, dass er, er hatte unheimlich gestöhnt, ob ich etwas anders mache als der vielleicht da vorher im Zimmer drin war und dann war ich da halt ein paar Tage länger im Zimmer drin, eben, und dann denke ich mir, hat er sich schon irgendwie, dann, er gewöhnt sich, denn einmal weiß er dann (...) denke ich: ‚Ach jetzt kommt die Gleiche da wieder rein' oder dann, wenn man immer so die gleichen Handgriffe macht, denke ich mir, er gewöhnt sich auch an einen auch, und dann wurde er nach ein paar Tagen auch ruhiger irgendwie irgendwie, ne, so, also. Wobei, da war er nicht mehr so verspannt oder auch nicht so verschwitzt, wurde dann auch ruhiger, lockerer (...) wenn man da halt mehrere Tage hintereinander da rein geht*" (5/21/968). Die Beobachtung einer gelockerten Muskulatur bei einem Patienten wird außerdem mit der Annahme verknüpft, ein Patient erkenne eine bestimmte Person wieder, beziehungsweise er habe sich an einen bestimmten Menschen gewöhnt, da dieser regelmäßig, das bedeutet ein paar Tage hintereinander, im Zimmer des Patienten sei. Während der Patient am ersten Tag noch verspannter oder unruhiger wirke sowie stärker transpiriere und stöhne, so erscheine er nach einigen Tagen ruhiger, weniger verspannt und verschwitzt. Diese Verhaltensänderung könne zudem darauf zurückgeführt werden, dass der Patient sich an die Arbeitsweise des/der Pflegenden gewöhnt habe, da immer „so die gleichen Handgriffe" durchgeführt würden. „*Ähm, ja, doch, manchmal doch, das ist nicht immer so, aber manchmal ist das schon so, dass sie dann eben, ähm, wenn man das so ganz (...Pause...) irgendwie so ganz langsam macht, dass sie dann schon manchmal eben lockerer wird, von wegen, dass sie dann nicht so verkrampft im Bett liegt, dass sie dann locker wird oder tief ein- und ausatmet irgendwie, ja*"

Ergebnisse der Analyse

(5/28/1294). Eine gelockerte Muskulatur oder auch eine tiefe Atmung wird von dem/der exemplarisch zitierten Interviewten darüber hinaus beobachtet, wenn eine Handlung, die mit einer Patientin durchgeführt wird, langsam ablaufe. Das heißt, die Eigenzeit, die der Patient für die Durchführung einer Handlung aufwendet, wird anerkannt und bestätigt.

länger andauernde übermäßig erhöhte Muskelspannung („Spastik")
Die Expertenrunde spricht außerdem von einer länger andauernden Muskelspannung („Spastik"), die sie bei den Patienten/Patientinnen beobachtet. Diese Beobachtung wird dahingehend interpretiert, dass ein Patient/eine Patientin körperliche Beschwerden hat und sich unwohl fühlt. Es wird außerdem die Hypothese aufgestellt, ein Patient/eine Patientin wünscht sich einen Positionswechsel, da er/sie die aktuelle Lage nicht mehr aushält. Weiterhin wird angenommen, ein Patient/eine Patientin hat das Bedürfnis nach Ruhe. Es wird vermutet, dass den Patienten/die Patientin etwas stört, ihm/ihr etwas nicht gefällt beziehungsweise Erlebnisse als unangenehm bewertet werden. Eine andere Hypothese, die entwickelt wird, deutet die länger andauernde, übermäßig erhöhte Muskelspannung als Abwehrverhalten. Die Nichtbeachtung der Eigenzeit eines Patienten/einer Patientin bei der Durchführung einer Handlung kann nach Ansicht der Befragten ebenfalls ein Grund für eine „Spastik" sein.

„Also ich denke mir, vielleicht liegt das auch manchmal an anderen Problemen, die uns so irgendwie, so körperliche Probleme oder manchmal war das beim Abführen auch schon oder manchmal habe ich das so auch beobachtet, wenn sie ihre Regel hat, so dass sie dann auch an den Tagen nicht so gut drauf ist, dass sie dann verspannter manchmal ist, und auch teilweise immer einen sehr roten Kopf hat, also an den Tagen so. Hm" (5/23/1992). *„Wenn sie zu lange auf dem Rücken liegt, dann wird sie auch ganz rot wieder und verspannt, dass sie das auch nicht mehr aushalten kann"* (11/14/619). *„Das ist auch ganz oft, oder bei Meret ist das ganz oft, wenn, dann wird sie ganz steif, so die Beine, und dann weiß man, ach Meret, du brauchst jetzt ein bisschen Ruhe"* (11/20/955). Wenn eine Patientin körperliche Beschwerden habe, zum Beispiel während des Abführens oder im Zuge der Menstruation „nicht so gut drauf" sei, so könne dies mit dem Verhalten der „Spastik" oder einer Gesichtsrötung verknüpft werden. Genauso wird ein entsprechender Zusammenhang zu einem länger andauerndem erhöhten Muskeltonus angenommen, wenn eine Patientin sich einen Lagerungswechsel wünsche, weil sie die aktuelle Rückenlage nicht mehr aushalten könne oder sie das Bedürfnis nach Ruhe habe. *„Das ist jetzt eine Sache, aber, ähm, Torsten hat eine starke Reaktion, wenn man die Beine wäscht beispielsweise und so oder ihn lagert. (...) Er winkelt sie stärker an, er verkrampft sich immer noch ziemlich stark so. Also, wenn man jetzt die Einlage, ähm, beispielsweise wechselt so, ne und so schon gewissermaßen zwischen die Beine, ähm, gehen muss, oder, dass er dann schon ziemlich doll seine Beine zusammenkneift und so oder irgendwie, dass er dann vielleicht auch irgendwie unangenehm für ihn ist so irgendwie. (...) Ich weiß nicht, das ist wahrscheinlich so vom Körper irgendwie ist das nicht so angenehm wahrscheinlich für ihn so.*

Er (...Pause...) denke ich mal, das muss nicht so angenehm sein, da unten gewaschen zu werden. Gerade so bei Jüngeren, also bei Torsten denke ich, ist das oft so, dass er sich so, also ein bisschen verkrampft so und, er mag das nicht so gern, das ist unterschiedlich so" (7/36/1706). *„Also, wenn Neue kommen, bei Neuen erlebt man das ganz besonders, so dieses Verkrampfen der Beine beim Waschen im Genitalbereich oder dieses Verschleimen, wenn irgend etwas gemacht werden soll und das legt sich"* (12/3/46). *„Zähneputzen zum Beispiel mag er überhaupt nicht (...) Er macht den Mund zu und auch den Rücken so, also, er verspannt sich dabei auch ganz stark, also sieht aus, alles wie Abwehr"* (8/22/21). Von einem Patienten vermutlich als unangenehm bewertete Erlebnisse führten dazu, dass ein Patient „eine starke Reaktion hat", er zum Beispiel mit einer länger andauernden erhöhten Muskelspannung reagiert. Als ein solches Erlebnis wird aus der Sicht des/der Befragten zum Beispiel das Waschen im Genitalbereich, das Wechseln der Einlage, das Lagern oder auch das Zähneputzen erwähnt. Außerdem würde eine „Spastik" oder die vermehrte Sputumbildung bei den Patienten/Patientinnen beobachtet, wenn sie neu in die Abteilung aufgenommen worden seien. Die eben genannten Verhaltensweisen sowie das Schließen des Mundes beziehungsweise das Wegdrehen des Kopfes wird durch eine interviewte Person als „Abwehrhaltung" im Sinne davon, dass Patienten/Patientinnen gegenwärtig etwas nicht wollen würden, ausgelegt. *„Er halt braucht halt doch so ein bisschen Zeit und so und (...) dann, wenn ihn irgend etwas stört, also dann ist er auch unheimlich verspannt oder kriegt einen unheimlich roten Kopf oder fängt dann unheimlich viel, dann muss man ihn unheimlich viel absaugen, weil er dann halt viel, unheimlich viel raus spuckt so, das ist dann immer ein Zeichen, also denke ich bei ihm, dass er sich nicht so wohl fühlt so. (...) Und wenn man dann irgendwann mal, mal halt irgendwas schnell machen will oder so und, wenn ihm das dann halt nicht gefällt, dann, ja, fängt er automatisch an, immer zu spucken halt, dann muss man eben ganz viel absaugen, das ist dann auch so ein Zeichen, denke ich, dass das nicht so gut ist oder so"* (5/7/249). Ein Patient „braucht halt doch so ein bisschen Zeit". Wenn eine Handlung demgegenüber aus der Sicht des Patienten vermutlich zu schnell ablaufe, dann zeige er Verhalten wie eine vermehrte Sputumbildung. Eine Verspannung, eine Gesichtsrötung beziehungsweise eine vermehrte Sputumbildung würden darauf hin deuten, dass den Patienten etwas störe beziehungsweise, dass er sich nicht wohl fühle oder ihm etwas nicht gefalle. Es könne dem Patienten missfallen, wenn eine andere Person etwas „schnell machen will". Das heißt, die Eigenzeit eines Patienten im Hinblick auf die Durchführung einer Handlung würde nicht anerkannt und berücksichtigt.

kurzfristige übermäßig erhöhte Muskelspannung („Zusammenzucken")
Neben der „Spastik" erwähnen die Befragten, dass sie bei den Patienten/Patientinnen ein „Zusammenzucken" beobachten können, also eine kurzfristig übermäßig erhöhte Muskelspannung. Als Hypothesen zum entsprechenden „inneren" Verhalten werden körperliche Beschwerden, Erschrecken auf unvor-

bereitete Ereignisse oder Angst bei einer fehlenden Orientierung des Patienten/der Patientin entwickelt.

"Was bei ihm zu beobachten ist, also er bewegt selten seine Finger und Hände, es sei denn er hat Schmerzen, ja, also dann zuckt er schon also, eben, wenn er abgesaugt wird und das ist bei ihm sehr schmerzhaft, bei jedem" (2/16/712). "Zusammenzucken" wird beobachtet, wenn ein Patient Schmerzen habe. So berichtet ein Interviewpartner/eine Interviewpartnerin, dass eine Person bei Schmerzen zusammenzucke sowie Hände und Finger bewege, die sie ansonsten selten bewege. *"Ja, äh, immer wenn man da an das Bett ran kommt oder auch nur, wenn ich mal in sein Zimmer rein komme und dann irgendwas an der Sonde verstelle und dann piept das, dann zuckt er manchmal so zusammen, dann zuckt er so richtig so. Das merkt man schon, dass er sich irgendwie so in dem Moment so erschrocken hat (...) ich denke, er hat sich im ersten Moment erschrocken, weil er eben jetzt nicht wusste, ähm, ja, was ist das jetzt oder was ist jetzt so, dass er dann eben so Angst hat in dem Moment, denke ich so"* (5/9/392). "Zusammenzucken" führen die Befragten außerdem auch auf ein Erschrecken des Patienten zurück, zum Beispiel, wenn er ein unvorbereitet ertönendes Geräusch nicht zuordnen könne. Es ereigne sich etwas für den Patienten unvorbereitet und er fühle sich im Ungewissen, habe Angst, so die Interpretation des/der Interviewten in diesem Ankerbeispiel.

Augen: geöffnete Augen, Pupillenbewegungen ("Gucken"), geschlossene Augen

Nach der Betrachtung der Veränderung der Muskelspannung, die die Informanten/Informantinnen beschreiben und die regelmäßig in Verbindung mit weiteren Verhaltensweisen zu beobachten ist, gehen die Experten/Expertinnen nahezu ebenso oft auf Veränderungen der Augenregion ein, die sie beobachten und deuten. Sie unterscheiden zwischen geöffneten Augen und Pupillenbewegungen, die in der Regel mit „Gucken" umschrieben werden sowie geschlossenen Augen.

geöffnete Augen

Die Expertenrunde beobachtet bei Patienten/Patientinnen geöffnete Augen und assoziiert diese mit verschiedenen Bedingungs- beziehungsweise Entstehungszusammenhängen. So wird immer wieder auf eine sitzende Position hingewiesen, in der ein Patient/eine Patientin die Augen öffne. Es wird auch vermutet, dass der Patient/die Patientin wach ist, Interesse zeigt oder gezielt handelt. Andere Hypothesen sind, dass sich eine Person, die unter den Bedingungen des Wachkomas lebt, im Ungewissen fühlt, sich orientiert oder Kontakt zu Bezugspersonen hat.

"Also größtenteils hat sie eigentlich öfter ihre Augen geschlossen. Und wenn sie im Rollstuhl sitzt oder wenn sie gerade rein gesetzt worden ist, dann guckt sie halt so ein bisschen (...) Ja, ähm, also manchmal denke ich mir, wenn sie will, macht sie die Augen auf. Und wenn sie nicht will, macht sie nicht. Also manchmal sitzt sie auch, manchmal zwei Stunden im Rollstuhl im Tagesraum, die Reaktion, was die anderen Patienten manchmal von sich geben oder einige

reden auch, ne. Da reagiert sie drauf" (6/8/300). *„Ja, manchmal ist sie da halt ganz ganz wach manchmal im Stuhl, aber manchmal eben auch nicht (...), dass sie dann schon die Augen manchmal so auf hat eben und manchmal dann auch den Mund so ein bisschen bewegt, wenn sie wach ist, den bewegt sie dann"* (5/24/1132). Es wird angenommen, dass eine Patientin, die häufiger die Augen geschlossen halte, diese öffne, wenn sie im Rollstuhl sitze, um ein bisschen zu „gucken". Ebenso wird assoziiert, dass die Patientin gezielt die Augen öffne. Wenn die Patientin im Tagesraum sitze, könne sie auf die Aktionen oder Aussagen der anderen Patienten/Patientinnen reagieren. Eine Patientin sei im Rollstuhl, also in sitzender Position, wacher. Dies könne daran erkannt werden, dass sie die Augen geöffnet habe oder den Mund ein wenig bewege. *„Wie gesagt, nur bei wenigen hat er die Augen auf, wenn wir raus fuhren, dann hat er schon die Augen auf, so ungefähr so: ‚Was passiert mit mir'. (...) Ja und vielleicht am Mittag, im Flur auch, so im Tagesraum, wo ich schon gedacht habe, wenn er ziemlich weiß (...Pause...): ‚Ach so, hier bin ich', dann kann er wieder zu machen. Und umgekehrt eigentlich auch. Also, wenn man ihn vom Tagesraum ins Zimmer, dann macht er auch die Augen auf. Also ich denke, wie gesagt, der kriegt einiges, alles mit, auch wenn er das nicht so zeigen kann wie andere"* (6/24/1111). Geöffnete Augen eines Patienten werden außerdem damit verknüpft, dass er sich frage, was wohl gerade mit ihm passiere, wenn seine aktuelle Position in der Umgebung von einer anderen Person verändert wurde (wenn ein Pflegender/eine Pflegende ihn in seinem Rollstuhl beispielsweise vom Tagesraum in das eigene Zimmer schiebe). Das Augenöffnen in diesem Kontext wird zudem dahingehend gewertet, dass der Patient einiges, vielleicht sogar „alles", „mitkriegt". Wenn demgegenüber ein Patient orientiert über seinen/ihren Aufenthaltsort sei, dann könne er die Augen schließen. *„Tja, wenn der Vater kommt, der kommt sehr selten (...Pause...) ähm, die liegt auch ganz ruhig, macht die Augen auf und (...Pause...) die hört einfach zu (...Pause...). Also, das ist, das sieht man an dem, vom Gesicht her, das interessiert sie, was jetzt kommt, wir pflegen sie fast jeden Tag, also das merkt man schon im Gesicht, merkt man das, im Gesicht, dass sie (...Pause...) sie **da** ist, dass sie zuhört, was man sagt"* (6/9/399). Der/die Befragte beobachtet bei einer Patientin geöffnete Augen, wenn diese Besuch von einer Bezugsperson erhalte, zu der sie bereits prätraumatisch eine Bindung aufgebaut habe. Dabei spiele hier die Häufigkeit der Besuche scheinbar weniger eine Rolle, damit die Patientin sich in der geschilderten Art und Weise verhalte. Die geöffneten Augen werden in diesem Zusammenhang unter Einbezug eines Gesamteindruckes von der Mimik dahingehend gedeutet, dass eine Patientin zuhöre, interessiert sei an dem, „was jetzt kommt" beziehungsweise sie „da" sei, das heißt wach.

Pupillenbewegungen ("Gucken")
Neben dem Phänomen der geöffneten Augen berichten die Experten und Expertinnen über Augen- beziehungsweise Pupillenbewegungen, die sie bei den Patienten/Patientinnen beobachten und auslegen. Ein Zusammenhang wird zur sitzenden Position eines Patienten/einer Patientin hergestellt. Andere Assoziatio-

Ergebnisse der Analyse 139

nen, die mit dem geschilderten „äußeren" Verhalten verknüpft werden, sind die Aufmerksamkeit, der Ausdruck von Missfallen oder Unruhe, möglicherweise, weil Erinnerungsspuren aktiviert werden. Eine weitere Hypothese zielt auf die Spiegelung des Verhaltens eines Patienten/einer Patientin durch eine andere Person. Auch der Kontakt zu Bezugspersonen wird im Entstehungszusammenhang für das Verhalten des „Guckens" eingeordnet.

„Aber er konnte eben einfach sehr bedarft gucken, er rollte die Augen und, ähm, runzelte die Stirn und wenn ich das sah, für mich war alles klar. **Das** *gefällt ihm und* **das** *gefällt ihm nicht"* (8/4/113). Ein „Augenrollen", das bei einem Patienten beobachtet werde, wird so gedeutet, als dass es ein Missfallen zum Ausdruck bringe. Diese Bewegung der Pupillen könne mit einem Stirnrunzeln gekoppelt sein. *„Also ich habe jetzt zum Beispiel gehört von Mitarbeitern auf der Station hier, da war es so, ähm, hat man mir gesagt, erzählt so, äh, sind einige, also die Freunde von ihm sind auch leider selten da, also, aber irgendwie ein Tag kam, da war ich gerade nicht da, so (...). Die waren halt hier so und sind eigentlich ganz, sag ich mal so, ganz gut mit ihm umgegangen so. Haben ganz normal mit ihm geredet so: ‚Na [Nennung des Spitznamens, Anmerkung P.T.]' und so, also, das war sein Spitzname damals so, irgendwie, er war im [Nennung einer Gruppierung Jugendlicher beziehungsweise junger Erwachsener, Anmerkung P.T] so ein bisschen so. Also in die Szene so, die waren halt da und haben dann so, so ein bisschen mit ihm rumgeflachst. Auch so: ‚Ha Torsten und so, ich mach dir mal eine Blasmusik für dich rein, die hast du doch früher so gern gehört, hö, hö, hö', so ein bisschen ironisch so. Und dann hat mir da ein Mitarbeiter erzählt, dass er da, also wirklich, ähm, schon starke Reaktionen gemacht hat. Er hat also viel, also an den Augen hat man, also die Augen haben sich stark bewegt (...) er hat die Augen ziemlich stark bewegt, so immer hin und her so. Er wirkte unruhiger und ein bisschen hat man schon gemerkt, dass da, also schon was da ist, was er von früher kannte so"* (7/25/1151). Starke Augenbewegungen werden als „starke Reaktion" interpretiert, die ebenfalls, wie bereits schon für die Beobachtung der geöffneten Augen ausgeführt worden ist, darauf beruhen könne, dass ein Patient Besuch von Personen erhalte, zu denen er prätraumatisch einen engen Bezug gehabt habe. Der Besuch könne durchaus „selten" sein. Der Besuch könne solch „starke Reaktionen" bei einem Patienten hervorrufen, wenn beispielsweise ganz „normal" geredet oder „ein bisschen geflachst" werde. Es wird angenommen, dass der Patient unruhiger sei beziehungsweise etwas bemerke, was er „von früher" kenne. Möglicherweise würden Erinnerungsspuren aktiviert.

geschlossene Augen
Neben geöffneten Augen und dem „Gucken" beschreiben die Interviewten geschlossene Augen, die sie bei einem Patienten/einer Patientin beobachten und interpretieren beziehungsweise in einen Situationskontext stellen. Hypothetisch wird das Bedürfnis nach einem Positionswechsel oder nach Ruhe genannt. Eine weitere Vermutung liegt in der Zuschreibung eines Gefühls der inneren Entspannung und des Wohlbefindens. Es wird auch angenommen, einem Patien-

ten/einer Patientin ist eine Umgebung vertraut, nachdem er/sie sich in dieser orientiert hat.

"Und wenn sie eben nichts wissen will, das sind ja auch nur so Sachen, die ich so deute, ne. Also, ähm, wenn sie dann müde ist oder so, dann lasse ich es auch, dann mache ich dann keine Musik an. Dann macht sie die Augen zu, dann wirkt sie erschöpft und dann denke ich, will sie auch ihre Ruhe haben. Dann reicht es ihr für den Tag. Also ich denke, sie sind dann auch nicht mehr belastbar (...Pause...) und ähm, schnell erschöpft. (...) Macht halt so den Eindruck: ,Lass mich jetzt in Ruhe'" (9/5/181). *"Aber wenn sie so ziemlich lange, was selten vorkommt, sag ich mal, sehr lange im Rollstuhl ist, dann ist sie, überhaupt nicht mehr mitmacht, (...) auch schon die Augen zumacht so und einfach merkt man so, naja, die kann nicht mehr so, will ins Bett so"* (7/31/1498). An diesem Ankerbeispiel wird transparent, dass geschlossene Augen demnach ein Ausdruck der Patientin sein könnten, sich müde und erschöpft zu fühlen sowie sich nach Ruhe zu sehnen. Dies könnte vereinigt sein mit dem Wunsch, vom Rollstuhl ins Bett umgelagert zu werden. *"Er macht auch so die Augen zu, ohne zu schlafen, ne. Aber das machen andere auch. Wenn sie jetzt erstmal ungefähr gesehen haben: ,Hier fühle ich mich vertraut oder wohl, ja, kann ich erst mal weiter dösen'. So"* (6/23/1097). Das Schließen der Augen bedeutet nicht unbedingt, dass ein Patient schlafe. Vielmehr kann dies auch als ein sich „Vertraut- oder Wohlfühlen" gedeutet werden, dass die Sicherheit zum „Dösen", das heißt einem entspanntem inneren Gefühl, biete.

Kopf: Kopf aufrecht halten, Kopf nach hinten, vorn oder zur Seite fallen lassen
Die Befragten berichten außerdem über Kopfbewegungen, die sie deuten. Dieses Verhalten zeigt Modulationen vom Aufrechthalten des Kopfes bis hin zum Fallenlassen des Kopfes nach hinten, zur Seite oder nach vorn.

Kopf aufrecht halten
Die Interviewten beschreiben die Beobachtung des Aufrechthaltens des Kopfes, zu der sie Hypothesen bilden. Sie assoziieren dieses Verhalten mit Wachheit oder Ausgeglichenheit. Auch der Kontakt zu vertrauten Personen und Handlungen, die subjektiv bedeutsam sind, können eine Rolle spielen.

"Also, das ist schon so, er hat, also bei Herrn Wasse stellt man manchmal Sachen fest so. Zum Beispiel manchmal sitzt er im Rollstuhl, er fällt, er lässt normal seinen Kopf immer so nach hinten fallen, so. Es gibt Tage so, da hat er die ganze Zeit seinen Kopf wirklich so richtig nach vorne gelehnt so, wo man denkt: ,Oh ja, ist er jetzt vielleicht etwas wacher', sag ich mal, in diesem Moment so" (8/10/405). Bei einem Patienten, der normalerweise, wenn er im Rollstuhl sitze, den Kopf nach hinten fallen ließe, könne es Tage geben, an denen er den Kopf nach „vorne lehnt", das bedeutet hier, aufrecht hielte. Diese Beobachtung wird dahingehend interpretiert, dass der Patient „etwas wacher" sei. *"Wenn man ihr die Haare kämmt, oder ab und zu mach ich ihr die Lippen, einen Lippenstift hat sie noch hier und dann mach ich den mal rauf und denn hält sie auch ganz still dabei. Und denn habe ich das Gefühl, sie hat doch so das ge-*

merkt, dass das kein Labello ist, sondern ein Lippenstift, ne, also solche Feinheiten, nicht. Auch so, sie hält still, wenn die Handpflege kommt. (...) Dann sag ich ihr auch, halt die Hand schön locker, dass ich da dran komme und dann lässt sie sich das auch gefallen und hält still. Also das ist denn so, was Körperpflege, was sanfte Körperpflege ist, das mochte sie damals und das mag sie auch heute. Haarpflege vor allen Dingen, sie hat sehr mit ihrem Haar zu tun gehabt und wenn sie gekämmt oder gebürstet wird, dann bewegt sie auch schon noch den Kopf" (14/21/987). Kopfbewegungen würden außerdem im Zusammenhang mit alltäglichen Handlungen wie dem Haarekämmen beobachtet, insbesondere, wenn eine Patientin prätraumatisch viel mit ihren Haaren „zu tun gehabt hat" beziehungsweise Wert auf die Körperpflege gelegt habe. Letzteres wird als Hintergrund dafür angesehen, dass eine Patientin beispielsweise still hielte, wenn ihre Lippen geschminkt würden. Dies wird dahingehend gedeutet, dass sie den Unterschied zwischen einem farblosen Fettstift und einem Lippenstift, mit dem Farbe aufgetragen würde, erkenne. Ebenso entspanne sich eine Patientin bei der Nagelpflege, die auch prätraumatisch Bedeutung für sie gehabt habe.

Kopf nach hinten, vorn oder zur Seite fallen lassen
Die Befragten berichten außerdem über die Beobachtung, dass Patienten/Patientinnen den Kopf nach hinten, vorn oder zur Seite fallen lassen und versuchen, dies zu deuten. Hypothetisch heißt dies im Bezug zum „inneren" Verhalten, ein Patient/eine Patientin drückt ein Bedürfnis nach einem Positionswechsel oder Ruhe aus. Auch als Unwohlsein und Abwehrverhalten kann diese Beobachtung verstanden werden.

„Also, wenn sie ziemlich lange im Rollstuhl sitzt und sie dann irgendwann müde wird, dann lässt sie halt irgendwann den Kopf hängen. Ich denke mal, das ist jetzt eventuell auch so eine Reaktion so: ‚Ich will jetzt ins Bett'. Und ich denke, wenn man halt lange auf ist, dann fühlt man sich auch unwohl. Ich denke, das könnte eine Reaktion darauf sein" (3/20/918). Sofern eine Patientin, nachdem sie lange im Rollstuhl gesessen habe, den Kopf „hängen" ließe, wird diese Beobachtung derart interpretiert, dass die Patientin ausdrücke, müde zu sein und in ihr Bett zu wollen. Sie fühle sich unwohl, da sie bereits lange auf sei. *„Wenn sie nicht gut drauf ist, dann fühlt sie sich auch unwohl mit anderen. Ähm, so auch im Tagesraum. Also wir haben jetzt auch letzte Woche beim Faschingsfest, haben sie gefeiert und ich habe sie auch ein bisschen später raus geholt, ähm, halb 12 so, da war sie schön wohl, so ausgeglichen ein bisschen da. Und dann habe ich gesagt: ‚So, na, Meret, heute geht es los, wird Fasching gefeiert, ne'. Und dann fing sie schon an, ja, den Kopf, na, nach hinten, nach links und rechts, und nicht wie immer, ne. (...) Sie ist, sie macht immer wieder den Kopf nach links oder rechts, ne. Und dadurch können wir so, sie zeigt, schon sehen, das sie manchmal stört"* (6/8/300). Die Beobachtung einer Bewegung des Kopfes, der bis dahin von der Patientin aufrecht gehalten wurde, nach hinten, nach links und rechts wird von dem/der Interviewten im Hinblick auf das „innere" Verhalten dahingehend gedeutet, dass die Patientin etwas störe. Dabei wird das Aufrechthalten des Kopfes damit konnotiert, die Patientin sei ausgeglichen. Die Aussicht

zum Beispiel auf die Teilnahme an einem Fest, wenn sie sich gerade mit anderen Personen unwohl fühle, da sie „nicht gut drauf" sei, könne zu Kopfbewegungen in der beschriebenen Art und Weise führen. *„Also zum Beispiel bei Herrn Schmidt auch, das ist so, diese Musiksachen. Wenn der da im Tagesraum und da ist so Musik, die ihm nicht gefällt, dann wird er auch unruhig und ist mehr verschleimt und, finde ich oft. (...) Ja, das ist so eine Volksmusik und so. Das war mal ein [Nennung einer Gruppierung Jugendlicher beziehungsweise junger Erwachsener, Anmerkung P.T] und so. Und da ist doch klar, dass er das nicht mag, dass er dann auch (...Pause...), dass er das nicht mag, denke ich. Das merkt man halt. (...) Und dass er eben so unruhig und dann schleimt oder der Kopf fällt so nach vorne und solche Sachen sind das"* (4/6/208). Wenn ein Patient sich im Tagesraum aufhalte und dort Musik gespielt werde, die ihm nicht gefalle, dann werde er nach Ansicht des Experten/der Expertin unruhig. Beides äußere sich im Fallenlassen des Kopfes nach vorn und durch ein vermehrtes „Verschleimen".

Sputumbildung: verringert, vermehrt
Ein häufig beobachtetes Phänomen ist laut der Expertenrunde die vermehrte oder verringerte Sputumbildung bei einem Patienten/einer Patientin, wie bereits im Vorhergehenden transparent geworden ist. Dieses Verhalten kann wiederum verschiedenartig gedeutet beziehungsweise im Zusammenhang mit anderen Verhaltensweisen beschrieben werden.

Sputumbildung verringert
Der Expertenkreis berichtet darüber, dass ein Patient/eine Patientin unter bestimmten Umständen verhältnismäßig weniger Sputum bildet und absondert. Hierzu wird eine sitzende Position, Wohlbefinden, der Kontakt zu vertrauten Personen sowie die Durchführung subjektiv bedeutsamer Handlungen assoziiert.

„Das ist anders als bei Torsten, der fast keine Zeichen gibt. Er ist, finde ich, im Bett öfters mal verschleimt. Wir müssen ihn im Bett öfters mal absaugen als im Rollstuhl. Das ist für mich auch ein Zeichen, dass er vielleicht deswegen auch mag, also häufig da, ähm, im Rollstuhl zu sitzen. Dieser Torsten zum Beispiel, manchmal treibt er mich zur Verzweiflung, wenn ich dann am Bett stehe und ihn wasche und er hustet und hustet und hustet, und ich könnte ihn stundenlang absaugen. Und wenn ich ihn dann auf den Rücken drehe und das Kopfteil etwas höher stelle, verhält er sich schon anders. Dann ist er ruhiger, das Husten ist nicht mehr so extrem. Also ich finde schon, dass die veränderte Körperlage schon großen Einfluss hat auf den Bewohner" (2/13/554). Ein Patient, der nach Ansicht des/der Befragten fast keine Zeichen gebe, äußere sich durch eine „Verschleimung", dass heißt die vermehrte Sputumbildung. Im Bett sei er eher verschleimt und müsse öfter abgesaugt werden als im Rollstuhl. Es wird angenommen, dass der Patient daher gern im Rollstuhl sitze. In einer liegenden Position, beispielsweise beim Waschen im Bett, könne es sein, dass eine Person häufig huste, vermehrt Sputum bilde, absondere und infolgedessen abgesaugt werden müsse. In Rückenlage und bei einem erhöhten Rückenteil des Bettes verringere sich die Sputumbildung. Daraus wird geschlossen, dass die Körperla-

ge im Raum einen Einfluss auf die beobachtbaren Verhaltensweisen eines Patienten in dieser Hinsicht habe. *„Also gestern, da war der unheimlich verschleimt, und ich musste dann immer absaugen und stand da ewig am Bett und dann habe ich die CD und dann wurde er auch ruhiger. Also, das bringt doch schon was (...) so Entspannungsmusik"* (4/26/1218). *„Wenn eben zum Beispiel die Mutter da ist und was vorliest, ist er plötzlich ganz ruhig, schleimt kaum und ist schön am atmen, das finde ich auch sehr auffällig und so"* (8/16/709). Auch Entspannungsmusik scheine sich auf die Sputumbildung und Absonderung eines Patienten auszuwirken. Es könne beobachtet werden, dass ein Patient weniger „verschleimt" sei, wenn eine enge Bezugsperson, wie zum Beispiel in diesem Fall die Mutter, zu Besuch sei und dem Patienten etwas vorlese. Der Patient werde ruhig und atme „schön", womit eine ruhige, tiefe und gleichmäßige Atmung gemeint ist.

Sputumbildung vermehrt
Die Befragten berichten über die Beobachtung der vermehrten Sputumbildung von Patienten/Patientinnen und interpretieren dieses Verhalten unterschiedlich. So wird die Hypothese aufgestellt, eine liegende Position begünstige die vermehrte Sputumbildung. Außerdem werden mit der genannten Beobachtung körperliche Beschwerden, Unwohlsein, Missfallen oder die Orientierung in Situationen mit hohem Neuigkeitsgrad (bezogen auf Personen, Handlungen und Umgebung) assoziiert. Darüber hinaus kann eine vermehrte Sputumbildung der Ausdruck von Unruhe oder Abwehrverhalten sein.

„Wenn er nun, sag ich mal jetzt krank ist jetzt so, also, wenn er nun erkältet ist so ziemlich stark oder so, dann merkt man schon, dass er sich nicht wohl fühlt, weil er dann, wie gesagt, sehr stark verschleimt ist" (7/38/1801). *„Ja. Vor allem, wenn er krank ist, das merkt man ganz einfach, dass er sich ganz einfach unwohler fühlt. Ja, das ist logisch, er hat eben natürlich eben eine Anfälligkeit für, ähm, diese Bronchialerkrankungen und, ähm, kriegt dann eben auch Fieber oder ist wahnsinnig verschleimt und er ist, ich denke schon, dass er eben da auch sehr empfindlich ist. Also auch dieses Absaugen, dass er sich hier auch so aufbäumt und wahrscheinlich auch ganz einfach Schmerzen hat, und ich stelle es mir auch schon sehr unangenehm vor. Und gerade bei ihm ist es eben so, dass wir manchmal 30, 40, 50 mal absaugen müssen am Tag, das kommt vor. Und wenn man da immer wieder da rein, und das ist ja eigentlich nun sicherlich recht empfindlich da (...) also das ist sicherlich (...Pause...) sehr unangenehm"* (8/15/668). Wenn ein Patient krank sei und sich aufgrund dessen unwohl fühle, könne er dies durch eine vermehrte „Verschleimung" zeigen. Bronchialerkrankungen bringen in der Regel eine vermehrte Sputumbildung mit sich, der Patient habe möglicherweise Fieber und müsse sehr oft abgesaugt werden. Diese Prozedur sei unangenehm, der Patient „bäumt sich auf". *„Kanüle wechseln und das ist eine Sache, die er überhaupt nicht gut, gern mag und vielleicht auch weh tut. Ich selber kann das nicht beurteilen, weil ich selber noch keine gehabt habe. Aber ich vermute mal, dass das auch nicht ganz ohne Schmerzen geht und da ist er schon verschleimt"* (12/24/1135). Wenn ein Patient etwas erlebe, was er nicht

möge, wie zum Beispiel das Wechseln der Trachealkanüle, das möglicherweise mit Schmerzen verbunden sei, könne er dies durch ein vermehrtes „Verschleimen" demonstrieren. *„Also Abwehr ist oft Verschleimung und das andere wäre den Kopf zur Seite drehen, diese Reaktion, der Kopf geht zur Seite: ‚Ich will das jetzt nicht'"* (12/3/60). Eine Verschleimung und Kopfbewegungen werden in diesem Zusammenhang als Abwehrverhalten eines Erwachsenen, der unter den Bedingungen des Wachkomas lebt, gedeutet. *„Also gerade durch die Verschleimung, sag ich mal, kann das stattfinden, die Leute unruhig sind innerlich und irgendwie so, dann sind sie stärker verschleimt so, muss man öfters absaugen und so und"* (7/20/941). Eine verstärkte Sputumbildung, die bei einem Patienten/einer Patientin beobachtet werden kann, wird von dem/der Interviewten auch als Unruhe interpretiert. *„Das ist ja auch in der Badewanne so, wenn er im Wasser liegt, da, also ich fand erst, am Anfang, als Torsten hier einzog und gebadet worden ist, da musste ich ihn in der Badewanne öfters mal absaugen, fällt mir dazu ein. Und, ähm, mittlerweile brauche ich ihn überhaupt nicht mehr absaugen. Ich denke mal, er hat sich auch schon daran gewöhnt, wenn ich jetzt so darüber nachdenke. Also, da hustet er immer kaum in der Badewanne, also eben da ist er entspannter, als wenn er da irgendwie im Bett liegt"* (2/17/764). *„Also, wenn ein Bewohner ins Krankenhaus kommt, dann kriegen die Leute nicht viel, die werden nicht, so gerade, weil so etwas wie die etwas schwierigeren Leute, das ist dann natürlich, man kann also dann natürlich nicht 1000 Pflegeberichte dann schreiben, also Kurzberichte, aber, ähm, trotzdem. Das war bei dem Herrn Schmidt, den mussten wir mal ins Krankenhaus schicken zum PEG-Wechsel ((räuspern)), und dann riefen sie dann also bereits mittags völlig verzweifelt an und so weiter, und sie wüssten nicht mehr, was sie tun sollten, und er wäre so verschleimt und und ob das denn, ob sie das denn eigentlich überhaupt alles richtig machten, und er hustet so und das fliegt da durch die Gegend, und sie hätten ihn ja auch schon abgesaugt, aber, also sie sie wüssten nicht mehr, was sie tun sollten. Und ich sage, warum schicken Sie ihn mir nicht sofort wieder her. Der PEG-Wechsel ist gemacht und so weiter und so gut, und er wird hier auch beobachtet, und ärztliche Versorgung ist hier ja auch da. Wenn also wirklich etwas sein sollte, dann kann man ihn immer noch zurückverlegen"* (8/32/1522). In den obigen Ankerbeispielen wird eine vermehrte Sputumbildung dahingehend gedeutet, dass eine Situation, wie zum Beispiel das Baden, für einen Patienten als „neu" empfunden werde, da er erst seit kurzem in der Abteilung lebe. Sobald ein Patient sich an die Situation gewöhnt habe, huste er weniger und sei entspannter. Falls ein Patient in ein Krankenhaus verlegt werden müsse, könne dies ebenso dazu beitragen, dass er/sie vermehrt Sputum bilde, möglicherweise, weil er „nicht viel kriegt". *„Und da haben wir eben eine eine Methode beigebracht bekommen, ihn jetzt aus dem Bett zu setzen in den Rollstuhl (...) wenn wir also ihn aus dem Bett in den Rollstuhl transferieren sag ich mal. Und da habe ich gestaunt, wie am Anfang habe ich zum Beispiel daraus gemerkt, er hat eine Kanüle, und wenn ich, er muss ja zum Sitzen kommt der Kopf, er hat keine Kopfkontrolle, der Kopf runter, ich kann also nicht ihn, den*

Rumpf und den Kopf halten, er muss also kurzfristig den Kopf unten, Kinn auf der Brust haben, ne. Da hat er also regelmäßig Husten bekommen, das war also auch irgendwo Kanüle und hier irgendwie, man hat das auch am ganzen, ja am Tonus auch gemerkt, es war eine Spannung da. Inzwischen ist es kein Problem, ihn umzusetzen, er ist vollkommen locker, hustet nicht mehr und ist auch, wenn er im Rollstuhl sitzt nicht ((lacht)) (...) ist einfach normal. Man hat das Gefühl, das ist normal für ihn. Also daraus, ähm, deuten wir wieder, sag ich mal, ich betone immer wieder dieses Deuten, oder schließen wir, dass so was auch trainiert werden kann" (1/12/621). Ebenso kann das Verhalten der „Verschleimung" beobachtet werden, wenn beispielsweise eine neue Transfermethode eingeführt werden würde. Sobald sich ein Patient an eine Situation gewöhnt habe, sie für ihn zur „Normalität" geworden sei oder mit anderen Worten, er „trainiert" habe, huste und „schleime" er weniger, sei entspannter. Dies ließe sich auch daran erkennen, dass der Muskeltonus „locker" würde. *„Ja, wenn ich denn zu schnell bin, oder wenn so Hektik ist, und ich dann mit ihm so diesen Rhythmus unterbreche, dann ist schon so ein bisschen mehr Verschleimung auch da. Wenn ich zu schnell bin"* (12/6/247). Wenn der Rhythmus während einer Handlung der Pflegenden mit einem Patienten unterbrochen würde, zum Beispiel, weil ein Pflegender/eine Pflegende in Hektik sei, dann könne der Patient darauf mit einer erhöhten Sputumbildung reagieren. Dies „äußere" Verhalten wird so erklärt, als dass es dem Patienten „zu schnell" gehe.

Atmung: tief, geräuschlos, schnell
Die interviewten Personen beschreiben auch eine unterschiedliche Ausprägung der Atmung. Sie kann zum einen tief und zum anderen geräuschlos oder schnell sein. Dies hängt von unterschiedlichen Bedingungen ab, die die Experten und Expertinnen aus der Perspektive der Patienten/Patientinnen heraus zu explizieren versuchen.

tiefe, geräuschlose Atmung
Die Befragten berichten über die Beobachtung der tiefen Atmung, die sie interpretieren. Einige der Interpretationen wurden bereits anhand von vorherigen Ankerbeispielen exemplarisch verdeutlicht. Eine Deutung besagt, eine sitzende Position kann als äußere Bedingung das Hervorrufen der beschriebenen Verhaltensweise unterstützen. Weitere Hypothesen sind, dass ein Patient/eine Patientin Wohlbefinden ausdrückt, Kontakt zu vertrauten Personen hat oder Handlungen, die subjektiv bedeutsam sind, unternimmt sowie in der Eigenzeit für die Dauer der Durchführung einer Handlung bestätigt wird.

„Auf das Aktivgel, ja, das ist mit Menthol, das ist sehr angenehm. Gestern zum Beispiel war sie in der Badewanne, da haben sie das mal ausgetestet, da hatte sie erzählt irgendwie, dass sie, hatte das Gel auf den Rücken massiert und dann hatte sie mal richtig schön tief durchgeatmet, hatte sie mir dann so erzählt. Wir machen das meist, wenn sie im Rollstuhl sitzt, dann ziehen wir ihr auch schon mal das Nachthemd an, weil das praktischer ist als im Bett nachher und dann cremen wir sie noch mal eben kurz ein, ich denke, wenn sie im Rollstuhl sitzt, kann sie sowieso besser durchatmen als im Liegen. Man kriegt das zwar

nicht ganz so mit, aber ich denke schon, dass sie das schon mag" (3/9/379).
„(...) ist das eine ganz ruhige, entspannte, saubere, geräuschlose Atmung also (...) ist also auch ein Zeichen eigentlich für mich für ein subjektives Wohlbefinden" (1/8/389). Eine tiefe Atmung könne zum einen darauf beruhen, dass eine Patientin etwas Angenehmes erlebe und zum anderen durch Rückenmassagen mit mentholhaltigen Substanzen unterstützt werden. Auch eine sitzende Position im Rollstuhl wirke sich auf das „bessere" Durchatmen einer Patientin aus. Eine „ruhige, entspannte, saubere und geräuschlose Atmung" wird von dem Experten/der Expertin als Zeichen von Wohlbefinden gedeutet.

schnelle Atmung
Neben einer tiefen und geräuschlosen lässt sich eine beschleunigte Atmung beobachten. Assoziiert wird dieses „äußere" Verhalten mit dem „inneren" Verhalten des unangenehmen Erlebens beziehungsweise dem Missfallen.
„Ist natürlich auch von Patient zu Patient unterschiedlich. Also bei Torsten ist das jetzt ganz klar, weil man, bei dem ist jeder Lagewechsel, ja, sag ich jetzt mal, ganz dramatisch, also, den brauche ich nur vom Bett auf den Duschwagen zu setzen (...) die Spastik geht hoch, Atmung wird schneller, also, das sieht man sofort, ich glaube, das würde sogar jeder sehen, der Torsten nicht kennt, dass das erstmal unangenehm für ihn ist" (13/44/1389). Wenn ein Patient von einer pflegenden Person umgelagert wird beziehungsweise ein Transfer vom Bett in den Duschwagen durchgeführt wird, so könne in diesem Kontext eine länger andauernde erhöhte Muskelspannung in Verbindung mit einer beschleunigten Atmung beobachtet werden. Damit würde der Patient verdeutlichen, dass er den Lagewechsel als dramatisch und unangenehm empfinde. *„Also bei Herrn Wasse ist das so, wenn ihn, wenn ihm irgendwas nicht, ähm, nicht gefällt oder so, dann, dann fängt er auch manchmal so ganz hektisch an zu atmen so, also ganz hektisch irgendwie so"* (5/17/748). Eine schnellere Atmung eines Patienten wird darauf zurück geführt, dass ihm etwas missfalle.

nonverbale Lautäußerung: verringertes Husten, vermehrtes Husten, Stöhnen
Im Vorangegangenen hat die Expertenrunde bereits beschrieben, dass nonverbale Lautäußerungen von den Patienten/Patientinnen gehört werden können. Diese variieren je nach Situation und vermutlichem „inneren" Verhalten des Patienten/der Patientin zwischen Husten und Stöhnen, wobei das Verhalten des Stöhnens bereits im Zusammenhang der Muskelspannung expliziert wurde. Von daher wird nun das Husten, das vergleichsweise als verringert beziehungsweise als vermehrtes Husten beobachtet wird, in Beispielen verankert.

verringertes Husten
Im Zusammenhang mit der vermehrten Sputumbildung ist bereits auf das Phänomen des Hustens, das bei Patienten/Patientinnen beobachtet werden kann, eingegangen worden.

Die Befragten erzählen von der Beobachtung des vergleichsweise verringerten Hustens und versuchen dieses aus der Perspektive eines Patienten/einer Patientin zu deuten. Die Interviewten assoziieren Aufmerksamkeit und Interesse, den Kontakt zu vertrauten Personen sowie Handlungen, die für einen Patien-

Ergebnisse der Analyse

ten/eine Patientin subjektiv bedeutsam sind, als wichtige Entstehungsbedingungen. *„Zweimal die Woche oder spontan und im Sommer fährt sie* [gemeint ist die Mutter, Anmerkung P.T.] *immer mit ihm spazieren, und sie sagte zu mir, also, er würde sie erkennen. Er ist dann auch, und ich sehe das auch so, ruhiger, also er ist auch Kanülenträger, Trachealkanülenträger, nur hustet er nicht so oft. Denn, dann sitzt er wirklich da und versucht zuzuhören"* (2/11/453). Wenn ein Patient ruhiger sei, beispielsweise bei Besuch und einer gemeinsamen Unternehmung, wie einem Spaziergang mit einer engen Bezugsperson, zu der der Patient bereits vor dem traumatischen Ereignis eine Bindung aufgebaut habe, huste er weniger. Es wird assoziiert, der Patient erkenne die Bezugsperson und versuche, dieser „zuzuhören".

vermehrtes Husten
Vermehrtes Husten wird als Ausdruck von Unwohlsein des Patienten/der Patientin beziehungsweise als Demonstration von Missfallen interpretiert. Eine andere Hypothese ist, eine Person, die unter den Bedingungen des Wachkomas lebt, befindet sich in Situationen mit hohem Neuigkeitsgrad (bezogen auf Personen, Handlungen und Umgebung).

„Also ich denke mal, ähm, dass dieser Husten bei Torsten, ähm, ein Zeichen ist für eben Unwohlsein und das muss ja auch, es stört ihn ja auch. Oh, Moment. Ja, der Husten bei Torsten. Also er hustet viel mehr, wenn es ihm schlechter geht so" (2/17/764). Husten könne ein Zeichen für Unwohlsein sein. Zum Gefühl des Unwohlseins könne auch das Husten selbst beitragen, weil er den Patienten störe. Einem Patienten gehe es „schlechter", wenn er vermehrt huste.

Mund: „Lächeln", Mund öffnen und schließen, Lippen- und Kaubewegungen, Schlucken
Der Expertenkreis berichtet über Phänomene im Mundbereich, die er beobachtet und deutet. Hier gibt es verschiedene beobachtbare Verhaltensweisen. Dazu gehört das „Lächeln", Mund öffnen und schließen, Lippen- und Kaubewegungen und das Schlucken. Es ist bereits erwähnt worden, dass ein Patient/eine Patientin zum Beispiel beginnt zu „lächeln", wenn eine bestimmte Person für die Pflege zu ihm/ihr ins Zimmer kommt.

„Lächeln"
Die befragten Personen schildern, dass sie bei den Patienten/Patientinnen Bewegungen des Mundes beziehungsweise der Lippen beobachten, die sie als „Lächeln" bewerten und deuten. Hintergrund für diese Beobachtung kann angenehmes Empfinden und Wohlbefinden sein. In Situationen, in denen das Verhalten eines Patienten/einer Patientin durch eine andere Person gespiegelt wird, kann ebenso ein „Lächeln" beobachtet werden, wie bei einem Kontakt mit vertrauten Personen oder bei der Durchführung von Handlungen, die subjektiv bedeutsam sind.

„Also, ich denke, das sieht man bei ihm, wenn er im Tagesraum im Rollstuhl sitzt und es geht ihm ganz hervorragend, dann sieht man das schon am Gesicht, ob er dann lächelt oder nicht, das sieht man einfach. Das sind solche Sachen, wenn man, wenn man die Leute so lange pflegt hier, dass man das sieht"

(4/23/1051). *"Und, wenn sie gut gelaunt ist, also alles okay ist, guckt sie, die lächelt auch, ne"* (6/9/352). Wenn sich ein Patient „hervorragend" fühle, zum Beispiel, wenn er im Tagesraum sitze, so könne er dies durch ein Lächeln zeigen. Eine Patientin sei gut gelaunt, alles sei in Ordnung. *"Ich finde, wenn ihre Oma und Opa kommen, dann denke ich, finde ich schon, irgendwie waren die jetzt da und das hatte die Oma mir erzählt. Hat sie da fünf Minuten gesessen und auf einmal fing sie an zu lächeln und so. Und das muss ich sagen, fand ich schon so eine bestimmte Reaktion"* (3/5/175). *"Was mir jetzt gerade so einfällt, so als ihre Oma und Opa da waren, da fühlte sie sich wohl. Da kam ich halt rein und lag sie halt auf dem Bett und ihre Oma saß halt an ihrem Bett und da erzählte die Oma halt, dass sie gelächelt hätte, und das habe ich da auch gesehen, und das konnte ich mir schon gut vorstellen, dass sie sich da wohl gefühlt hat, weil die so oft auch nicht da sind. Ich denke, dass sie wahrscheinlich auch einen guten Bezug zu ihren Großeltern gehabt hat. Also da kam es mir schon so vor, dass sie sich wohl, sehr wohl fühlen würde"* (3/19/572). Wenn Personen eine Patientin besuchen, zu denen sie bereits vor dem traumatischen Ereignis eine enge Beziehung aufgebaut habe, so kann beobachtet werden, dass sie nach einigen Minuten beginne, zu lächeln. Die Patientin fühle sich in diesem Kontext wohl und äußere das Wohlbefinden durch ein Lächeln, so die Erklärung der befragten Person. *"Ich kann nur sagen, wenn ich da bin, dass ich eben vertraut für sie bin. Sie lächelt auch, sie fühlt sich wohl"* (6/22/1009). Die Vertrautheit mit bestimmten Pflegenden könne gleichermaßen ein Gefühl des „Wohlbefindens" bedingen und dazu führen, dass eine Patientin lächele. *"Gerade eben so vor, naja ein, zwei Stunden so, war das so, hatte ich den Eindruck so, das war ganz witzig so, da war ich im Aufenthaltsraum, habe, äh, Essen gereicht zu einem Bewohner, Meret war dann auch schon mit auf so und ist so, kommt auch vor, dass sie ja, hm, kein Halt hat im Kopf so. Und, ähm, sie ist dann gekippt, wer weiß was da jetzt, also sie hing da so auf halb acht, mit dem Kopf dann zur Seite geneigt so und äh, naja gut, ich habe sie dann so angeguckt: ‚Oh Meret, dein Kopf' und ich habe dann auch so den Kopf zur Seite gelegt, so ein bisschen so, Mensch und so, gegrinst und dann hat sie auch gegrinst, irgendwie so ein bisschen so"* (7/28/1311). Ein Experte/eine Expertin berichtet davon, dass, wenn er/sie die Kopfstellung einer Patientin nachahme, sie namentlich anspreche und dazu lächele, dies dazu führen könne, dass die Patientin darauf ebenfalls mit einem Lächeln reagiere.

Mund öffnen und schließen
Neben dem „Lächeln" kann beobachtet werden, dass ein Patient/eine Patientin den Mund öffnet oder auch schließt. In diesem Zusammenhang wird vermutet, ein Patient/eine Patientin hat entweder Appetit auf eine bestimmte Speise beziehungsweise Hunger oder er/sie möchte eben gerade nicht essen. Eine weitere Hypothese ist, dass ein Patient/eine Patientin unruhig durch die Aktivierung von Erinnerungsspuren wird oder berührt ist.

"Manchmal gibt es Tage, zwei, drei Tage, wo sie nicht essen möchte (...) wenn sie mal auf den Geschmack kommt, ihre Vorlieben sind Eis oder was sie

Ergebnisse der Analyse

ganz gerne mag zum Beispiel ist Vanillepudding (...) Sie mochte das gar nicht früher. Ich vermute ((räuspern)) weiß ich eigentlich, früher mochte sie ganz gerne die Fruchtzwerge. Die mag sie jetzt nicht mehr. (...) Also, das merkt man denn, also, dass sie, dass sie irgendwie so dann zumacht auch so. Macht, dann macht sie nur zu und du kannst machen, was du willst. Und was sie mag, wenn sie Appetit darauf hat, wenn sie Hunger hat, macht sie ihren Mund auf. Auch bei Eis. Wenn sie nicht will, dann will sie nicht. Also deswegen, am Anfang, ne, also, brauchst du ihr nicht geben und so. Inzwischen geht es auch, ne. Vielleicht beim ersten Mal habe ich Glück, dass sie da den Mund auf hat, dass ich ein bisschen mit dem Löffel reinkomme. Aber beim zweiten Mal, sie weiß ganz genau, ich komme gleich noch einmal, ne. Dann macht sie den Mund zu" (6/10/408). Zum Beispiel wird das Schließen des Mundes zum einen damit assoziiert, dass eine Patientin nichts essen möchte und damit „zumacht". So kann es sein, dass sie den Mund öffne, wenn ihr zum ersten Mal eine Speise angeboten würde, jedoch beim „nächsten Mal" den Mund geschlossen halte, wenn sie gerade keinen Appetit und Hunger verspüre. Wenn sie Appetit oder Hunger auf ein bestimmtes Nahrungsmittel habe, öffne sie demgegenüber den Mund, wenn ihr etwas zu Essen angeboten würde.

Lippen- und Kaubewegungen

Lippen- und Kaubewegungen werden darüber hinaus als Beobachtungen von den Experten und Expertinnen geschildert. Sie assoziieren mit dieser Beobachtung Wachheit, Aufmerksamkeit oder angenehmes Empfinden in Bezug auf das „innere" Verhalten eines Patienten/einer Patientin. Es wird darüber hinaus angenommen, der Kontakt zu vertrauten Personen oder die Verwirklichung subjektiv bedeutsamer Handlungen, insbesondere mit aktivem Einbezug aller Beteiligten, führten zu dieser Ausdrucksweise eines Erwachsenen im Wachkoma. Eine andere Hypothese ist, dass ein Patient/eine Patientin etwas lautsprachlich verbalisieren möchte, wie im folgenden Ankerbeispiel transparent wird.

„Manchmal macht er mit dem Mund so, als wenn er dann was sagen will, aber das ist auch eher seltener" (4/21/964). Mundbewegungen werden von dem Interviewten dahingehend gedeutet, dass der Patient möglicherweise etwas sagen möchte. *„Und wenn wir uns unterhalten, wenn ich mich mit der Frau unterhalte, wir unterhalten uns oder sprechen sehr viel, sprechen sehr ruhig (...) dann ist er wach und ist aber auch aufmerksam. Aber es kommt auch darauf an, worüber wir uns unterhalten. Sie erzählt manchmal so Sachen aus seiner Vergangenheit, da ist er sehr aufmerksam, aber entspannt, also empfindet das wohl als angenehm (...) Also daran kann man das sehen (...) ob er jetzt irgendwie Kaubewegungen macht (...). Zum Beispiel, wenn er schluckt, spontan schluckt, weil sich eben im Mund Spucke ansammelt, dann ist das auch ein Zeichen dafür, dass er wach ist und aufmerksam ist"* (17/8/433). Der Befragte/die Befragte nimmt an, dass ein Patient dann „wach" und „aufmerksam" sei, wenn er Kaubewegungen durchführe. Dabei müssten die Kaubewegungen nicht in Zusammenhang mit Esssituationen stehen. Vielmehr könne es auch sein, dass ein Patient über dieses Mittel wie auch durch Schlucken, neben der Aufmerksamkeit, Entspan-

nung und Wohlbefinden ausdrücke. Eine exemplarische Situation wäre, dass der Patient einem Gespräch beiwohne, bei dem eine Person, zu der er vor dem traumatischen Ereignis eine Bindung aufgebaut habe, über seine Vergangenheit erzähle. *„Ja, eingecremt, rasiert, das mache ich ihm mit Unterstützung, ich gebe ihn den Rasierer in den Arm, gleichzeitig bei seiner Stimulation auch mit und führe dann mal nur die Hand zum Rasierer und zum Handgelenk und unterstütze nur und sag ihm denn auch so in die Ecken geht es nicht, da mache ich das einmal und das klappt auch schon sehr gut. Er versucht das schon richtig festzuhalten, den Apparat. (...) Die Mundpartie bewegt sich und er spitzt die Lippen, wie man das beim Rasieren macht. Mache ich das aber ganz alleine, wir haben es zu Anfang ja so gemacht, da ist so gar keine Reaktion, aber automatisch, dadurch, dass er den hält und ich führe nur so halt seine Hand und den Ellenbogen mit meiner Hand, dass ich lenke, wo er rasieren muss, und dann merke ich so, das sind jetzt die Oberlippen, zeigt Reaktion. Daran merke ich den Unterschied, dass da doch was ist"* (12/7/264). Mundbewegungen, das heißt speziell Lippenbewegungen beziehungsweise das Zuspitzen der Lippen könne beobachtet werden, wenn ein Patient sich mit „Handführung" den Bart rasiere, wobei er mit der Hand den Rasierapparat festhalte. Demgegenüber könne es sein, dass der Experte/die Expertin keine Reaktion bemerke, wenn er/sie die Handlung ohne den aktiven Einbezug eines Patienten durchführe.

Schlucken
Die Befragten berichten weiter über das Phänomen des Schluckens, das sie in einem für sie logischen Bedingungszusammenhang verorten. Wachheit, Appetit, Hunger, aber auch die mögliche Aktivierung von Erinnerungsspuren werden hier im Hinblick auf das „innere" Verhalten vermutet.

„Also, das muss, ist Glückssache. Und mit dem Schlucken halt auch. Wenn er ganz wach ist, so, dann schluckt er auch. Aber so andere Tage wieder überhaupt nicht (...). Also bei ihm ist das auch, Süßes mögen sie eben alle. Und auch so scharfe Sachen wie Tzaziki. Und hier gab's mal so, da hatten die schon geschnittene Zwiebeln, und da war die Mutter gerade da, die sagte, das hat er auch so gegessen, und da habe ich ihm auch einen Teelöffel, und das hat er auch wunderbar geschluckt, so richtig was herzhaftes (...). Ja, und halt, der hat immer viel Bier getrunken, so, (...) Und Bier schluckt er auch ganz gut, wenn man ihm mal so einen Teelöffel gibt, so diesen Geschmack. Also, das sind meistens so die Sachen, die die vorher auch gerne gemocht haben (...), aber manchmal eben, dann schluckt er das nicht, weil dann ist er eben nicht da, denke ich, dann ist er ganz weit weg und hat auch kein Interesse" (4/7/277). Ob ein Patient Speisen schlucke, könne „Glückssache" sein, sei jedoch insgesamt davon abhängig, ob er ganz wach sei und die Nahrungs- oder Genussmittel bereits prätraumatisch gern mochte. Wenn ein Patient „weit weg" scheint oder kein Interesse habe, dann schlucke er nicht.

Transpiration
Der Kreis der Experten und Expertinnen erzählt weiterhin über das Verhalten der Transpiration, das er beobachtet und interpretiert angesichts dessen, was im

„inneren" Verhalten des Patienten/der Patientin vor sich gehen könnte. Es ist bereits in vorherigen Zusammenhängen über diese Erscheinung berichtet worden und Hypothesen, die zur Deutung der Transpiration aufgestellt werden, sind das Bedürfnis eines Patienten/einer Patientin nach einem Positionswechsel oder Ruhe, körperliche Beschwerden oder Unwohlsein. Außerdem wird vermutet, die Transpiration stehe in einem Zusammenhang zu Situationen, die für einen Patienten/einer Patientin einen hohen Neuigkeitsgrad besitzen, zum Beispiel bezogen auf Personen oder Handlungsabläufe.

„Es gibt auch Fälle, da, wir haben auch hier einen Bewohner, der anfangs ziemlich oft geschwitzt hat, gefühlt, hat dann geschwitzt. Also wir haben immer gerätselt, gerätselt, was kann der Grund sein. Natürlich geht sofort der Gedanke, da muss der Arzt wohl kommen. Ja, das ist ja meist so, zur Beruhigung, der Bewohner hat vielleicht auch Schmerzen. Und es hat auch ziemlich lange gedauert, bis wir herausbekommen haben, dass er diese Lage ungemütlich empfand. Also, es langte, ihn zu drehen und schon war er ruhiger" (2/13/564). Es kann exemplarisch sein, dass ein Patient durch eine vermehrte Transpiration zum Ausdruck bringe, dass er möglicherweise Schmerzen habe oder aber seine aktuelle Körperlage „ungemütlich" finde. Ein Umlagern könne hier eine Minderung des Schwitzens herbeiführen.

Hand: Bewegung der Finger/Hände, Händedruck/Zugreifen
Die ausgewählten Personen, die sich zu einem Interview bereit erklärt haben, schildern, dass sie Bewegungen der Hände bei einem Patienten/einer Patientin beobachten. Dazu gehört, neben einer generellen Bewegung der Finger oder Hände, der Händedruck beziehungsweise das Zugreifen.

Bewegung der Finger/Hände
Die Interviewpartner und Interviewpartnerinnen erzählen, dass sie Bewegungen der Hände beziehungsweise der Finger bei Patienten/Patientinnen wahrnehmen. Gedeutet werden diese als Ausdruck von körperlichen Beschwerden oder Wachheit. Eine andere Hypothese in diesem Zusammenhang zielt auf die aktive Beteiligung eines Patienten/einer Patientin bei der Durchführung alltäglicher Handlungen.

„Hm, ja also, eigentlich kann er einem sehr wach erscheinen, also beispielsweise, sehr wach eigentlich, sag ich mal, erscheint. Ähm, plötzlich auch irgendwelche Bewegungen macht beispielsweise, die er vorher noch nicht gemacht hat irgendwie so, was auch oft vorkommt so. Bei Herrn Schmidt, ja, haben wir das schon oft erlebt, dass beispielsweise, so dass so, der nun wirklich da an manchen Tagen so ganz wach erscheint und plötzlich mit seinen Händen so richtig, so voll die Bewegungen macht so, an manchen Tagen so und irgendwie" (7/17/783). Ein Patient sei nach Ansicht des Experten/der Expertin sehr wach, wenn er an manchen Tagen die Hände in einer Art und Weise bewege, die sich möglicherweise zuvor noch nicht beobachten ließ. *„Und bei Torsten, wenn ich ihn wasche, dann versuche ich ihn am, den Arm, also diese Waschung verbinde ich dann schon mal mit Kontrakturenprophylaxe, dass ich den Arm ziemlich weit nach hinten nehme oder hoch hebe und versuche mal mit seiner Hand über sein*

Gesicht zu gleiten oder eben seinen Finger in das Nasse zu stecken, in den Mund und, ähm, ja, und dann passiert auch schon was. Ja, dann bewegt er schon mal seinen Finger und ja" (2/16/712). Im Zuge der Körperpflege könne es sein, dass ein Patient einen Finger bewege, beispielsweise, wenn die pflegende Person im Rahmen der Kontrakturenprophylaxe die Hand des Patienten über dessen Gesicht gleiten ließe, seine Finger mit Wasser oder dessen Mund in Berührung bringe.

Händedruck/Zugreifen
Über die Bewegung der Finger oder Hände hinaus wird von den Befragten der Händedruck beziehungsweise das Zugreifen erwähnt. Sie interpretieren diese Verhaltensweise als Nutzung der Möglichkeit eines Patienten/einer Patientin, sich an einem Gegenstand festzuhalten. Auch die aktive Beteiligung eines Patienten/einer Patientin bei der Durchführung von Handlungen wird als Begründung angeführt, wie am Beispiel der Rasur an früherer Stelle deutlich wurde. Genauso findet sich die Hypothese, der Patient/die Patientin zeige eine gezielte Aktion auf eine verbale Aufforderung. *„Ja, man, ich sage dann: ‚Torsten helfe mal mit, ich muss dich an deinem, unterm Arm noch waschen' und und dann hat er das eben auch schon gemacht, dass er die Hand dann irgendwie so aufs Gitter fiel und, dass die Hand dann eben auch blieb. Ich sage: ‚Ja, kannst dich da ruhig festhalten'. (...) Hm, also dann hat er das, seine Hand irgendwie aufs Gitter und dann habe ich eben gesagt, ja, kannst dich ruhig festhalten, so lange, wie er halt wollte. (...) Das ist bei ihm eben, ob das nun Zufall ist, oder. Aber man muss, denke ich, schon darauf eingehen, wenn er so was macht, dass er das auch weiß, da fasst er jetzt das Gitter an"* (4/22/1013). Bisweilen gibt es die Situation, dass ein Patient beim Waschen die Hand auf das Bettgitter fallen und sie dort lasse, was zufällig sein könne. Er könne sich dort festhalten. *„Ich nehme seine Hand und sage: ‚Ja, drücke mal eben'. Ja, ähm, das passiert ziemlich selten. Also manchmal empfinde ich schon eine Spannung darin, aber ob jetzt das nun gezielt oder irgend so ein Krampf oder was weiß ich"* (2/16/734). Wenn eine Person die Hand eines Patienten in die ihre nehme und den Patienten auffordere, zuzudrücken, passiere es manchmal, dass die auffordernde Person eine Spannung spüre. Es scheint uneindeutig, ob jene gezielt von dem Patienten initiiert werde oder ob es sich um einen so genannten „Krampf" handele.

Tränen der Augen
Die Interviewteilnehmer und Interviewteilnehmerinnen erzählen, dass sie beobachten, dass die Augen von Patienten/Patientinnen tränen. Dies interpretieren sie, neben dem bereits Aufgeführten, auf verschiedene Weise. So wird angenommen, dass das Tränen der Augen auf körperlichen Beschwerden beruht oder ein Ausdruck des Bedürfnisses nach Ruhe oder einer Berührtheit ist. Hypothetisch gesehen können Erinnerungsspuren aktiviert worden sein, die im Zusammenhang der beobachteten Situation als Freude, Unruhe, Traurigkeit, Verlust beziehungsweise als Sehnsucht gedeutet werden können. Auch die Durchführung von Handlungen, die subjektiv wichtig für einen Patienten/eine Patientin sind, kann mit dem Tränen der Augen assoziiert werden.

Ergebnisse der Analyse 153

"Ja. Und bei dem Torsten ist das halt so, wenn der, mit dem Katheter nicht in Ordnung ist, dann weint er sofort. Also, dann laufen ihm richtig die Tränen, Tränen und man merkt, dass er richtig, äh, richtig weint und Schmerzen hat und dann denkt man: ‚Oh, erstmal Katheter gucken'. Also, das ist so eine Sache, die finde ich schon ganz gut an ihm, dass man sofort sieht, dass irgendwas nicht in Ordnung ist" (4/14/600). Das Tränen der Augen wird von dem Experten/der Expertin dahingehend gedeutet, dass ein Patient Schmerzen habe, zum Beispiel, wenn der Blasenkatheter abgeklemmt sei. Das Tränen der Augen ist für den Befragten/die Befragte ein Hinweis darauf, dass mit dem Patienten etwas „nicht in Ordnung" sei. *„Hier ist es nun öfters so, ich mache nun hin und wieder, wenn wir auch, sag ich mal, auch besser besetzt sind, mache ich hier ein bisschen Musik so, also sag ich mal, ich, äh, ich spiele ja auch Akustikgitarre, den Bewohnern vor, sing da ein bisschen zu so. Meistens ist das so, Lieder aus den 70ern, die viele Leute einfach auch kennen so und, ähm, da habe ich schon ganz starke Reaktionen bemerkt so, also ganz extrem so, dass bei Herrn Schmidt beispiels, beispielsweise, also er fing oft an zu weinen, (...Pause...) als ich so Musik gemacht habe. Vielleicht erinnert er sich an früher, also wie gesagt, er war, das waren auch so diese Kreise, denke ich mal so. Er mochte Musik jetzt auch sehr gerne so und, ja, vielleicht war er einfach traurig in dem Moment oder wäre gerne wach so oder würde irgendwie mitmachen wollen, ich weiß es nicht so. Hat oft geweint so. Oder oder bewegte da seine Augen sehr stark so, dann so, das sind Reaktionen, die dann einfach auch ausgelöst werden so, durch so 'ne Sachen so"* (7/29/1363). Es wird auch vermutet, dass ein Patient durch das Tränen der Augen zum Ausdruck bringe, dass er sich an früher, an die prätraumatische Zeit, erinnere. Er sei deshalb traurig, wäre gern wach, oder aber würde gern aktiv an einer Handlung teilnehmen, vielleicht auch, weil er diese in der Vergangenheit selbst gern durchgeführt habe. Wenn beispielshalber von einem Mitarbeiter/einer Mitarbeiterin Musik gemacht und gesungen werde und Lieder, die dem Patienten bekannt seien, gespielt würden, dann könnten sowohl das Tränen der Augen als auch starke Augenbewegungen ein Ausdruck für das genannte „innere" Verhalten eines Patienten sein. *„Wenn ich zum Beispiel Gitarre spiele ist Torsten, da ist es schon vorgekommen, dass er da so weint irgendwie. Manchmal ist es so, dass ich manchmal den Eindruck habe, er guckt ganz aufmerksam oder er macht den Mund so ein bisschen auf und, ja und so ein bisschen, bewegt die Augen etwas stärker so, dann, also das ist schwierig das zu deuten immer so. (...) Also, ich denke mal von den Vorerfahrungen, die ich habe oder so oder wie ich ihn einschätze, dass ihm das schon gefällt, das Musik machen so, und das Weinen ist ja nicht unbedingt darauf zurückzuführen, dass man nun sagen würde, ja, ihm gefällt das überhaupt nicht, deswegen weint er jetzt so. Ich denke mal, das ist nicht so, ich denke mal, dass er vielleicht irgendwie so berührt ist so innerlich irgendwie oder. Einfach, dass er deswegen das so raus lässt so"* (7/38/1812). Im Rahmen einer ähnlichen Situation könne beobachtet werden, dass ein Patient den Mund ein wenig auf mache, die Augen stärker bewege und weine. Es wird angenommen, dass dies Zeichen dafür seien, dass dem

Patienten die Situation, in der Musik gemacht würde, gefalle und er aufmerksam sei. Gleichzeitig könne der Patient berührt sein und diese Berührtheit durch Tränen „rauslassen". *„Manchmal weint er dann sogar. Also, er weint auch öfter mal und, ähm, sie* [gemeint ist die Mutter, Anmerkung P.T.] *liest ihm ja nun auch, wenn sie da ist, ähm, sehr lange vor. Ich denke diese Stimme ist dann ja wirklich so vertraut, äh, dass er also auch seine Schwester, dass er eigentlich, ja, ich denke er freut sich da auch drüber so. Er hat ein ganz zufriedenes Gesicht dann. Weint dann auch eben manchmal, was, ähm, (...Pause...), was ich auch oft schließe, dass er, ähm, nicht weint, weil er unbedingt Schmerzen hat, sondern einfach wohl auch, ähm, teils durch Freude und teils aber auch, ähm, durch seine Situation so. (...) Also, gestern hat er zum Beispiel auch geweint, und ich kann es nicht genau sagen. Also er weinte halt, und ich hatte denn den Rollstuhl, ähm, also die Lehne ein bisschen zurück gemacht, weil ich denn vielleicht auch dachte, vielleicht sitzt er jetzt auch nicht gerade gut. Dass ihm irgendwas weh tut. Aber er hörte eigentlich auf zu weinen, er hörte erst im Bett auf zu weinen. Dass ihm vielleicht das Ganze drum herum im Tagesraum zuviel war"* (10/16/718). Die Mutter besuche den Patienten und lese ihm etwas vor. Die Freude über den Besuch, darüber, etwas vorgelesen zu bekommen oder über das Hören einer vertrauten Stimme könne durch das Tränen der Augen ausgedrückt werden. Es wird von dem Experten/der Expertin weiterhin angenommen, dass der Patient möglicherweise über seine aktuelle Situation weine. Es könne auch sein, dass einem Patienten etwas „zuviel" wäre, zum Beispiel der Aufenthalt im Rollstuhl im Tagesraum.

Gesichtsrötung
Wie schon aus der Beschreibung und den Erklärungsversuchen anderer „äußerer" Verhaltensweisen hervorgegangen ist, beobachten die Experten und Expertinnen bei den Patienten/Patientinnen in bestimmten Situationskontexten eine Gesichtsrötung. Die Vermutungen der Befragten zum „inneren" Verhalten eines Patienten/einer Patientin sind in diesen Fällen schon in die vorherigen Ausführungen einbezogen und damit in Ankerbeispielen aufgegangen. Gedeutet wird die Beobachtung als Ausdruck des Bedürfnisses eines Patienten/einer Patientin nach einem Positionswechsel oder Ruhe. Darüber hinaus wird sie mit körperlichen Beschwerden oder Unwohlsein in Verbindung gebracht.

Stirnrunzeln
Diese Verhaltensweise ist bereits beispielhaft in den vorherigen Ausführungen verankert worden, so dass an dieser Stelle lediglich herausgehoben wird, dass die Expertenrunde diese Beobachtung mit dem Ausdruck von Missfallen assoziiert.

Im Folgenden wird ein Bezug der Essentials der dokumentierten Interviewpassagen zu den differenzierenden Fragestellungen hergestellt. Damit knüpft die daran anschließende Darstellung des Kategoriensystems an die Rückvermittlung zum schriftlichen Ausgangsmaterial an.

Ergebnisse der Analyse 155

4.4 Der Bezug von Analyseergebnissen der verbalen Daten zu den differenzierenden Fragestellungen und die Ableitung des Kategoriensystems

Nachfolgend werden die Berichte der Experten/Expertinnen zu den differenzierenden Fragestellungen in Beziehung gesetzt und hiernach das aus den verbalen Daten abgeleitete Kategoriensystem abgebildet. Gegenstand dieses Abschnittes der Arbeit sind somit die Essentials der unmittelbar wahrnehmbaren Aktivitätsformen des „äußeren" Verhaltens der Patienten/Patientinnen beziehungsweise Vermutungen zu deren „innerem" Verhalten durch die Befragten. Die Datenanalyse folgt gemäß der Zielsetzung der Datenerhebung den nachstehenden differenzierenden Fragen:

- Über welche „äußeren" Verhaltensweisen von Erwachsenen, die unter den Bedingungen des Wachkomas leben, berichten die Experten und Expertinnen?
- Wie deuten die Experten und Expertinnen die beobachteten „äußeren" Verhaltensweisen im Hinblick auf das vermutete „innere" Verhalten eines Patienten/einer Patientin im Wachkoma?

In Bezug auf die Aussagen der Experten und Expertinnen zu den „äußeren" Verhaltensweisen, die sie am Beispiel eines bestimmten Patienten/einer bestimmten Patientin schildern beziehungsweise die allgemeinen Äußerungen, die sich nicht auf einen bestimmten Menschen beziehen sowie die Bemerkungen der Informanten/Informantinnen, die sie von Dritten gehört haben und zum genannten Themenbereich weitergeben, sind recht vielfältig. So kristallisieren sich zwölf Beobachtungen heraus, die sich zum Teil noch tiefer in verschiedene Erscheinungsformen untergliedern. Ebenso reichhaltig ist das Spektrum der Hypothesen zu den „inneren" Verhaltensweisen.

Muskelspannung: gelockerte Muskulatur, länger andauernde übermäßig erhöhte Muskelspannung („Spastik"), kurzfristige übermäßig erhöhte Muskelspannung („Zusammenzucken")

Es kann festgehalten werden, dass ein Patient/eine Patientin beobachtbares Verhalten beziehungsweise Verhaltensänderungen im Hinblick auf einen Wandel des Muskeltonus zeigt. Es lassen sich eine gelockerte Muskulatur, eine länger andauernde übermäßig erhöhte Muskelspannung, das heißt eine „Spastik" sowie eine kurzfristig übermäßig erhöhte Muskelspannung („Zusammenzucken") beobachten. Dieses „äußere" Verhalten lässt sich hinsichtlich des möglichen „inneren" Verhaltens eines Patienten/einer Patientin ebenso deuten wie bezüglich des Situationskontextes.

Die Expertenrunde betont, dass eine lockere Muskelspannung bei den Patienten und Patientinnen vor allem zu beobachten ist, wenn sie sich wohl fühlen beziehungsweise etwas Angenehmes erleben. Besuch und gemeinsame Aktivitäten mit Personen, zu denen ein Patient/eine Patientin bereits vor dem traumatischen Ereignis, nach dem er/sie ein Wachkoma entwickelt hat, eine Bindung aufgebaut hat, bewirken außerdem, dass eine entspannte Muskulatur bei ihm/ihr beobachtet werden kann. Im Kontext des Zusammenseins mit den Bezugspersonen wirkt ein Patient/eine Patientin wacher. Darüber hinaus scheint es einen Patienten/eine Patientin ruhiger werden zu lassen, ein Umstand, der wiederum in einer gelockerten Muskulatur seinen Ausdruck findet, wenn Pflegende mehrere Tage hintereinander für die Pflege eines bestimmten Patienten/einer bestimmten Patientin zuständig sind. Der Patient/die Patientin gewöhnt sich dabei sowohl an die pflegende Person als auch an Handlungsabläufe, die individuell je nach Pflegendem/Pflegender im Detail verschieden durchgeführt werden. Relevant für einen entspannten Muskeltonus ist überdies, dass Handlungen gemeinsam mit dem Patienten/der Patientin langsam durchgeführt werden. Das heißt, die Eigenzeit, die ein Erwachsener im Wachkoma für die Durchführung einer Handlung aufwendet, sollte bestätigt werden, indem sich die Pflegenden, Therapeuten/Therapeutinnen an diese anpassen. Außerdem hat sich herauskristallisiert, dass ein Patient/eine Patientin Verhalten wie eine länger andauernde übermäßige Muskelanspannung zeigt, wenn er/sie körperliche Beschwerden oder den Wunsch nach einem Lagerungswechsel hat, da die aktuelle Position nicht mehr „auszuhalten" ist. Ebenfalls kann diese Verhaltensweise nach der Expertenmeinung im Zusammenhang damit gesehen werden, dass ein Patient/eine Patientin sich nicht wohl oder gestört fühlt beziehungsweise etwas Unangenehmes erlebt, gegen das er/sie ein Abwehrverhalten zeigt. Darüber hinaus können Handlungen beziehungsweise Situationen, die für den Patienten/die Patientin zu schnell ablaufen oder einen zu hohen Neuigkeitswert besitzen, einen längerfristigen erhöhten Muskeltonus bewirken. Auch wenn einem Patienten/einer Patientin Personen oder Handlungsabläufe ungewohnt erscheinen, kann dies zur „Spastik" führen. Meist beruht dieses Ungewohntsein darauf, dass der Patient/die Patientin und eine andere Person, die er/sie posttraumatisch kennengelernt hat, einige Tage hintereinander keinen Kontakt zueinander hatten. Gleichfalls wird die länger andauernde erhöhte Muskelspannung in der Regel gemeinsam mit anderen Erscheinungen, wie exemplarisch die Gesichtsrötung oder die vermehrte Sputumbildung, beobachtet. Patienten/Patientinnen reagieren mit „Zusammenzucken", das heißt einer kurzfristig übermäßig erhöhten Muskelspannung, um, so die Interpretation der Befragten, zu zeigen, dass sie körperliche Beschwerden haben oder etwas anderes als unangenehm Bewertetes erleben. Auch wenn ein Patient/eine Patientin ausdrückt, dass er/sie sich erschrickt, er/sie Angst hat oder sich im Ungewissen fühlt, zeigt sich dies möglicherweise durch ein „Zusammenzucken". Aus der Sicht der Expertenrunde ist deutlich geworden, dass ein Patient/eine Patientin durch Veränderungen des Muskeltonus', oft in Verbindung mit weiteren Verhaltensweisen, Verschiedenes ausdrücken kann.

Augen: geöffnete Augen, Pupillenbewegungen („Gucken"), geschlossene Augen
Außerdem kann resümiert werden, dass die Expertenrunde zwischen drei verschiedenen Veränderungen der Augenregion unterscheidet: den geöffneten Augen, Bewegungen der Pupillen, das heißt dem „Gucken", sowie den geschlossenen Augen.

Wenn sich ein Patient/eine Patientin in sitzender Position befindet, guckt er/sie möglicherweise und hört zum Beispiel im Tagesraum redenden Personen zu. Er/sie ist wacher, was durch Mundbewegungen im Ausdruck unterstützt werden kann. Geöffnete Augen werden mit Zuhören, dem „Da-Sein" eines Patienten/einer Patientin oder Interesse beispielsweise an dem, was eine Bezugsperson erzählt, assoziiert. Ein Patient/eine Patientin drückt nach Ansicht der Befragten damit aus, etwas „mitzukriegen". Wenn ein Patient/eine Patientin im Rollstuhl von einem Ort an einen anderen geschoben wird, öffnet er/sie unter Umständen ebenfalls die Augen, da er/sie vielleicht Ungewissheit verspürt. Sobald er/sie sich über seinen/ihren Aufenthaltsort orientiert hat, kann er/sie die Augen schließen und trotzdem wach sein, weil er/sie sich vertraut mit der Umgebung fühlt. Mit dem Öffnen der Augen wird zudem eine gezielte Handlung assoziiert. Pupillenbewegungen, wie das „Augenrollen" könnten bedeuten, dass einem Patienten/einer Patientin etwas nicht gefällt. Gleichzeitig kann möglicherweise ein Stirnrunzeln beobachtet werden. Augen öffnen sowie Pupillenbewegungen der Patienten/Patientinnen können darüber hinaus beobachtet werden, wenn Personen zu Besuch kommen, zu denen sie bereits prätraumatisch eine Bindung beziehungsweise eine enge Beziehung aufgebaut hatten. Augenbewegungen werden dahingehend interpretiert, dass ein Patient/eine Patientin unruhig ist und sich durch einen Besuch von Bezugspersonen, der auch selten sein kann, an früher, das heißt die Zeit vor dem traumatischen Ereignis, erinnert, insbesondere, wenn „normal" mit ihm/ihr geredet oder gescherzt wird. Ist ein Patient/eine Patientin berührt, dann kann er/sie dies durch verschiedene Verhaltensweisen ausdrücken, zum Beispiel durch Weinen, mit dem er/sie eine Berührtheit „rauslässt" sowie Augen- und Mundbewegungen. Durch geschlossene Augen kann ein Patient/eine Patientin zeigen, dass er/sie müde und erschöpft ist, sich nach Ruhe sehnt oder gern vom Rollstuhl in das Bett gebracht werden möchte.

Kopf: Kopf aufrecht halten, Kopf nach hinten, vorn oder zur Seite fallen lassen
Zusammenfassend lässt sich ebenso festhalten, dass die Experten und Expertinnen verschiedene Beobachtungen im Hinblick auf Bewegungen des Kopfes anstellen und interpretieren. Sie beobachten, dass ein Patient/eine Patientin den Kopf aufrecht hält und damit die Kopfhaltung kontrolliert. Eine weitere Verhaltensweise ist es, den Kopf nach hinten, nach vorn oder zur Seite fallen zu lassen und damit die Kopfkontrolle aufzugeben.

Im Fall der Beobachtung einer vorhandenen Kopfkontrolle bei einem Patienten/einer Patientin wird von den Befragten vermutet, er/sie ist wacher. Die Beobachtung, dass ein Patient/eine Patientin den Kopf zum Beispiel nach hinten oder zur Seite bewegt beziehungsweise den Kopf nach vorn fallen lässt und damit die Kopfkontrolle aufgibt, wird von dem Expertenkreis so erklärt, dass den Patienten/die Patientin etwas stört oder missfällt, er/sie etwas abwehren möchte. Die Kopfkontrolle kann auch aufgegeben werden, sobald ein Patient/eine Patientin müde ist, sich unwohl fühlt oder sich wünscht, den Rollstuhl zu verlassen und sich in sein/ihr Bett zu legen. Jene beschriebene Verhaltensweise kann vor diesem Hintergrund in Kopplung mit einer erhöhten Sputumbildung auftreten.

Sputumbildung: verringert, vermehrt

Essentiell lässt sich in Bezug auf die „Sputumbildung" feststellen, dass die Befragten eine vergleichsweise verringerte oder vermehrte Sputumbildung bei einem Patienten/einer Patientin beobachten und dieses Verhalten jeweils im Hinblick auf das „innere" Verhalten und den jeweiligen Kontext deuten.

Eine sitzende Position oder Entspannungsmusik bewirken nach Ansicht der Interviewten, dass ein Patient/eine Patientin weniger Sputum bildet, ruhiger wird und gleichmäßig atmet. Auch lässt sich eine verringerte Sputumbildung beobachten, wenn ein Patient/eine Patientin Besuch von Personen erhält, zu denen er/sie bereits vor dem traumatischen Ereignis eine Bindung aufgebaut hat und mit diesen gemeinsame Handlungen durchführt. Außerdem wird von den Experten und Expertinnen der Einfluss der Körperlage auf die Menge der Sputumbildung betont. Wenn ein Patient/eine Patientin eine Lage als ungemütlich empfindet, kann er/sie dies zum einen durch eine intensivere Sputumbildung, aber auch durch verstärkte Transpiration ausdrücken, wobei beides auch durch Schmerzen und Unwohlsein bedingt sein kann. Eine vermehrte Sputumbildung wird in der Regel zusammen mit dem Phänomen des Hustens beobachtet. Beides kann auf Erkrankungen im Bronchialbereich beruhen. Die Experten und Expertinnen nehmen an, ein Patient/eine Patientin ist unruhig, wenn er/sie vermehrt „schleimt". Ein Patient/eine Patientin erlebt nach Ansicht der Befragten etwas Unangenehmes, wenn er/sie vermehrt Sputum bildet. Eine vergleichsweise erhöhte Sputumbildung wird von den Experten und Expertinnen geschildert, wenn sie annehmen, der Patient/die Patientin erlebt eine neue Situation beziehungsweise befindet sich in einer fremden Umgebung, in der er/sie von anderen Menschen „nicht viel kriegt". Auch Handlungsabläufe, die einem Patienten/einer Patientin noch ungewohnt sind, können sich, bekanntermaßen neben einer erhöhten Muskelspannung, auf eine Vermehrung der Sputumbildung auswirken. Wird eine Handlung gemeinsam mit dem Patienten/der Patientin aus der Perspektive des Patienten/der Patientin zu schnell durchgeführt, das heißt die pflegende Person hektisch ist oder darüber hinaus den Rhythmus der Handlung unterbricht, kann darauf von dem Patienten/der Patientin mit einer erhöhten Sputumbildung reagiert werden.

Atmung: tief, geräuschlos, schnell

Im Fazit lässt sich zum Verhalten der Atmung sagen, dass ein Patient/eine Patientin tief durchatmet, wenn dies zum Beispiel durch Rückenmassagen oder eine sitzende Position unterstützt wird. Auch das Gefühl des Wohlbefindens bei einem Patienten/einer Patientin wird von dem Expertenkreis mit diesem beobachtbaren Verhalten sowie einer geräuschlosen Atmung assoziiert. Ein Lagewechsel zum Beispiel kann von einem Patienten/einer Patientin als dramatisch beziehungsweise unangenehm empfunden werden, was er/sie durch eine „Spastik" und eine schnellere Atmung zeigt. Eine schnellere Atmung kann ein Ausdruck dafür sein, dass einem Patienten/einer Patientin etwas missfällt.

Ergebnisse der Analyse 159

nonverbale Lautäußerung: verringertes Husten, vermehrtes Husten, Stöhnen
Die nonverbale Lautäußerung des Hustens in relativ geminderter oder gehäufter Form hängt für die Experten/Expertinnen mit verschiedenen Aspekten zusammen. Das Husten kann sich verringern, wenn der Patient/die Patientin Besuch von Personen hat, zu denen er/sie bereits vor dem Trauma eine Bindung aufgebaut hat. Er/sie kann gemeinsam mit der ihn/sie besuchenden Person aktiv sein, er/sie kann dem anderen Menschen zuhören und sich so beruhigen. Ein vermehrtes Husten beobachten die Experten und Expertinnen, wenn sich ein Patient/eine Patientin ihrer Meinung nach unwohl fühlt, es ihm/ihr schlechter geht oder ihm/ihr etwas missfällt. Mit dem Phänomen des Stöhnens wird assoziiert, dass ein Patient/eine Patientin damit befasst ist, sich in Situationen, die einen hohen Neuigkeitsgrad besitzen, zu orientieren.

Mund: „Lächeln", Mund öffnen und schließen, Lippen- und Kaubewegungen, Schlucken
Es kristallisiert sich ferner heraus, dass von den interviewten Personen verschiedene Verhaltensweisen im Mundbereich beobachtet und ausgelegt werden. Zu diesem Verhalten zählt das „Lächeln", das Öffnen und Schließen des Mundes, Lippen- und Kaubewegungen sowie das Schlucken.

Ein Patient/eine Patientin fühlt sich gut gelaunt, wenn er/sie lächelt und vermittelt damit, dass alles in Ordnung sei. Dies wird unterstützt durch das Verhalten des „Guckens". Ein „Lächeln" wird von der Expertenrunde damit assoziiert, dass ein Patient/eine Patientin sich wohl fühlt, zum Beispiel, wenn vertraute Personen (dies können Besucher/Besucherinnen oder Pflegende und andere Therapeuten/Therapeutinnen sein) anwesend sind oder das Verhalten des Patienten/der Patientin gespiegelt wird. Wenn ein Patient/eine Patientin Appetit oder Hunger auf bestimmte Nahrungsmittel hat und ihm/ihr diese angeboten werden, öffnet er/sie den Mund und schluckt die Speisen. Diese Speisen können dabei Vorlieben sein, die sich erst in jüngerer Zeit entwickelt haben, oder solche, die der Patient/die Patientin bereits vor dem Trauma gern gegessen oder getrunken hat. Das Schlucken von Speisen wird von den Befragten damit verknüpft, dass ein Patient/eine Patientin wach ist, währenddessen ein Nichtschlucken damit begründet wird, dass ein Patient/eine Patientin „ganz weit weg ist" oder kein Interesse hat. Möglicherweise hat er/sie keinen Appetit oder Hunger. In diesem Fall schließt er/sie den Mund, er/sie „macht zu". Mundbewegungen werden von den Gesprächspartnern und Gesprächspartnerinnen dahingehend gedeutet, dass ein Patient/eine Patientin vor hat, etwas verbal zu äußern. Lippen- oder Kaubewegungen werden von den Interviewten auch damit erklärt, dass ein Patient/eine Patientin nicht nur wach, sondern auch aufmerksam und entspannt ist, zum Beispiel in Situationen, in denen eine Person, zu der er/sie bereits vor dem traumatischen Ereignis eine Bindung hatte, aus der Vergangenheit des Patienten/der Patientin erzählt. Jenes empfindet er/sie als angenehm. Das spontane Schlucken von im Mundraum angesammelten Speichel kann ein Hinweis auf dieses „innere" Verhalten sein. Darüber hinaus können Mund- oder Lippenbewegungen bei Patienten/Patientinnen beobachtet werden, wenn sie gemeinsam mit einem Pflegenden/einer Pflegenden mit „Handführung" alltägliche Handlungen der Körperpflege im Gesichtsbereich durchführen.

Transpiration
Die Transpiration wird von den Experten/Expertinnen mit dem Bedürfnis des Patienten/der Patientin nach einem Positionswechsel oder nach Ruhe assoziiert. Auch körperliche Beschwerden, Unwohlsein oder die Orientierung in Situationen mit einem hohen Neuigkeitswert werden von den Befragten mit dieser beobachteten Verhaltensweise in Verbindung gebracht.

Hand: Bewegung der Finger/Hände, Händedruck/Zugreifen
Essentiell lässt sich in Bezug auf Bewegungen der Finger und Hände festhalten, dass ein Patient/eine Patientin als wach beurteilt wird, wenn er/sie seine/ihre Hände bewegt. Nach einer verbalen Aufforderung kann es sein, dass ein Patient/eine Patientin die Hand der auffordernden Person drückt oder sich an einem Gegenstand festhält. Dabei bleibt unentschieden, ob dies von Seiten des Patienten/der Patientin gezielt oder unwillkürlich geschieht.

Tränen der Augen
Das Tränen der Augen wird mit körperlichen Beschwerden, dem Bedürfnis nach Ruhe, Berührtheit, der Aktivierung von Erinnerungsspuren und Freude assoziiert. Eine weitere Hypothese zum „inneren" Verhalten eines Patienten/einer Patientin beschreibt Unruhe, Traurigkeit beziehungsweise das Bedürfnis nach Wachheit und Handlungsmöglichkeiten. Weiterhin wird beobachtet, dass im Kontext der Durchführung subjektiv bedeutsamer Handlungen einige Patienten/Patientinnen weinen würden.

Gesichtsrötung
Die Beobachtung der Gesichtsrötung wird von den Befragten mit dem Bedürfnis eines Patienten/einer Patientin nach einem Positionswechsel oder Ruhe, mit körperlichen Beschwerden und Unwohlsein verbunden.

Stirnrunzeln
Stirnrunzeln wird durch die Interviewten als ein Ausdruck des Missfallens interpretiert.

Das nun folgende Kategoriensystem reproduziert die Analyse der verbalen Daten bis hier hin in neuer, allgemeiner und knapper Form und filtert das „Überindividuell-Gemeinsame" (Meuser, Nagel 1991: 452) der einzelnen Expertengespräche heraus. Dies erfolgt im Sinne von Hypothesen zum „äußeren" und „inneren" Verhalten von Erwachsenen in einem länger als sechs Monate andauernden Wachkoma aus der Sicht ausgewählter Experten/Expertinnen.

Ergebnisse der Analyse 161

Tabelle II/4/1: Das Kategoriensystem oder Hypothesen zum „äußeren" und „inneren" Verhalten von Erwachsenen in einem länger als sechs Monate andauernden Wachkoma aus der Sicht ausgewählter Experten und Expertinnen

Muskelspannung: *gelockerte Muskulatur, länger andauernde übermäßig erhöhte Muskelspannung („Spastik"), kurzfristige übermäßig erhöhte Muskelspannung („Zusammenzucken")*

gelockerte Muskulatur wird assoziiert mit
- Wachheit
- Wohlbefinden
- dem Kontakt mit vertrauten Personen
- der Gewöhnung an Personen und/oder deren Arbeitsweisen
- der Bestätigung der Eigenzeit eines Patienten/einer Patientin für die Dauer der Durchführung einer gemeinsamen Handlung
- der Durchführung subjektiv bedeutsamer Handlungen

länger andauernde übermäßig erhöhte Muskelspannung („Spastik") wird assoziiert mit
- dem Bedürfnis nach einem Positionswechsel
- körperlichen Beschwerden
- Unwohlsein
- der Orientierung in Situationen mit hohem Neuigkeitsgrad (bezogen auf Personen, Handlungen und Umgebung)
- dem Bedürfnis nach Ruhe
- Abwehrverhalten
- der Nichtbeachtung der Eigenzeit eines Patienten/einer Patientin bei der Durchführung einer Handlung

kurzfristige übermäßig erhöhte Muskelspannung („Zusammenzucken") wird assoziiert mit
- körperlichen Beschwerden
- Erschrecken
- Angst

Augen: *geöffnete Augen, Pupillenbewegungen („Gucken"), geschlossene Augen*

geöffnete Augen werden assoziiert mit
- einer sitzenden Position
- Wachheit
- Interesse
- einer gezielten Aktion
- Ungewissheit
- Orientierung
- dem Kontakt mit vertrauten Personen
- der Durchführung subjektiv bedeutsamer Handlungen

Pupillenbewegungen („Gucken") werden assoziiert mit
- einer sitzenden Position
- Aufmerksamkeit
- Unwohlsein
- der Aktivierung von Erinnerungsspuren
- der Erfahrung der Spiegelung des Verhaltens
- dem Kontakt mit vertrauten Personen

ff. Pupillenbewegungen („Gucken") werden assoziiert mit
- der Durchführung subjektiv bedeutsamer Handlungen

geschlossene Augen werden assoziiert mit
- dem Bedürfnis nach einem Positionswechsel
- Wohlbefinden
- der erfolgreichen Orientierung in einer Umgebung
- dem Bedürfnis nach Ruhe

Kopf: *Kopf aufrecht halten, Kopf nach hinten, vorn oder zur Seite fallen lassen*

Kopf aufrecht halten wird assoziiert mit
- Wachheit
- Wohlbefinden
- dem Kontakt mit vertrauten Personen
- der Durchführung subjektiv bedeutsamer Handlungen

Kopf nach hinten, vorn oder zur Seite fallen lassen wird assoziiert mit
- dem Bedürfnis nach einem Positionswechsel
- Unwohlsein
- dem Bedürfnis nach Ruhe
- Abwehrverhalten

Sputumbildung: *verringert, vermehrt*

verringerte Sputumbildung wird assoziiert mit
- einer sitzenden Position
- Wohlbefinden
- dem Kontakt mit vertrauten Personen
- der Durchführung subjektiv bedeutsamer Handlungen

vermehrte Sputumbildung wird assoziiert mit
- einer liegenden Position
- körperlichen Beschwerden
- Unwohlsein
- Unruhe
- der Orientierung in Situationen mit hohem Neuigkeitsgrad (bezogen auf Personen, Handlungen und Umgebung)
- der Nichtbeachtung der Eigenzeit eines Patienten/einer Patientin bei der Durchführung einer gemeinsamen Handlung
- dem Unterbrechen des Rhythmus einer Handlung

Atmung: *tief, geräuschlos, schnell*

tiefe, geräuschlose Atmung wird assoziiert mit
- einer sitzenden Position
- Wohlbefinden
- dem Kontakt mit vertrauten Personen
- der Bestätigung der Eigenzeit eines Patienten/einer Patientin für die Dauer der Durchführung einer gemeinsamen Handlung
- der Durchführung subjektiv bedeutsamer Handlungen

schnelle Atmung wird assoziiert mit
- Unwohlsein

Nonverbale Lautäußerung: *verringertes Husten, vermehrtes Husten, Stöhnen*
verringertes Husten wird assoziiert mit - Aufmerksamkeit - Interesse - Wohlbefinden - dem Kontakt mit vertrauten Personen - der Gewöhnung an die Umgebung, Personen und/oder deren Arbeitsweisen - der Durchführung subjektiv bedeutsamer Handlungen
vermehrtes Husten wird assoziiert mit - Unwohlsein - der Orientierung in Situationen mit hohem Neuigkeitsgrad (bezogen auf Personen, Handlungen und Umgebung)
Stöhnen wird assoziiert mit - der Orientierung in Situationen mit hohem Neuigkeitsgrad (bezogen auf Personen und Handlungen)
Mund: *„Lächeln", Mund öffnen und schließen, Lippen- und Kaubewegungen, Schlucken*
Lächeln wird assoziiert mit - Wohlbefinden - der Erfahrung der Spiegelung des Verhaltens - dem Kontakt mit vertrauten Personen - der Durchführung subjektiv bedeutsamer Handlungen
Mund öffnen und schließen wird assoziiert mit *Mund öffnen* - Appetit oder Hunger - Berührtheit - der Aktivierung von Erinnerungsspuren *Mund schließen* - mangelndem Appetit oder Sättigung - Unwohlsein - Abwehrverhalten
Lippen- und Kaubewegungen werden assoziiert mit - Wachheit - Aufmerksamkeit - Wohlbefinden - dem Bedürfnis eines Patienten/einer Patientin, etwas lautsprachlich zu verbalisieren - dem Kontakt mit vertrauten Personen - der Durchführung subjektiv bedeutsamer Handlungen
Schlucken wird assoziiert mit - Appetit oder Hunger - Wachheit - Aufmerksamkeit - Wohlbefinden

ff. Schlucken wird assoziiert mit
- der Aktivierung von Erinnerungsspuren

Transpiration wird assoziiert mit
- dem Bedürfnis nach einem Positionswechsel
- körperlichen Beschwerden
- Unwohlsein
- dem Bedürfnis nach Ruhe
- der Orientierung in Situationen mit Neuigkeitsgrad (bezogen auf Personen oder Handlungen)

Handbewegung: *Bewegung der Finger/Hände, Händedruck/Zugreifen*

Bewegung der Finger/Hände wird assoziiert mit
- körperlichen Beschwerden
- Wachheit
- der aktiven Beteiligung eines Patienten/einer Patientin bei der Durchführung von Handlungen

Händedruck/Zugreifen wird assoziiert mit
- der Möglichkeit für einen Patienten/einer Patientin sich an einem Gegenstand festzuhalten
- der aktiven Beteiligung eines Patienten/einer Patientin bei der Durchführung von Handlungen
- einer gezielten Aktion

Tränen der Augen wird assoziiert mit
- körperlichen Beschwerden
- Aufmerksamkeit
- dem Bedürfnis nach Ruhe
- Freude
- Berührtheit
- der Aktivierung von Erinnerungsspuren
- Unruhe
- Traurigkeit
- Verlust
- Sehnsucht
- dem Kontakt mit vertrauten Personen
- der Durchführung subjektiv bedeutsamer Handlungen

Gesichtsrötung wird assoziiert mit
- dem Bedürfnis nach einem Positionswechsel
- körperlichen Beschwerden
- Unwohlsein
- dem Bedürfnis nach Ruhe

Stirnrunzeln wird assoziiert mit
- Unwohlsein

Ergebnisse der Analyse

4.5 Die Expertenrunde und ihre Visionen

Zum Abschluss der Analyse der verbalen Daten werden die Visionen der Expertenrunde bezugnehmend auf eine bestmögliche Pflege von Erwachsenen, die unter den Bedingungen des Wachkomas leben, deskriptiv aufgezeigt. Im Hinblick auf die Visionen, die die Expertenrunde bezogen auf bestmögliche Bedingungen für eine rehabilitativ-therapeutische Pflege von Erwachsenen im Wachkoma entwickelt, lassen sich eine Reihe von Vorstellungen differenzieren. Es lassen sich drei Grundideen unterscheiden:

- die *erste*, die von allen Experten/Expertinnen benannt wird, bezieht sich auf die räumliche Ausstattung und Gestaltung einer Abteilung beziehungsweise der Zimmer, in der die Patienten/Patientinnen leben
- die *zweite* bezieht sich auf personelle beziehungsweise strukturelle Ressourcen und
- die *dritte* auf die Fort- und Weiterbildung der Pflegenden und anderen Therapeuten/Therapeutinnen sowie die Form der Zusammenarbeit und die persönliche Haltung der Mitarbeiter/Mitarbeiterinnen zu den Patienten/Patientinnen.

Räumliche Ausstattung und Gestaltung
Im Hinblick auf die erste Grundidee, der räumlichen Ausstattung und Gestaltung, beschreiben die Interviewten in der Mehrzahl, dass sie Einzelzimmer mit einer vom persönlichen Geschmack des Patienten/der Patientin geleiteten Einrichtung für sinnvoll halten. Die individuelle Einrichtung trägt der Annahme Rechnung, dass eine Langzeitpflegeeinrichtung das „neue Zuhause" eines Patienten/einer Patientin sei und von daher große Zimmer mit persönlichen Sachen individuell verschieden eingerichtet sein sollten. Insgesamt wird für die Abteilung eine helle und freundliche Einrichtung und Gestaltung mit warmen und freundlichen Farben gewünscht, wobei eine „Krankenhausatmosphäre" vermieden werden soll. Ein Aufenthaltsraum sowie ein Garten oder auch Wintergarten wird ebenfalls als nötig erachtet. Die Angliederung eines Schwimmbades direkt an die Abteilung wird als sinnvoll angesehen. Genügend Pflegehilfsmittel, wie zum Beispiel Rollstühle, sollten auf jeden Fall zur Verfügung stehen. Auch Fahrzeuge werden als wichtig erachtet, um unabhängige Fahrten mit den Patienten/Patientinnen zu ermöglichen. Die Pflegenden, Therapeuten/Therapeutinnen sollten außerdem in Privatkleidung tätig sein, um eine Krankenhausatmosphäre zu vermeiden. Es werden Wohnbereiche als sinnvoll erachtet, in denen Menschen mit den unterschiedlichsten Beeinträchtigungen leben, damit für Erwachsene im Wachkoma Kontaktmöglichkeiten vorhanden sind.

Personelle beziehungsweise strukturelle Ressourcen
Viele Interviewpartner/Interviewpartnerinnen wünschen sich, dass sie pro Dienstzeit für je einen Patienten/eine Patientin zuständig sind, also eine so genannte Einzelbetreuung verwirklicht werden kann. Jeder Patient/jede Patientin solle von regelmäßig wiederkehrenden Personen therapiert werden. Wichtig sei ebenfalls, genügend Zeit für die Patienten/Patientinnen zu haben, so dass zum Beispiel so viel wie möglich mit „Handführung" gemacht werden kann. Die An-

gehörigen sollten gut in der Pflege angeleitet werden, so dass für die Patienten/Patientinnen die Möglichkeit bestehe, Zeit bei den Verwandten oder Bezugspersonen zu verbringen. Die Expertenrunde wünscht darüber hinaus, dass jeder Patient/jede Patientin täglich Physiotherapie erhält. Es sollten viele verschiedene Therapeuten/Therapeutinnen in der Abteilung tätig sein, wobei die Ergotherapie, Musiktherapie, Physiotherapie und Logopädie als sehr wichtig erachtet werden. Auch erscheint den Befragten ein pädagogischer Umgang im Hinblick auf die Freizeitgestaltung mit den Patienten/Patientinnen relevant. Es wird darauf hingewiesen, dass eine intensive Dokumentation und Pflegeplanung erfolgen solle, wobei die Zielformulierung und Evaluation eine besonders wichtige Rolle spiele.

Fort- und Weiterbildung der Pflegenden und anderen Therapeuten/Therapeutinnen, die Form der Zusammenarbeit und die persönliche Haltung der Mitarbeiter/Mitarbeiterinnen zu den Patienten/Patientinnen
Die Mitarbeiter/Mitarbeiterinnen wünschen sich Fortbildungen für alle Berufsgruppen, die in der Pflege und Therapie von Erwachsenen im Wachkoma tätig sind, das Personal soll für seinen spezifischen Tätigkeitsbereich geschult sein. Als wichtig wird eine Fortbildung in Kinästhetik eingeschätzt, da diese rückenschonendes Arbeiten der Pflegenden und der anderen Therapeuten/Therapeutinnen unterstützt. Außerdem wird eine Fortbildung in „Basaler Stimulation" aller Mitarbeiter/Mitarbeiterinnen als sinnvoll erachtet. Es wird angeführt, dass die Mitarbeiter/Mitarbeiterinnen realistisch eingestellt sein und nicht zu hohe und zu viele Erwartungen an die Patienten/Patientinnen stellen sollten. Sowohl die Pflegenden als auch die anderen Therapeuten/Therapeutinnen sollen motiviert und weit davon entfernt sein, alles nach „Schema F" zu erledigen. Es sei wichtig, genügend Zeit für Übergaben und Therapiebesprechungen zu haben, so dass untereinander ein guter Austausch gewährleistet ist. Es wird betont, dass Vertrauen wie auch Respekt zwischen den Mitarbeitern und Mitarbeiterinnen bestehen sowie Entscheidungen gemeinsam getroffen werden sollten. Eine Hierarchie zwischen verschiedenen Berufsgruppen sollte es nicht geben, vielmehr sollte die Zusammenarbeit dem Miteinander in einer „großen Familie" vergleichbar sein.

Verschiedene Akzente lassen sich auf der Basis der formulierten Visionen in Bezug auf eine bestmögliche Pflege von Erwachsenen im Wachkoma zusammenfassend setzen. Neben der Schaffung einer persönlichen und wohnlichen Atmosphäre und dem Wunsch nach Ressourcen für eine aktive Freizeitgestaltung für die Patienten/Patientinnen auch außerhalb der speziellen Pflegeabteilung, wird die Zusammenarbeit mit den Angehörigen sowie die Chance für einen Patienten/eine Patientin, zumindest zeitweise in seine prätraumatisch gewohnte Umgebung zurückzukehren, hervorgehoben. Interessant an diesen Grundideen ist die Korrespondenz zu den Bedingungen, die nach Ansicht der Expertenrunde nötig sind, um Verhaltensweisen von Patienten/Patientinnen angemessen wahrnehmen und deuten zu können (siehe Teil II Kapitel 4.1). So gewinnen die Pflegenden und anderen Therapeuten/Therapeutinnen Informationen

Ergebnisse der Analyse 167

von den Angehörigen, durch die es leichter werden kann, Gemeinsamkeiten mit einem Patienten/einer Patientin zu entdecken. Dies wiederum begünstigt, wie an früherer Stelle ausgeführt wurde, den Aufbau eines „Bezuges", die Möglichkeit, jemanden „gern" zu pflegen (siehe Teil II Kapitel 4.1). Es findet sich zudem das Postulat einer „Personenkonstanz" derjenigen, die mit einem Patienten/einer Patientin arbeiten, wieder. Ebenso spiegeln die Anmerkungen hinsichtlich der Visionen der Befragten wider, dass genügend Zeit für die Pflege vorhanden sein soll. Hier lassen sich zwei bereits genannte Aussagen wiederfinden. Zum einen bedürfen die Patienten/Patientinnen Bestätigung in ihrer Eigenzeit bei der Durchführung von Handlungen, sie „brauchen" Zeit. Zum anderen benötigen jedoch auch die Experten und Expertinnen Zeit, um (Re-)Aktionen erkennen zu können (siehe Teil II Kapitel 4.1). Die Vorstellungen der Interviewten in Bezug auf die Fort- und Weiterbildung und Zusammenarbeit stellen die Wichtigkeit einer fortwährenden fachlichen Fort- und Weiterbildung als eine notwendige Anforderung an eine rehabilitativ-therapeutische Pflege heraus. Auch die Teamarbeit – disziplinär und interdisziplinär – wird, neben einer Planung und Dokumentation therapeutischer Handlungsprozesse, erwartet.

Nachdem nun die Analyseergebnisse der verbalen Daten dargelegt worden sind, wird es im Folgenden um die Auswertung der audio-visuellen Daten gehen.

„Nur was überschaubar geworden ist, kann durchschaut werden."
(Melchinger zitiert nach Wanner 1990: 118)

5.0 Der Prozess der Analyse des audio-visuellen Datenmaterials

Zusammenfassung: Unter Einbezug von Kriterien wie der Absicht, der Selektion und der Objektivität der „wissenschaftlichen Beobachtung" erfolgt ein Teil der Analyse des audiovisuellen Datenmaterials im Rahmen einer universitären Lehrveranstaltung. Für die Auswertung werden Sequenzen aus zwei Videoaufnahmen von einem Patienten/einer Patientin aus den Jahren 1997 und 1999 von jeweils 4,5 Minuten als Material festgelegt. Beide Filme behandeln die Situation des Essenreichens. Es werden im Sinne der Analyse der Entstehungssituation die konkreten Bedingungen, unter denen die audio-visuellen Daten zugänglich beziehungsweise erhoben werden, veranschaulicht. Die Transkription des Videomaterials orientiert sich an die von ALHEIT, HAACK, HOFSCHEN et al. (1999) aufgesetzte „Transkriptionsnotation". Diese wird im Sinne von „Inhalts- und Verfahrensregeln" (Faßnacht 1995: 280) für die Datenübertragung erweitert. Der Fokus der Auswertung liegt auf dem Verhalten des Patienten/der Patientin, indem „die Mittel" im Sinne auditiv und visuell wahrnehmbarer nonverbaler Ausdrucksformen beziehungsweise Bewegungen ermittelt werden.

Im Folgenden wird der Prozess der Analyse des audio-visuellen Datenmaterials, der wiederum dem Weg der zusammenfassenden Inhaltsanalyse nach MAYRING (1997) folgt, offengelegt. Es wird außerdem, unter Einschluss der Informationen aus der Nachbesprechung der Beobachtung, ein Bezug zur später noch abgeleiteten differenzierenden Frage hergestellt, und die Ergebnisse in Form von Beobachtungskategorien zum „äußeren" Verhalten eines Patienten/einer Patientin mit der medizinische Diagnose des „apallischen Syndroms" reproduziert.

Die so genannte „wissenschaftliche Beobachtung" unterscheidet sich in einigen Merkmalen von der alltäglichen Beobachtung. So werden bestimmte Kriterien für die Beurteilung der Ergebnisse als Maßstab angelegt. Dazu gehören beispielsweise die Absicht, die Selektion sowie die Objektivität (Greve, Wentura 1997: 12f). Die *Absicht* der Beobachtung als geplantes und zielgerichtetes Unternehmen wird im Abschnitt über das „Vorgehen bei der Analyse der audiovisuellen Daten" in Erinnerung gerufen werden, expliziert wurde sie bereits an anderer Stelle (siehe Teil II Kapitel 1.3). Die *Selektion* meint, dass für eine wissenschaftliche Beobachtung Kriterien ausgesucht werden, nach denen beobachtet wird. Es gibt hier verschiedene Möglichkeiten: es kann die verbale und nonverbale Kommunikation beobachtet werden, es kann auch das Verhalten des Pflegenden/der Pflegenden und/oder des Patienten/der Patientin erfasst und analysiert werden. Ebenfalls können Informationen über die räumliche Ausstattung erhoben und ausgewertet werden. Letztlich hängt das Kriterium, nach dem eine Beobachtung durchgeführt wird, im Wesentlichen von der Frage- beziehungsweise der Zielstellung zum Forschungsgegenstand ab. Bei der Darstellung der „Festlegung des Materials" wird es inhaltlich um diesen Aspekt gehen. Die *Objektivität* hat eine zweifache Bedeutung: erstens die Neutralität der Beschreibung dessen, was beobachtet wird und zweitens die Übereinkunft mehrerer Beobachter/Beobachterinnen über die Beobachtungsergebnisse im Sinne der intersubjektiven Übereinstimmung (Greve, Wentura 1997: 13). Die Neutralität der Beschreibung wird im Abschnitt zu den „formalen Charakteristika des Materials" verdeutlicht. Eine Beobachtung vorzunehmen, die eher neutral beschreibend ist, erleichtert den folgenden Bestandteil der Objektivität zu verwirklichen: die Übereinkunft zwischen mehreren Beobachtern/Beobachterinnen, dass sie Übereinstimmendes wahrgenommen haben. Objektivität bedeutet hier, dass mehrere Beobachter/Beobachterinnen bei der Beobachtung des gleichen Sachverhaltes zu demselben Ergebnis kommen (Greve, Wentura 1997: 13). Um diesem Kriterium der wissenschaftlichen Beobachtung im Hinblick auf die Datenanalyse zu entsprechen, erfolgt ein Teil der Auswertung im Rahmen einer Lehrveranstaltung mit dem Titel „Empirische Forschungspraxis: Erwachsene im Wachkoma – Analyse von Beobachtungsdaten", die im Sommersemester 2001 von der Autorin an der Universität Bremen durchgeführt wurde. In diesem teilnehmerbegrenzten Seminar arbeiteten elf Studierende aus den Studiengängen „Lehramt Pflegewissenschaft", Behindertenpädagogik, Sozialpädagogik und Kulturwissenschaft mit. Die meisten der Studentinnen und Studenten haben im vorherigen Wintersemester eine einführende und theoretisch ausgerichtete Veranstaltung, die ebenfalls von der Autorin angeboten wurde, zur wissenschaftlichen Beobachtung „Einführung in die Methode der Beobachtung am Beispiel der Situation schwerstbeeinträchtigter Menschen" besucht. Viele der am Analyseprozess beteiligten Personen waren deshalb auf der theoretischen Ebene, beispielsweise auf die Auswertung von Beobachtungsdaten, inhaltlich vorbereitet. Ebenso hat die Mehrzahl der Teilnehmerinnen/Teilnehmer klinische Erfahrung in der Pflege und Rehabilitation von Erwachsenen mit der medizinischen Diagnose des „apallischen Syndroms". Diese Merkmale zeichnen die Auswertungsgruppe aus, da eine theoretische Einordnung der verwendeten Beobachtungsmethode in den Forschungsprozess von den Studierenden bereits im Vorfeld geleistet werden konnte. Außerdem kann wahrscheinlich eher mit den Gefühlen umgegangen werden, die die Inhalte der Filmsequenzen bei den auswertenden Personen möglicherweise ansprechen und auslösen, weil viele der Mitwirkenden durch ihre Berufspraxis mit den gefilmten Situationen indirekt vertraut sind. Als vorteilhaft erweist sich darüber hinaus, dass die Studenten und Studentinnen als Unbeteiligte in Bezug auf die vorliegende Dissertation mit einem „Blick von außen" unvoreingenommen auf die Daten sehen können. Die bei der Datenanalyse mitarbeitenden Studierenden haben alle eine Schweigepflichtserklärung unterschrieben.

5.1 Die Festlegung des Materials
Im Folgenden wird das Datenmaterial, das der Analyse zugrunde gelegt wird, beschrieben, also eine Selektion vorgenommen. Es ist bereits auf den Umfang

Analyse des audio-visuellen Datenmaterials 171

der erhobenen Daten sowie die Bestimmung der Beobachtungssequenzen hingewiesen worden (siehe Teil II Kapitel 1.3.1). Es liegen Filmaufnahmen von drei verschiedenen Patienten/Patientinnen in der Interaktion mit Pflegenden beziehungsweise anderen Therapeuten/Therapeutinnen vor. Für die Analyse werden zwei Aufnahmen von einem Patienten/einer Patientin aus den Jahren 1997 und 1999 ausgesucht. Dies hat verschiedene Gründe: Zum einen bietet sich die Chance, das Verhalten des Patienten/der Patientin zu zwei unterschiedlichen Zeitpunkten zu vergleichen. Zum anderen ist die gute Aufnahmequalität der Filmsequenzen für die Entscheidung, diese Daten einer Auswertung zu unterziehen, von Relevanz. Zwei der insgesamt vier zur Verfügung stehenden audiovisuellen Aufnahmen unterliegen „Fehlern zu Lasten äußerer Bedingungen" (Greve, Wentura 1997: 59). Diese Aufzeichnungen sind sehr dunkel, ein Umstand, der die Auswertung zwar nicht unmöglich, aber erheblich erschweren und aufwändig machen würde. Zwar ist der Raum zum Zeitpunkt der Datenerhebung so weit wie möglich mit den zur Verfügung stehenden Mitteln ausgeleuchtet worden, offensichtlich jedoch für die Aufnahmequalität der Kamera nicht genügend.

Der Datenanalyse werden aus den Filmsequenzen von 1997 und 1999 jeweils 4,5 Minuten zugrunde gelegt, wobei diese sich an eine fünf Minuten andauernde „baseline" anschließen, um einem möglichen Reaktivitätseffekt Rechnung zu tragen, wobei Reaktivität „...im übrigen für sich genommen kein hinreichender Einwand gegen die Durchführung von Beobachtungen..." ist (Greve, Wentura 1997: 72; siehe Teil II Kapitel 1.3). Der Beobachtungskategorisierung wird ausschließlich das Verhalten des Patienten/der Patientin unterzogen, wenngleich das Verhalten aller Akteure/Akteurinnen und damit die gesamten ausgewählten 4,5-minütigen Filmsequenzen transkribiert werden. Beide Filme behandeln die Situation des Essenreichens und sollen hier kurz inhaltlich skizziert werden.

In der Aufnahme von 1997 sind zwei beziehungsweise drei Akteure/Akteurinnen beteiligt. Der Patient/die Patientin befindet sich im Rollstuhl, eine Person sitzt seitlich vor ihm/ihr und reicht mit einem Löffel eine Nachspeise an, nachdem zuvor das Gefäß, in dem sich die Nahrung befindet, an die Wange des Patienten/der Patientin gehalten wird. Die meisten Handlungen werden von dem Akteur/der Akteurin verbal angekündigt und begleitet. Schließlich kommt eine dritte Person hinzu, die hinter dem Patienten/der Patientin steht und die Hände auf die Stirn des Patienten/der Patientin legt, so dass sein/ihr Kopf aufrecht an die Kopfstütze gelehnt bleibt. In der Aufnahme von 1999 sind zwei Erwachsene zu sehen. Der Patient/die Patientin befindet sich im Rollstuhl. Eine andere Person legt ihm/ihr ein Handtuch über Brust und Schultern und setzt sich dann vor ihn/sie. Er/sie reicht dem Patienten/der Patientin mit einem Löffel Speise an. Auch hier werden die Handlungen der/des Pflegenden jeweils verbal angekündigt und begleitet. Zusätzlich fließen beschreibend in die Darstellung der Analyseergebnisse die Informationen aus der Nachbesprechung der Beobachtung von 1999 ein (siehe Teil II Kapitel 1.3.2).

5.2 Die Filmbeiträge – Die Analyse der Entstehungssituation der audio-visuellen Daten

Im Folgenden werden die konkreten Bedingungen, unter denen die audio-visuellen Daten zugänglich beziehungsweise erhoben werden, transparent gemacht. Die Filmsequenz aus dem Jahr 1997 ist dankenswerterweise von einer Angehörigen nach dem Informations- und Expertengespräch zur Verfügung gestellt worden (siehe Teil II Kapitel 2.2), so dass über die konkreten Entstehungsbedingungen keine weiterführenden Aussagen gemacht werden können. Für die Filmaufnahme von 1999 erfolgt vor der eigentlichen Aufnahme die Begrüßung des Patienten/der Patientin durch die Datenerheberin und den Pflegenden/die Pflegende. Letzterer/letztere informiert den Patienten/die Patientin verbal über das geplante Geschehen der nächsten 15 bis 20 Minuten. Nachdem die Videokamera positioniert ist, wird das Aufnahmegerät eingeschaltet, wobei die Autorin im gesamten weiteren Verlauf in einer nicht-teilnehmenden Rolle verbleibt und die Kamera bedient. Im Anschluss an die Beobachtung und nach der Verabschiedung von dem Patienten/der Patientin verlassen die Datenerheberin und die pflegende Person den Raum für eine Nachbesprechung.

5.3 Formale Charakteristika des Materials

Für die zusammenfassende Inhaltsanalyse des audio-visuellen Materials ist es wiederum notwendig, die Videoaufnahmen zu transkribieren, das heißt schriftlich zu fixieren (Mayring 1997: 9).

FLICK weist in Anlehnung an DENZIN darauf hin, dass Filme als visuelle Texte verstanden werden können, die durch die Transkription in Textmaterial verwandelt und damit einer Auswertung zugänglich werden (Flick 1995: 174). Die Transkription des Videomaterials lehnt sich von neuem an die von ALHEIT, HAACK, HOFSCHEN et al. (1999: 1093) formulierte „Transkriptionsnotation" an. Da im Gegensatz zur Abschrift von Audiokassetten nun sowohl auditive als auch visuelle Informationen für die Transkription zu verarbeiten sind, sollen die genannten Transkriptionsregeln erweitert und nun als „Inhalts- und Verfahrensregeln" (Faßnacht 1995: 280) für die Datenübertragung erläutert werden. Es wird sich, über die bereits aufgezeigten Transkriptionsregeln hinaus (siehe Teil II Kapitel 3.3) an der Konzipierung einer Protokollierung von Beobachtungsdaten orientiert, wie sie von FAßNACHT in Bezug auf BARKER und WRIGHT vorgestellt wird (Faßnacht 1995: 282ff). Dabei besteht die Absicht, das Verhalten einer Person so genau wie möglich aufzuzeichnen, indem zwei Aspekte Berücksichtigung finden: die „Aktone" und die „Aktionen" (Faßnacht 1995: 280). Die Aktone beschreiben „wie" ein Verhalten verläuft und die Aktion „was" für ein Verhalten bei einer Person beobachtet werden kann (Faßnacht 1995: 280). Durch die Aktone und Aktionen lässt sich also das „äußerlich" beobachtbare Verhalten, das „overt behavior", erfassen und genau das stellt ein Ziel der Transkription dar. FAßNACHT (1995: 280) übersetzt die Inhalts- und Verfahrensregeln für Verlaufsprotokolle von BARKER und WRIGHT sinngemäß und zusammenfassend. Grundlegend für die hier erstellten Verlaufsprotokolle sind die nun folgenden Richtlinien. In das Protokoll werden so vollständig wie möglich die verbalen und non-verbalen Ausdrucksformen der gefilmten Akteure/Akteurinnen aufgenommen. Die Beschreibung des verbalen und non-verbalen Verhaltens erfolgt deskriptiv, das heißt ohne Interpretation im Sinne einer Verallgemeinerung, Erklärung, Wertung oder eines normativen Vergleichs des Verhaltens (Feuser, Meyer 1987: 108). Dabei wird eine Verhaltensbeschreibung positiv formuliert und nicht mehr als eine Aktion in einem Satz dokumentiert. Es wird die natürliche Sprache, das heißt die Alltagssprache benutzt, da diese exakt genug ist, Informationen genau weiterzugeben und Missverständnisse zu vermeiden (Greve, Wentura 1997: 39). Da es für die Analyse des Videomaterials in dieser Studie darum geht, zu benennen, welche Verhaltensweisen der Patient/die Patientin zeigt, wird der Verhaltensfluss der einzelnen beteiligten Personen getrennt voneinander protokolliert. Pausen werden im Gegensatz zur Transkription der verbalen Daten, sofern sie als solche von den Transkribierenden wahrgenommen werden, mit der Sekundenzahl, die sie jeweils andauern, folgendermaßen festgehalten: ...((Pause X Sekunden))... . Neben diesen bereits genannten Verfahrensregeln der Transkription, die bezogen auf das vorliegende Filmmaterial relativ problemlos zu verwirklichen sind, stellen sich in der praktischen Durchführung der Datenübertragung besonders zwei Schwierigkeiten, die es zu überwinden gilt: die zeitliche Überlagerung verbaler und non-verbaler Verhaltensweisen eines Akteurs/einer Akteurin sowie die Auflösung des Verhaltensstroms der gefilmten Personen.

Eine Problematik, die sich bei der Verschriftlichung des Datenmaterials speziell bei der Videoaufnahme aus dem Jahr 1999 herauskristallisiert, ist die zeitliche Überlappung verbaler und non-verbaler Verhaltensweisen bei einem/einer Mitwirkenden. Dies verkörpert ein grundsätzliches Problem, da Schriftsprache im Gegensatz zum Film sequentiell organisiert ist und durch die sukzessive Abfolge der Informationen ein System gefunden werden muss, mit dem Gleichzeitigkeiten adäquat abgebildet werden können. Es wird in diesem Zusammenhang entschieden, Sprechzusammenhänge als Sinneinheit zu belassen und mit diesen zeitlich einhergehende non-verbale Verhaltensweisen als Komplex an die verbalen Äußerungen anzuschließen. Beginnt ein non-verbaler Ausdruck in einer Sprechpause des Akteurs/der Akteurin, wird dies in einer einfachen Klammer vermerkt (Beginn in der Sprechpause).

Ein weiteres Problem, das sich stellt, ist die Entscheidung darüber, wie fein der Verhaltensstrom der Beteiligten aufgelöst werden soll (Faßnacht 1995: 276). Für diese Transkription werden von dem Patienten/der Patientin sämtliche beobachtbaren Verhaltensweisen aufgezeichnet, zum Beispiel Verhalten wie das „Schlucken" oder der „Lidschluss". Der Verhaltensfluss des Pflegenden/der Pflegenden beziehungsweise der anderen Therapeuten/Therapeutinnen wird grobmaschiger aufgelöst. Es werden zielgerichtete Handlungen (Aktionen) dargestellt, ohne die Aktone en detail zu beschreiben. Entfaltet ein Pflegender/eine Pflegende zum Beispiel ein Handtuch, wird diese Handlung als „der Pflegende/die Pflegende entfaltet ein Handtuch" gefasst und darauf verzichtet, untergeordnete Verhaltenseinheiten zu notieren. Es wird also festgehalten, „was" der

Pflegende/die Pflegende oder die anderen Therapeuten/Therapeutinnen tun, das „wie" des Verhaltensablaufes spielt hier eine sekundäre Rolle. Die auszuwertende Filmsequenz von 1999 wird durch die Autorin transkribiert, bevor die bereits erwähnte Lehrveranstaltung stattfindet. Dadurch konnten die beschriebenen Probleme, die sich bei der Datenübertragung stellen bereits eruiert und darauf basierend den Studenten/Studentinnen Handlungsanweisungen für die Transkription des Filmausschnittes von 1997 gegeben werden. Die Gruppe der Studierenden teilt sich in zwei Teams mit je fünf beziehungsweise sechs Mitgliedern auf. Eine Gruppe erfasst das Verhalten des/der Pflegenden beziehungsweise des Therapeuten/der Therapeutin und die andere die Beobachtungen zu den Ausdrucksweisen des Patienten/der Patientin. Die Durchführung der Transkription erfolgt zunächst handschriftlich und parallel zum Ereignis im Film. Dann wird das Rohmanuskript in ein EDV-Textverarbeitungsprogramm übertragen. Der Textausdruck wird anhand des Videos solange überarbeitet, bis eine endgültige Version der Reihenfolge der beobachteten Verhaltensweisen der einzelnen gefilmten Personen fertiggestellt ist. Diese Version wird von der jeweils komplementären Arbeitsgruppe, die das Verhalten einer anderen Person protokolliert, im Hinblick auf Unklarheiten gelesen und im Anschluss in der Gesamtgruppe mit dem Ziel einer argumentativen Einigung auf eventuelle Änderungen des Manuskriptes besprochen (Faßnacht 1995: 283). Auf dieser Grundlage erfolgt eine erneute Überarbeitung des Transkriptes, das in dieser Form die Grundlage der Kategorienbildung für das „äußere" Verhalten des Patienten/der Patientin bildet.

5.4 Die Bestimmung der Richtung der Analyse

Die LASSWELL'sche Formel: „Wer sagt was, mit welchen Mitteln, zu wem, mit welcher Wirkung?" (Mayring 1997: 50) bietet einen Ansatzpunkt für die Analyse von Kommunikation (Mayring 1997: 50). Hier kann das Axiom der „Unmöglichkeit nicht zu kommunizieren" (Watzlawick, Beavin, Jackson 1990: 50) in Erinnerung gerufen werden, mit dem ausgesagt wird, dass sowohl verbales als auch non-verbales Verhalten einen Mitteilungscharakter besitzt (Watzlawick, Beavin, Jackson 1990: 51). Bezogen auf das hier verarbeitete Filmmaterial liegt der Fokus entsprechend der Zielsetzung der Datenerhebung (siehe Teil II Kapitel 1.1.1) auf dem Verhalten des Patienten/der Patientin, indem „die Mittel" im Sinne auditiv und visuell wahrnehmbarer Ausdrucksformen sondiert werden, die in diesem Fall non-verbaler Art sind.

5.5 Das Vorgehen bei der Analyse der audio-visuellen Daten

Bekannterweise erfolgt in dieser Phase der Datenauswertung die an die Zielsetzung der Datenerhebung angelehnte Ausdifferenzierung der Fragestellung sowie die Festlegung der Analyseeinheiten. Wie bereits dargestellt wurde, kann Verhalten in Anlehnung an MATURANA und VARELA als die „Haltungs- und Standortveränderung eines Lebewesens" definiert werden, die ein Beobachter oder eine Beobachterin als Bewegungen oder Handlungen in Bezug auf eine bestimmte Umgebung wahrnehmen kann (Maturana, Varela 1990: 150; siehe Teil

I Kapitel 2.3.1). Um dem Verhalten einer gefilmten Person, die unter den Bedingungen des Wachkomas lebt, analytisch näher zu kommen, kann die folgende differenzierende Frage gestellt werden:

- Welche Bewegungen lassen sich bei dem Patienten/der Patientin beobachten?

Mit Hilfe dieser Frage können voraussichtlich gemäß der Zielsetzung Belege und Beispiele auf der Erscheinungsebene für Verhaltensweisen von Patienten/Patientinnen in einem Wachkoma in exemplarischer Weise gefunden werden. Von einer Handlung wird in diesem Zusammenhang nicht gesprochen, da diese, wie bereits ausgeführt wurde, zielgerichtet ist und damit eine Interpretation im Hinblick auf das potentielle „innere" Verhalten eines Patienten/einer Patientin erfordert, also einen Übergang auf die Erklärungsebene darstellt (siehe Teil I Kapitel 3.3.3). Die Bestimmung der Analyseeinheiten wird folgendermaßen vorgenommen: Die Kodiereinheit ist, bezogen auf die non-verbalen Aktionen, ein begonnener Bewegungsablauf. Die Kontexteinheit stellt einen vermutlich abgeschlossenen Bewegungsablauf dar. Die Auswertungseinheit wird dahingehend festgelegt, als dass die Analyse des Textes in der Reihenfolge verläuft, wie sie im Transkript vorgegeben ist (Mayring 1997: 53). Die Bildung der Verhaltenskategorien für den gefilmten Patienten/die gefilmte Patientin erfolgt bei der Aufnahme von 1999 durch die Autorin und für die Filmsequenz von 1997 unter angemessener Anleitung und Begleitung durch die Arbeitsgruppe Studierender, die das entsprechende Transkript angefertigt hat. Eine hier zu erwähnende Besonderheit ist die, dass im Zuge der Auswertung der Daten mittels der zusammenfassenden Inhaltsanalyse nach MAYRING (1997) die Paraphrasen und die Generalisierungen als Einheit zusammenfallen. Diese werden nachstehend wiedergegeben.

> „Die sensibilisierte Wahrnehmung des anderen übersetzt sich in eine innere Anschauung der Person und wird dadurch zu einer imaginativen Vergegenwärtigung."
>
> (Gamm zitiert nach Wanner 1990: 50)

6.0 Die Ergebnisse der Analyse und der Bezug zur differenzierenden Frage

Zusammenfassung: In die Darstellung der Analyseergebnisse gehen die Informationen aus der Nachbesprechung der Beobachtung von 1999 ein. Die Ergebnisse der Analyse demonstrieren das explizite kategorisierte Verhalten der beobachteten Person in den Jahren 1997, also im ersten Jahr nach dem traumatischen Ereignis und 1999. Es finden sich Beobachtungen wie das „Zusammenzucken" des beobachteten Patienten/der beobachteten Patientin, Bewegungen im Augen- und Kopfbereich sowie eine Veränderung der Atembewegung, non-verbale Lautäußerungen und Bewegungen im Mundbereich. Mit Ausschließung des „Zusammenzuckens" kehren die Beobachtungskategorien sowie entsprechende Subkategorien der Filmsequenz von 1997 in der aus dem Jahr 1999 wieder. Für das Jahr 1997 lassen sich insgesamt sechs verschiedene Kategorien unterscheiden und für 1999 fünf. Die Subkategorien unterscheiden sich im Rahmen der non-verbalen Lautäußerung und der Kaubewegung.

Die Fragen der Nachbesprechung der Beobachtung erkundigen sich unter anderem bekannterweise danach, welche Verhaltensweisen der/die beobachtete Pflegende bei dem Patienten/der Patientin wahrnimmt und ob der pflegerische Handlungsprozess einen typischen Verlauf genommen hat (siehe Teil II Kapitel 1.3.2). Hierzu berichtet der Akteur/die Akteurin im Rückblick auf die Beobachtungssituation, dass er/sie den Eindruck hatte, der Patient/die Patientin fühle sich unwohl, und dass es für ihn/sie daher unangenehm war, die Speise zu essen. Vielleicht war die Nahrung zu kalt, oder er/sie hätte das Essen lieber, wie dies oft für diese Zwischenmahlzeit geschieht, von einer Angehörigen/einem Angehörigen angereicht bekommen. Auch wäre möglich, dass er/sie müde war oder keine Lust hatte, zu essen. Die Frage, ob sich durch die Beobachtung etwas verändert habe, verneint der/die Pflegende. Insgesamt zeigte der Patient/die Patientin nach Ansicht des Informanten/der Informantin ein gewohntes Verhalten. Währenddessen, so der/die Pflegende, sei er/sie selbst aufgeregt gewesen. Es fällt in diesem Zusammenhang auf, dass der/die Pflegende sofort auf die Erklärungs- beziehungsweise interpretative Ebene des Verhaltens, das er/sie beobachtet hat, zurückgreift. In Bezug zum „inneren" Verhalten von Patienten/Patientinnen, das sich aus den verbalen Daten ableitet, spiegeln sich hier die Kategorien des „Unwohlseins", die Assoziation der „Müdigkeit", die mit dem „Bedürfnis nach Ruhe" korrespondiert, wider. Neu ist die Annahme, der Patient/die Patientin wünsche sich vor dem Hintergrund des „Gewohnten" eine bestimmte Person (nämlich eine Angehörige, die in der Regel die Zwischenmahlzeit anbietet), die ihr das Essen anreicht.

Tabelle II/5/1: Beobachtungskategorien zum „äußeren" Verhalten eines/einer Erwachsenen mit der medizinischen Diagnose des „apallischen Syndroms" nach einem traumatischen Ereignis im Jahr 1996

1997	1999
(1) Muskelspannung: ▪ Zusammenzucken	
(2) Augen: ▪ geöffnete Augen ▪ halbgeöffnete Augen ▪ Lidschlag *- bei geöffneten Augen* *- bei halbgeöffneten Augen* *- bei geschlossenen Augen* *- höherfrequentig werdender Lidschlag* ▪ Pupillenbewegung ▪ geschlossene Augen	**(1) Augen:** ▪ geöffnete Augen ▪ halbgeöffnete Augen ▪ Lidschlag *- bei geöffneten Augen* *- bei halbgeöffneten Augen* *- bei geschlossenen Augen* *- höherfrequentig werdender Lidschlag* ▪ Pupillenbewegung ▪ geschlossene Augen
(3) Kopf: ▪ Kopfdrehung *- nach rechts* *- nach links* ▪ Kopf fallen lassen *- nach vorn* *- nach rechts zur Seite*	**(2) Kopf:** ▪ Kopfdrehung *- nach rechts* *- nach links* ▪ Kopf fallen lassen *- nach vorn* *- nach hinten*
(4) Atmung: ▪ tiefes Einatmen	**(3) Atmung:** ▪ tiefes Einatmen
(5) non-verbale Lautäußerung: ▪ Schnalzen mit der Zunge ▪ Seufzen (Lautäußerung während der Atmung) ▪ Kaugeräusch mit dem offenen Mund	**(4) non-verbale Lautäußerung:** ▪ Schluckgeräusch

(6) Mund:
▪ Mund öffnen
▪ Kaubewegung
- mit offenem Mund
  - höher frequentig werdend
  - niedriger frequentig werdend
- mit geschlossenen Lippen
  - mit Hilfestellung
  - eigenständig
  - höher frequentig werdend
  - niedriger frequentig werdend
▪ Mund schließen
- mit Hilfestellung
- eigenständig
▪ Schlucken
	(5) Mund:
	▪ Mund öffnen
	▪ Kaubewegung
	
	- mit geschlossenen Lippen
	  - mit Hilfestellung
	  - eigenständig
	  - höher frequentig werdend
	  - niedriger frequentig werdend
	▪ Mund schließen
	- mit Hilfestellung
	- eigenständig
	▪ Schlucken

Ergebnisse der Analyse 179

Die Ergebnisse der Analyse zeigen das explizite kategorisierte Verhalten der beobachteten Person, die mit der medizinischen Diagnose des „apallischen Syndroms" lebt. Dies zum einen 1997, also im ersten Jahr nach dem traumatischen Ereignis und zum anderen drei Jahre danach. Es können, in Bezug zur differenzierenden Frage der Analyse, verschiedene Bewegungen bei dem Patienten/der Patientin nachgezeichnet werden. Es finden sich Beobachtungen wie das „Zusammenzucken" der beobachteten Person, Bewegungen im Augen- und Kopfbereich sowie Beobachtungen im Hinblick auf eine Veränderung der Atembewegung. Darüber hinaus können non-verbale Lautäußerungen und Bewegungen im Mundbereich erkannt werden. Mit Ausnahme des „Zusammenzuckens" wiederholen sich die Beobachtungskategorien in der Filmsequenz von 1997 in der Aufnahme aus dem Jahr 1999. Festzustellen ist, dass sich die einzelnen Beobachtungskategorien in Subkategorien ausdifferenzieren. Für die Filmausschnitte von 1997 und 1999 lassen sich, neben halb- sowie geöffneten Augen, Pupillenbewegungen und geschlossene Augen dokumentieren. Die Beobachtung des „Lidschlages" gliedert sich in den Lidschlag bei offenen, halboffenen oder geschlossenen Augen. Überdies verändert sich die Frequenz der Bewegung. Ähnliches lässt sich auch für den Mundbereich, speziell die Kaubewegungen, belegen. Kaubewegungen werden in der Videoaufnahme von 1997 bei geöffnetem und geschlossenem Mund beobachtet, dies jeweils mit sich verändernder Frequenz. Dazu wird diese Bewegung von dem Patienten/der Patientin sowohl mit Hilfestellung durch die pflegende Person als auch eigenständig durchgeführt. Die Beobachtung von Kaubewegungen mit geöffnetem Mund lässt sich den audio-visuellen Daten von 1999 nicht entnehmen. Ferner wird die Kategorie des Schluckens für beide Filmsequenzen aufgeführt. In Bezug auf Bewegungen im Kopfbereich sind Kopfdrehungen nach links und rechts sowie das Fallenlassen des Kopfes zu sehen. Über die tiefe beobachtbare Atmung hinaus äußert sich der Patient/die Patientin non-verbal, und zwar in der Aufnahme von 1997 durch ein Schnalzen mit der Zunge, einem Seufzen und durch Kaugeräusche. In der Filmsequenz von 1999 lässt sich die Kategorie eines Schluckgeräusches herausfiltern.
Die Beobachtungskategorien sind in der Tabelle II/5/1 festgehalten. Es wird deutlich, dass sich für das Jahr 1997 insgesamt sechs verschiedene Kategorien unterscheiden lassen und für 1999 fünf. Die Subkategorien unterscheiden sich, wie geschildert, im Bereich der non-verbalen Lautäußerung und der Kaubewegung.
  Die Beobachtungskategorien korrespondieren mit denen, die aus den verbalen Daten extrahiert werden konnten. Eine Erweiterung der verbalen Informationen ist dahingehend zu erkennen, als dass zum einen die Subkategorie der halbgeschlossenen Augen mit Lidschlag als auch Hilfestellungen in den audio-visuellen Daten zu beobachten sind. Die Wahrnehmung von Geschwindigkeitsveränderungen in den einzelnen Bewegungen geht ebenso über die Beobachtungskategorien aus den Interviews hinaus. Die Erkenntnisse werden somit durch die Nutzung zweier verschiedener Methoden der Datenerhebung ergänzt

und vervollständigt, womit ein Aspekt der „Geltungsbegründung" (Flick 1995: 250f) angesprochen ist, mit der sich im Folgenden befasst wird.

„Was keine Grenze hat, das hat keinerlei Gestalt."
(da Vinci zitiert nach Wanner 1990: 240)

7.0 Die Geltungsbegründung und Begrenzung der Studie

Zusammenfassung: In Anbetracht der Bewertung qualitativer Forschung wird in diesem Kontext mit FLICK (1995: 239) von einer „Geltungsbegründung" gesprochen, um die Zuverlässigkeit der Arbeitsmittel sowie die Gültigkeit der erzielten Ergebnisse der vorliegenden Untersuchung zu reflektieren. Der Forschungsprozess kann als ein wesentliches Charakteristikum der qualitativen Forschung als genügend entfaltet, somit als transparent sowie intersubjektiv nachvollziehbar angesehen werden. Im Fazit sind mit beiden Verfahren der Datenerhebung zuverlässig Informationen gemäß der Zielsetzung gewonnen worden. Mit der Methode der zusammenfassenden Inhaltsanalyse konnte angemessen das „Überindividuell-Gemeinsame" (Meuser, Nagel 1991: 452) aus dem Datenmaterial kondensiert werden, wenn die intersubjektive Übereinstimmung als Gradmesser genutzt wird. Es kann im Rückbezug auf die Triangulation der Erhebungsmethoden von einer systematischen Erweiterung und Vervollständigung von Erkenntnismöglichkeiten ausgegangen werden. Die Untersuchung zielt, empirisch gesehen, nicht auf eine Generalisierbarkeit der Ergebnisse ab und besitzt daher Grenzen. Die Ergebnisse beschränken sich auf den Datenerhebungszeitpunkt und den Erhebungsort sowie auf die ausgewählten Informanten und Informantinnen.

Die klassischen Merkmale der Reliabilität (Zuverlässigkeit) und Validität (Gültigkeit) angewendet als Gütekriterien einer qualitativen empirischen Forschung sind umstritten (Mayring 1997: 109). Sie werden verstärkt seit Mitte der 1980er Jahre mit dem Ziel der Entwicklung neuer Kriterien für die Beurteilung qualitativer Untersuchungen kritisch diskutiert (Flick 1995: 252). 1998 schreiben ERZBERGER und KELLE, dass die Fragen nach der Zuverlässigkeit und Gültigkeit der verwendeten Instrumente beziehungsweise der erzielten Ergebnisse noch lange nicht beantwortet sind (Erzberger, Kelle 1998: 48). „Auch in der qualitativen Forschung wurden in den letzten Jahrzehnten Strategien der Fehlerkontrolle entwickelt und vorgestellt, die allerdings noch nicht den allgemeinen kanonischen Charakter gewonnen haben wie die entsprechenden Techniken im Bereich quantitativer Sozialforschung" (Erzberger, Kelle 1998: 49). Aufgrund dieser Untiefen im Hinblick auf die Bewertung qualitativer Forschung wird in diesem Zusammenhang anstatt von Gütekriterien mit FLICK von einer „Geltungsbegründung" gesprochen, um auf Aspekte der Zuverlässigkeit der Arbeitsmittel und der Gültigkeit der erreichten Ergebnisse der durchgeführten Untersuchung einzugehen (Flick 1995: 239). Unter Methodikern/Methodikerinnen besteht nämlich Konsens darüber, Ergebnisse einer Studie dahingehend zu sichern, als dass es sich nicht um Artefakte im Sinne von Resultaten aus nicht thematisierten Ereignissen und Effekten handelt (Erzberger, Kelle 1998: 49). Diesem Konsens kann sich in verschiedener Hinsicht angenähert werden, beispielsweise, indem der Forschungsprozess als ein Charakteristikum der qualitativen Forschung entfaltet wird. Dieser Prozess wurde im Vorherigen offengelegt und ist damit als transparent sowie intersubjektiv nachvollziehbar einzuschätzen. Die intersubjektive Nachvollziehbarkeit sowie die intersubjektive Übereinkunft in Bezug auf die Ergebnisse sollen in diesem Zusammenhang als Kernelemente der Bewertung der Untersuchung beziehungsweise ihrer Reproduktionen angesehen werden. Im Rahmen der Geltungsbegründung kann der Blick, wie bereits an anderer Stelle angedeutet wurde, sowohl auf die Veranschaulichung des Forschungsprozesses als auch auf verschiedene weitere Aspekte gerichtet werden (siehe Teil II Kapitel 1.0). Hier wird zum einen in Anlehnung an FLICK die Gegenstandsangemessenheit der Methoden der Datenerhebung retrospektiv betrachtet (Flick 1995: 280). Dies erfolgt in diesem Kontext insbesondere durch eine Beschäftigung mit der Frage, ob mittels der Erhebungsinstrumente die beschriebenen Zielstellungen erreicht werden konnten (siehe Teil II Kapitel 1.1). Im Hinblick auf die Methode der Auswertung betont MAYRING, dass jede einzelne Analyse auf ihre Tauglichkeit hin eingeschätzt werden muss (Mayring 1997: 109). Bei inhaltsanalytischen Reliabilitätsbestimmungen wird üblicherweise auf die Interkoderreliabilität zurückgegriffen. Das heißt, dass die „...Analyse von mehreren Personen durchgeführt wird und deren Ergebnisse verglichen werden" (Mayring 1997: 110). Zum anderen kann ein weiteres Merkmal der Geltungsbegründung in der Kombination verschiedener Instrumente der Datensammlung mit dem Ziel der systematischen Erweiterung und Komplettierung von Erkenntnismöglichkeiten gesehen werden (Flick 1995: 250f). Diesem Aspekt wird durch den Vergleich der Ergebnisse der verbalen sowie der audio-visuellen Datenanalyse Beachtung geschenkt. Insgesamt wird es in diesem Abschnitt primär um eine Auseinandersetzung mit dem Aspekt der Reliabilität gehen. Dies ist letztlich eine Voraussetzung für eine nähere Betrachtung der Validität, denn „...eine hohe Reliabilität ist notwendige Bedingung für eine hohe Validität..." (Greve, Wentura 1997: 53). Zum Abschluss werden Begrenzungen der Studie aufgezeigt.

7.1 Die Gegenstandsangemessenheit der Methoden der Datenerhebung

Mit Hilfe der Expertengespräche sollte Erfahrungswissen von ausgewählten Experten/Expertinnen erhoben werden. Dabei lag der Fokus einerseits auf Beschreibungen von Verhaltensweisen von Patienten und Patientinnen in pflegerelevanten Situationskontexten, das heißt auf der Erfassung des „äußeren" Verhaltens. Da aus dem Datenmaterial mittels der Analyse insgesamt zwölf Beobachtungen abgeleitet werden konnten, die sich zudem noch in verschiedene Erscheinungsformen subkategorial abgrenzen lassen, kann davon ausgegangen werden, dass sich das Erhebungsinstrument als geeignet erweist, Informationen über das „äußere" Verhalten von Erwachsenen mit einem länger als sechs Monate andauernden Wachkoma zu liefern. Andererseits sind – gemäß der Zielstellung – Interpretationen erfasst worden, durch die sich dem „inneren" Verhalten von Erwachsenen, über die die Befragten berichtet haben, angenähert werden kann. Unterstützt werden kann die Annahme der Gegenstandsangemessenheit des leitfadengestützten Interviews in der hier angewendeten Art und Weise dahingehend, als dass sich Strukturzusammenhänge im Hinblick auf eine Verknüpfung von Beobachtungen zum „äußeren" Verhalten und deren Deutung durch die Experten/Expertinnen herausgebildet haben. Eine Sättigung, also der Punkt, an dem in Bezug auf die differenzierenden Fragestellungen keine neuen Kategorien gebildet werden konnten, war nach rund zehn Interviewauswertungen erreicht. Zu erwähnen ist darüber hinaus, dass sich Beschreibungen und Deutungen des Verhaltens von Patienten/Patientinnen durch die Experten/Expertinnen nicht nach Berufsgruppenangehörigkeit oder durch eine nicht berufliche Beziehung zu einem/einer Erwachsenen, der/die unter den Bedingungen des Wachkomas lebt, unterschieden haben. Dies spricht für eine angemessene Bestimmung des Expertenstatus (siehe Teil II Kapitel 1.2.1).

Durch die nicht-teilnehmende, offene und vermittelte Feldbeobachtung zur Gewinnung audio-visueller Daten sollten Belege und Beispiele auf der Erscheinungsebene für Verhaltensweisen von Patienten/Patientinnen mit einem Wachkoma gefunden werden. Es konnten fünf beziehungsweise sechs Beobachtungskategorien inklusive ihrer jeweiligen Ausdifferenzierungen abgeleitet werden. Damit kann auch hier die Zielsetzung als erreicht beurteilt werden.

Es kann resümiert werden, dass mit den beiden Verfahren der Datenerhebung zuverlässig Informationen gewonnen werden konnten, wenn die Rückkopplung der Zielsetzungen der Erhebung mit den Ergebnissen als Maßstab angelegt wird.

7.2 Die Interkoderreliabilität

In Bezug auf die Beurteilung der Zuverlässigkeit der Ergebnisse, die aus den verbalen Daten reproduziert worden sind, ist auf das Verfahren der Interkoderreliabilität zurückgegriffen worden, indem Stichproben des Materials von einer weiteren Person einer zusammenfassenden Auswertung unterzogen worden sind. Drei zufällig ausgewählte Interviewtranskripte sind von einer Diplom-Pädagogin kodiert worden, die zum einen mit dem Analyseverfahren und zum anderen mit dem Themenbereich der Arbeit vertraut ist. Damit erfüllt die Interkoderin die Voraussetzungen, die für die Übernahme dieser Funktion als notwendig erachtet werden. Verglichen wurden die jeweiligen Ergebnisse zum einen anhand der Fundstellen sowie in Bezug auf die einzelnen Kategorien (Mayring 1997: 115). Dabei sind keine Unstimmigkeiten sowohl in Bezug auf die Fundstellen als auch im Hinblick auf die Kategorienbildung gefunden worden. Diese Überschneidungen bedingen sich wahrscheinlich einerseits durch das gemeinsame Studium der Autorin und der Interkoderin, das beiden einen gemeinsamen theoretischen Hintergrund bietet. Andererseits sind jedoch auch sowohl die Beobachtungen als auch die Deutungen der Experten und Expertinnen weitgehend eindeutig in ihren Erzählungen beschrieben oder benannt.

Das Thema der Interkoderreliabilität im Kontext der Beobachtung ist bereits bei der Schilderung des Prozesses der Analyse des audio-visuellen Datenmaterials angesprochen worden. So erfolgte die Kodierung der Filmsequenz von 1997 durch mehrere Personen. Im Hinblick auf das Verhalten des Patienten/der Patientin gab es in der Auswertungsgruppe keine Unstimmigkeiten, für die hätte argumentativ nach einer Lösung gesucht werden müssen. Die Aufnahme von 1999 ist anhand der entwickelten Kategorien von einer Diplom-Psychologin, die über reichhaltige Erfahrungen im Umgang mit audio-visuellen Daten verfügt, beobachtet worden. Hier wurden ebenfalls keine Unstimmigkeiten gefunden. In Bezug auf Beobachtungsdaten und deren Auswertung kann die Reliabilität auch als die Reproduzierbarkeit von Beobachtungen unter theoretisch für das Auftreten des Beobachteten äquivalenten Bedingungen bei Unterschieden in theoretisch nicht relevanten Bedingungen definiert werden (Feger 1983: 24). Im Rahmen dieser Untersuchung lassen sich aus beiden Filmsequenzen von 1997 und 1999, die ähnliche Situationen erfassen und damit äquivalente Bedingungen, bezogen auf die Bestimmung der Beobachtungssequenz, aufweisen, mit einer Ausnahme im Wesentlichen die gleichen Verhaltenskategorien ableiten. Unterschiede hinsichtlich theoretisch irrelevanter Bedingungen der Beobachtung sind in diesem Zusammenhang der Beobachtungszeitpunkt und die Beobachter/Beobachterinnen, die die Daten einer Auswertung unterziehen (Greve, Wentura 1997: 51). Für die Aufnahme aus dem Jahr 1997 kann allerdings der potentielle Einfluss der Akteure/Akteurinnen auf den Patienten/die Patientin und den Situationsverlauf keiner näheren Betrachtung unterzogen werden. Es bleibt unbestimmt, ob die Beteiligten für den Patienten/der Patientin vertraute oder eher unvertraute Personen sind. Da sich allerdings, wie gesagt, die Kategorien aus beiden Datenquellen reproduzieren lassen, scheint dies eine irrelevante Bedingung zu sein. Dieser Zusammenhang verweist auf solide Ergebnisse hin. Es kann also festgehalten werden, dass mit der Methode der zusammenfassenden Inhaltsanalyse zuverlässig das „Überindividuell-Gemeinsame" (Meuser, Nagel 1991: 452) aus dem Datenmaterial herausgefiltert werden konnte, wenn die intersubjektive Übereinstimmung als Gradmesser genutzt wird.

7.3 Triangulation bei der Datensammlung
In dieser Studie sind zwei verschiedene Verfahren der Datenerhebung kombiniert worden. Dies trägt auch der Empfehlung Rechnung, Beobachtungen mit anderen Datenquellen zu verknüpfen, um die Aussagekraft von audio-visuellen Daten insgesamt zu steigern (Flick 1995: 156). Ein Vergleich der Ergebnisse zeigt, dass sich die Kategorien der Analyse der verbalen Daten in den Auswertungsresultaten der Beobachtung wiederfinden lassen. Die Ergebnisse beider Verfahrensweisen bestätigen und ergänzen sich gegenseitig. Die Ergebnisse der Analyse der verbalen Daten weisen mit insgesamt zwölf Verhaltenskategorien ein größeres Spektrum auf. Dieser Umstand kann mit hoher Wahrscheinlichkeit auf die in Bezug zur Summe der Interviews vergleichsweise geringe Anzahl der ausgewerteten Filmsequenzen zurückzuführen sein. Darüber hinaus ist die Erschließung des „inneren" Verhaltens eines Patienten/einer Patientin in dieser Studie begründeterweise der Analyse der verbalen Daten vorbehalten, wenn von den Informationen der Nachbesprechung der Beobachtung von 1999 abgesehen wird. Letztere würden zudem im Kategoriensystem als Ergebnis der Auswertung der verbalen Daten aufgehen. Da nun aber eine Triangulation vor dem Hinter-

grund der Geltungsbegründung auf eine systematische Erweiterung und Vervollständigung von Erkenntnismöglichkeiten abzielt, kann dieses Anliegen zusammenfassend im Hinblick auf zwei Aspekte als erreicht angesehen werden (Flick 1995: 250f). Der eine ist, wie eben erläutert, die Herstellung eines Zusammenhanges zwischen „äußerem" und vermutetem „inneren" Verhalten auf der Grundlage der Auswertung der Expertengespräche. Hier werden die Ergebnisse der Analyse der audio-visuellen Daten systematisch erweitert und vervollständigt. Unter Einbezug der Informationen aus der Nachbesprechung der Beobachtung ließe sich die Hypothese zum „inneren" Verhalten ergänzen, ein Patient/eine Patientin sehne sich im Kontext dessen, was er/sie gewöhnt sei, nach einer *bestimmten* Person, mit der er/sie gemeinsam eine Handlung durchführen könne. Die Ergebnisse der Beobachtung wiederum erweitern die verbalen Reproduktionen, weil hier über die „äußeren" und „inneren" Verhaltenskategorien hinaus eine Frequenzänderung der Bewegungen, die weitere Subkategorie im Bereich der Augen (halbgeschlossene Augenlider und deren Bewegung) sowie die Beobachtung von physischen Hilfestellungen bei der Durchführung von Handlungen nachgewiesen werden können.

7.4 Begrenzungen der Studie

Abschließend sollen nun einige Bemerkungen zu den Begrenzungen der Studie vorgenommen werden. Die Untersuchung zielt, empirisch gesehen, ohnedies nicht auf eine Generalisierbarkeit der Ergebnisse ab, da qualitative Untersuchungen „...eine individuell orientierte Realität beschreiben und rekonstruieren sollen" (Drerup, Bartholomeyczik 1997: 75). Von daher sind die Ergebnisse ausschließlich im Kontext sowohl des Datenerhebungszeitpunktes als auch des Erhebungsortes sowie begrenzt auf die ausgewählten Informanten und Informantinnen zu verstehen. Letztendlich lassen die bisher angebrachten Erörterungen zur Geltungsbegründung jedoch zu, sich auf einem zuverlässig entstandenen und begrenzten empirischen Fundament ergebnisgesteuert den Forschungsfragen anzunähern, wie dies im nächsten Teil geschehen soll. Die aufgezeigten Begrenzungen der Studie schließen insgesamt den Versuch der Rekonstruktion des Einzelnen als das Besondere des Allgemeinen nicht aus (Jantzen 1990: 171). Damit ist der Bereich der Validität angesprochen. In diesem Rahmen soll im weitesten Sinne auf die Konstruktvalidität zurückgegriffen werden. Hier werden die Ergebnisse anhand bewährter Theorien auf ihre Plausibilität hin geprüft, wenn die Definition von MAYRING, die sich an FRIEDRICHS anlehnt, genutzt wird (Mayring 1997: 110; Friedrichs 1973: 102). Es kann in diesem Zusammenhang wiederum vermerkt werden, dass es sich um ein Gütekriterium handelt, das ursprünglich auf einer quantitativen Forschungslogik beruht. Nichtsdestotrotz kann unter diesem Label dem Anliegen entsprochen werden, die Forschungsergebnisse vordringlich im Spiegel des im ersten Teil der Arbeit aufgebauten theoretischen Bezugsrahmens zu reflektieren und plausibel abzusichern. Das heißt also, sich den Forschungsfragen ergebnisgesteuert und theoretisch reflektiert anzunähern und darauf basierend Perspektiven für die aktuelle Pflegepraxis zu erkunden.

> „Er hatte jetzt den Mut, Wiederholungen zu verlangen, Ungeduld nicht zuzulassen, anderen die eigene Geschwindigkeit aufzuzwingen zum Besten aller."
> (Nadolny 1987: 192)

Teil III
Eine ergebnisgesteuerte und theoretisch reflektierte Annäherung an die Forschungsfragen

Dieser Teil III der Arbeit handelt vom Niveau des „Gedankenkonkretums" (Jantzen 1990: 172), indem sich zum einen ergebnisgesteuert und zum anderen theoretisch reflektiert den Forschungsfragen angenähert wird. Außerdem sollen auf dieser Basis Handlungsorientierungen für die aktuelle Pflegepraxis sondiert werden, die an den Ergebnissen dieser Arbeit logisch anknüpfen könnten. Diese Untersuchung zielt darauf ab, sich mit den folgenden Fragen auseinanderzusetzen (siehe Teil I Kapitel 4.0):

1. Welches Wissen haben ausgewählte Experten/Expertinnen über das Verhalten von Erwachsenen im Wachkoma ausgebildet?
2. Welche Handlungsorientierungen lassen sich aus diesem empirisch begründeten Wissen für eine rehabilitativ-therapeutische Pflege ableiten?

Mit Hilfe der Hypothesen zur Beziehung des „äußeren" und „inneren" Verhaltens von Erwachsenen in einem länger als sechs Monate andauernden Wachkoma aus der Sicht ausgewählter Experten und Expertinnen als Produkt der Datenanalyse strukturiert sich langsam das „Universum von Variablen" (Friedrichs 1973: 95) im Hinblick auf die Forschungsfragen (siehe Teil II Kapitel 1.0). Bezogen auf deren Beobachtungen und die jeweiligen Deutungen von Verhalten, das Patienten/Patientinnen zeigen, scheinen sich die Befragten eher weniger auf Inseln der Ungewissheit als vielmehr auf Gebieten der Unsicherheit zu bewegen (siehe Einführung). Es ist darauf hingewiesen worden, dass sich die Transkription der verbalen Daten als schwierige Aufgabe herausgestellt hat, da die Interviewten zum Teil sehr leise oder undeutlich gesprochen haben. Begründet wurde dies mit der Spekulation, die Thematik sei wahrscheinlich emotional aufgeladen (siehe Teil II Kapitel 3.3). Erweitern ließe sich diese Vermutung durch die Annahme, dass Pflegende beziehungsweise der Personenkreis der Informanten/Informantinnen mit einigen ihrer Beschreibungen nicht konform mit noch verbreiteten medizinischen Meinungen gehen. Zu erwähnen sind in diesem Kontext die Mutmaßungen, Menschen im Wachkoma seien reaktionslos beziehungsweise das Erscheinungsbild nach spätestens einem Jahr unveränderbar (The Multi-Society Task Force on PVS 1994: 1500; 1994a: 1575; siehe Teil I Kapitel 2.1).

Diese mögliche Unsicherheit wird zum Beispiel anhand der folgenden Interviewpassage deutlich: *"Ich nehme seine Hand und sage: ‚Ja, drücke mal eben'. Ja, ähm, das passiert ziemlich selten. Also manchmal empfinde ich schon eine Spannung darin, aber ob das jetzt nun gezielt oder irgend so ein Krampf oder was weiß ich"* (2/16/734; siehe Teil II Kapitel 4.3). Die empfundene Spannung des/der Befragten im Händedruck mit dem Patienten wird vorsichtig mit der zuvor gestellten verbalen Aufforderung an den Patienten „Ja, drücke mal eben" in Verbindung gebracht. Diese Aussage wird jedoch bereits im Vorfeld eingeschränkt, indem darauf verwiesen wird, dies geschehe „selten". Hier wird die Entscheidung dem Zuhörer/der Zuhörerin überlassen, *ob* es sich um ein „zufälliges" oder möglicherweise reproduzierbares gezieltes Ereignis handelt, das der verbalen Aufforderung eines/einer Pflegenden „Ja, drücke mal eben" folgt. Der Information wird außerdem durch die formulierten Zweifel, ob es sich nun um gezieltes Verhalten „oder irgend so" einen „Krampf" handelt, inhaltliches Gewicht genommen. Die unspezifische Redewendung „irgend so" könnte einen Hinweis darauf geben, dass die Variante der Deutung des Verhaltens als „Krampf" die weniger bevorzugte des/der Interviewten sein könnte. Damit würden eher unterschwellig Inhalte eines wesentlichen theoretischen Bezugspunktes in Frage gestellt werden, da Begründungszusammenhänge für pflegerisches Handeln vielfach aus der Medizin entlehnt sind (Walter 1993: 121). Lange Zeit gilt die Empfindung, ein Patient/eine Patientin habe die Hand eines/einer Pflegenden oder eines/einer Angehörigen gedrückt, aus medizinischer Sicht als reflektorische Reaktion auf einen Außenreiz. Subsumiert wird die Beobachtung als „Greifreflex" unter den motorischen Primitivschablonen, die beispielsweise taktil ausgelöst werden können (Schwörer 1995: 5; siehe Teil I Kapitel 2.1). Von daher wird von dem/der Interviewten mit dem Händedruck eine Verhaltensweise eines Patienten/einer Patientin angesprochen, die besonders in der Vergangenheit unterschiedlich interpretiert wird. Es wird jedoch auch von einigen Ärzten/Ärztinnen in Betracht gezogen, dass ein Händedruck mehr als rein reflektorisch einzuschätzen ist: „Ich habe gelernt, mich auf die Aussage von Eltern, ihr Kind habe sie angesehen, habe ihre Hand gedrückt, zu verlassen. Meist dauert es viele Tage, bis die das Kind betreuenden Schwestern diese Aussagen bestätigen und noch wesentlich länger, bis Ärzte sie nachvollziehen können" (Ritz 1990: 188). Es könnte sich zumindest für die interviewte Expertenrunde ein Widerspruch zwischen der Ausbildung eigener praxisbezogener Erfahrungen und primär genutzten theoretischen Konzepten andeuten, wobei dies in der Reflexion beinhalten würde, eine neue „Zone der Unsicherheit" zu entdecken, weil theoretische Annahmen Phänomene der Praxis nur unzureichend erfassen und erklären. Eine Neuorientierung wird erforderlich und eine Unsicherheit kann sich insbesondere dann einstellen, wenn die Alternativen zum Herkömmlichen sich noch in der Entwicklung befinden. Diesen Umstand finden wir in der Pflege, die sich als Wissenschaft in der Bundesrepublik Deutschland erst seit Anfang der 1990er Jahre zu etablieren beginnt. So stehen Aufgaben wie „...die Erforschung der Pflege, die theoretische Fundierung und Systematisierung des Pflegewissens

Annäherung an die Forschungsfragen

und der Erkenntnisse der Pflege sowie die Entwicklung eigenständiger Theorieansätze..." in Deutschland noch zur Lösung an (Schaeffer, Bartholomeyczik 1999: 40). Insgesamt scheint es damit verständlich, dass Experten und Expertinnen in ihren Schilderungen auf der konkreten, aber immerhin eindeutig beschreibenden Ebene verbleiben.

Im Folgenden werden nun im Hinblick auf die Forschungsfragen die Ergebnisse der Untersuchung interpretiert und Schlussfolgerungen gezogen, so dass ein Beitrag zum weiteren Abbau von Unsicherheiten bezüglich einer rehabilitativ-therapeutischen Pflege von Erwachsenen im länger als sechs Monate andauernden Wachkoma geleistet werden kann. Damit könnte der „Mut" Raum gewinnen, momentane und vorläufige so genannte Gewissheiten fachlich auszudrücken, zu vertreten und gleichzeitig einer konstruktiven Kritik gegenüber offen zu halten, so dass eine Weiterentwicklung möglich wird. Dazu werden zunächst Aspekte zum Wissen ausgewählter Experten und Expertinnen zum Verhalten Erwachsener im Wachkoma näher betrachtet, indem einige interpretative Überlegungen zu den Deutungen der Interviewten zum „äußeren" Verhalten von Patienten/Patientinnen diskutiert werden sowie das Wissen der Befragten eingeschätzt wird. Daran schließen sich Aspekte zur Entwicklung von Handlungsorientierungen im Spiegel rehabilitativ-therapeutischer Pflege an, indem allgemeine Richtungshinweise aufgezeigt werden. Dabei wird der Dialog sowie die Rehistorisierung ebenso eine Rolle spielen wie auch der so genannte gemeinsame Gegenstand, die Interdisziplinarität und sowohl die Fortbildung als auch die Supervision für diejenigen, die in der Langzeitpflege von Erwachsenen im länger als sechs Monate andauerndem Wachkoma tätig sind.

„Um Verstehen zu können, muß rekonstruierendes Wissen vorhanden sein, das über den bloßen Alltagsverstand hinausgeht."
(Jantzen 1996: 18)

1.0 Aspekte zum Wissen ausgewählter Experten und Expertinnen zum Verhalten Erwachsener im Wachkoma

Zusammenfassung: Die Assoziationen der Interviewten zum „inneren" Verhalten eines Patienten/einer Patientin lassen sich in eine körperliche, eine psychische sowie eine soziale Orientierung gliedern, wobei die soziale die körperliche und psychische Ebene in sich einschließt. Essentiell kristallisiert sich heraus, dass der „Kontakt mit vertrauten Personen" und die „Durchführung subjektiv bedeutsamer Handlungen" als eine Basis von Sinnbildung verstanden werden, die sich positiv auf den Rehabilitationsprozess auswirken kann. Die Interpretationen der „äußeren" Verhaltensweisen durch die Experten/Expertinnen zeigen einen Spannungsbogen vom Gegenständlich-Konkreten zu einem höheren Abstraktionsgrad, sie sind daher ungleich tiefgehend und von einem unterschiedlichen „Maß an Allgemeinheit" (Wygotski 1991: 267). Um das Handlungsfeld rehabilitativ-therapeutischer Pflege auszudehnen, wird sich in Bezug auf JANTZEN (1987: 138; 140) einer individuellen Hierarchisierung von Bedürfnissen zugewendet. Im Fazit verweisen vorwiegend die Kategorien mit einer sozialen Orientierung in der Deutung, die aus dem Wissen der Befragten abgeleitet wurden, auf den Prozess des Dialoges als Kernelement rehabilitativ-therapeutischer Pflege. Das Wissen der ausgewählten Experten und Expertinnen demonstriert sich als empirisches Wissen auf der Ebene der „Alltagsbegriffe" (Leontjew 1985a: 47) und damit als Beschreibungswissen. Dieses scheint den Handlungsspielraum für Pflegende und andere Therapeuten/Therapeutinnen nicht besonders zu vergrößern. Im Resultat kann eine theoretische Verallgemeinerung als Schlüssel zur Entwicklung von Reflexionswissen, das sich als bereichernd für eine rehabilitativ-therapeutische Pflege einschätzen lässt, sinnvoll genutzt werden.

Es kann zunächst in Bezug zur ersten Forschungsfrage festgehalten werden, dass die interviewten Pflegenden, die anderen Therapeuten und Therapeutinnen sowie die befragten Angehörigen über Wissen zum „äußeren" Verhalten von Erwachsenen, die länger als sechs Monate unter den Bedingungen des Wachkomas leben, verfügen und dieses darüber hinaus im Sinne des „inneren" Verhaltens deuten. Es lassen sich verschiedene „äußere" Beobachtungsbereiche aus den verbalen Daten herausfiltern, die sich oftmals in Subkategorien gliedern, und die durch die Ergebnisse der audio-visuellen Datenanalyse im subkategorialen Bereich erweitert werden (siehe Teil II Kapitel 4.2; 6.0). Diese Beobachtungen werden hypothetisch mit Assoziationen zum „inneren" Verhalten verknüpft.

Zunächst sollen nun sowohl einige interpretative Überlegungen als auch eine Einschätzung der Analyseergebnisse im Hinblick auf die erste Forschungsfrage danach erfolgen, welches Wissen ausgewählte Experten und Expertinnen über das Verhalten von Erwachsenen im Wachkoma ausgebildet haben.

1.1 Interpretative Überlegungen und Diskussion zu den Assoziationen der Befragten zum beobachtbaren Verhalten Erwachsener im Wachkoma

Die Assoziationen der Befragten zum „inneren" Verhalten eines Patienten/einer Patientin lassen sich im Ergebnis in unterschiedliche Orientierungen gliedern: eine körperliche, eine psychische sowie eine soziale. Interpretationen auf der körperlichen Ebene setzen eine beobachtete „äußere" Verhaltensweise direkt in einen primär körperlich bedingten Ursachenzusammenhang und sind eher als gegenständlich-konkret zu verstehen. Deutungen auf der psychischen Ebene verweisen auf innerpsychische Abläufe und Verarbeitungsstrategien sowie psychische Bewertungen beziehungsweise Gefühle, die für einen „äußeren" Beobachter/eine „äußere" Beobachterin nicht unmittelbar mit den Sinnen erfahrbar sind (Toifl 1995: 208). Damit wird ein höheres Abstraktionsniveau angesprochen als mit Hypothesen, die im Resultat für diese Untersuchung als körperlich orientiert deklariert werden. Auslegungen des „äußeren" Verhaltens auf der sozialen Ebene beinhalten Aspekte der Kommunikation und Interaktion eines Patienten/einer Patientin mit anderen Personen. Eine soziale Ausrichtung in der Deutung kann als komplex und im Kontext eines „Maßes an Allgemeinheit" (Wygotski 1991: 267) wiederum als abstrakter als Annahmen mit einer psychischen Orientierung eingeschätzt werden, da die Interpretationen zwar abermals konstruiert werden müssen, es sich darüber hinaus jedoch insbesondere bei der Beziehung zwischen Menschen um ein Zusammenspiel verschiedenster Einflüsse handelt, die bei einer näheren Betrachtung berücksichtigt und analysiert werden können. Die soziale Ebene kann in Anlehnung an LEONTJEW als die führende angesehen werden, die die körperliche und psychische im Sinne einer bio-psycho-sozialen Einheit in sich einschließt (Leontjew 1982: 221). Insgesamt wird deutlich, dass die Interpretationen der „äußeren" Verhaltensweisen durch die Befragten einen Spannungsbogen vom Gegenständlich-Konkreten bis hin zu einem höheren Abstraktionsgrad zeigen, unterschiedlich tiefgehend sind und sich in Anlehnung an WYGOTSKI (1991: 266) auf verschiedenen „Längengraden" befinden. WYGOTSKI spricht von der „Länge" und „Breite" der Begriffe und veranschaulicht dies am Beispiel der Längen- und Breitengrade. Bezogen auf die „Länge" eines Begriffes heißt dies, dass die Begriffe wie die Längengrade zwischen Nord- und Südpol zwischen dem „extrem anschaulichen und dem extrem abstrakten Pol" (Wygotski 1991: 266) verortet sind. Ausgehend von diesem Beispiel wären die „äußeren" Verhaltenskategorien, die sich aus den Informationen der Expertenrunde ableiten lassen, eher in der Nähe des sehr anschaulichen, also konkreten Pols angesiedelt. Bezogen auf die „Breite" eines Begriffes beschreibt WYGOTSKI mit Hilfe der Illustration der Breitengrade, dass damit der Ort eines Begriffes angegeben wird, den er „...unter den anderen Begriffen der gleichen ‚Länge' einnimmt, die sich aber auf andere Punkte der Wirklichkeit beziehen, so wie die geographische Breite einen Punkt der Erdoberfläche in Breitengraden angibt" (Wygotski 1991: 266). Die „Breite" erfasst also das „repräsentierte Ding" (Wygotski 1991: 267). Im Kontext dieser Studie kann mit der „Breite" der Begriffe das Spektrum der einzelnen Beobachtungen zum „äußeren" Verhalten verstanden werden. Es kann generell der der Länge nach übergeordnete Begriff als einer verstanden werden, der zugleich auch in seinem Inhalt breiter ist. Das heißt, das „Maß der Allgemeinheit" ist höher, wobei dieses als „...Stellung eines Begriffs im System aller Begriffe, die durch seine Länge und Breite bestimmt wird..." (Wygotski 1991: 267) zu definieren ist. Demzufolge werden Kategorien mit einem höheren Abstraktionsgrad zugleich breiter und von einem höheren „Maß an Allgemeinheit". Dieser Gedankengang ist wiederum für die Assoziationen zum „inneren" Verhalten von Patienten/Patientinnen relevant. Gleichfalls, wie die Beobachtungen zum „äußeren" Verhalten, befinden sich diese Assoziationen auf Breitengraden, nur lassen sie sich unterschiedlichen Längengraden, das bedeutet der körperlichen, psychischen und sozialen Ebene, zuordnen. Dabei gibt es jedoch bildlich gesprochen Verbindungsstraßen zu den „äußeren" Verhaltensweisen. Diese Gliederung in eine körperliche, psychische und soziale Orientierung in der Deutung der Verhaltensweisen regt zunächst an, im Sinne einer Bedürfnishierarchie zu denken, wie sie ABRAHAM A. MASLOW (1992; 1981) entwickelt hat und auf die in der Pflege lange Zeit zurückgegriffen wird. Die so genannten „physiologischen Bedürfnisse" werden zu den Grundbedürfnissen, der „physisch-materiellen Ebene" (Juchli 1997: 50) gezählt, die von Bedürfnissen als „höhere, geistige Werte", der „geistigen Ebene" (Juchli 1997: 50) abgegrenzt werden. Die physiologischen Bedürfnisse gelten hier als die am dringlichsten zu befriedigenden und „...beziehen sich auf physiologische Prozesse, die dem Überleben bzw. der Homöostase des menschlichen Organismus dienen" (Juchli 1997: 50f). Hier lässt sich eine Korrespondenz zur körperlichen Orientierung in der Deutung der Verhaltensweisen von Erwachsenen, die unter den Bedingungen des Wachkomas leben, durch die Expertenrunde erkennen, wenn von den folgenden Bedürfnissen ausgegangen wird:

Physiologische Bedürfnisse in Anlehnung an die Hierarchie nach MASLOW (Juchli 1997: 50f)	Interviewpassage	Kategorie als Ergebnis der Datenanalyse
Bedürfnis nach Nahrung	„Und was sie mag, wenn sie Appetit darauf hat, wenn sie Hunger hat, macht sie ihren Mund auf" (6/10/416)	„Hunger"
Bedürfnisse nach Schmerzminderung oder nach Bewegung	„Also er weinte halt und ich hatte denn den Rollstuhl, ähm, also die Lehne ein bisschen zurück gemacht, weil ich denn vielleicht auch dachte, vielleicht sitzt er jetzt auch nicht gerade gut. Dass ihm irgendwas weh tut. Aber er hörte eigentlich auf zu weinen, er hörte erst im Bett auf zu weinen" (10/16/729)	„körperliche Beschwerden" „Bedürfnis nach einem Positionswechsel"
Bedürfnisse nach Schlaf, Ruhe, Entspannung	„Das ist auch ganz oft, oder bei Meret ist das ganz oft, wenn, dann wird sie ganz steif, so die Beine, und dann weiß man, ach Meret, du brauchst jetzt ein bisschen Ruhe" (11/20/955)	„Bedürfnis nach Ruhe"

Es scheint vor dem Hintergrund der medizinischen Diagnose „vegetativ" oder „apallisch" verständlich anzunehmen, ein Patient/eine Patientin im Wachkoma sei auf das körperliche Niveau begrenzt mit wenig Aussicht auf Entwicklungspotentiale hin zur psychischen oder sozialen Ebene (siehe Teil I Kapitel 2.0). Damit gewinnt die körperliche Ebene eine große Bedeutung und legitimiert eine Begrenzung der Pflege auf die primär körperliche Versorgung eines Patienten/einer Patientin im Sinne des Angebotes von „unterstützenden, betreuenden und/oder zustandserhaltenden Maßnahmen" (VDR 1995: 120; siehe Teil I Kapitel 1.3.2). Um dieser letztendlich prognostisch eher negativ ausgerichteten Argumentationslinie entgegenzuwirken und das Handlungsfeld rehabilitativtherapeutischer Pflege zu erweitern, bietet sich an, sich in Bezug auf JANTZEN von einer verallgemeinerten Bedürfnishierarchie abzukehren, die Ebenen des „biologischen Bedarfs" und der „psychologischen Bedürfnisse" von einander zu trennen sowie sich einer individuellen Hierarchisierung der Bedürfnisse zuzuwenden (Jantzen 1987: 138; 140).

Der biologische Bedarf umfasst die Voraussetzungen und Bedingungen, die lebensnotwendig sind, dazu gehört beispielsweise die Befriedigung von „Hunger" durch die Aufnahme von Nahrung. Die psychologischen Bedürfnisse können als Umgang mit dem, was lebensnotwendig ist, verstanden werden. Dazu kann zum Beispiel der „Appetit" gezählt werden, das „Begehren" einer bestimmten Speise, auch wenn kein intensives Hungergefühl vorliegt und damit in der Regel zu spüren ist. Im Rahmen der Idee, zwischen Bedarf und Bedürfnis zu unterscheiden, wird darüber hinaus deutlich, dass die körperliche, psychische und soziale Ebene eine Einheit bilden und jeweils aus verschiedenen Perspektiven das Gleiche beschreiben. Der biologische Bedarf ist nicht auf die „physischmaterielle Ebene" (Juchli 1997: 50), beispielsweise auf die Nahrungs- und Flüssigkeitszufuhr oder der Möglichkeit zu schlafen, zu reduzieren. Zu den notwendigen Lebensvoraussetzungen, das heißt also dem „Bedarf", zählt auch der „Bedarf nach neuen Eindrücken" (Jantzen 1987: 138; Leontjew 1982: 187). Davon können exemplarisch „psychologische Bedürfnisse" unterschieden werden, „...die sich auf den Umgang mit Neuigkeit und die Vermeidung von Ungewißheit beziehen" (Jantzen 1987: 138). Das bedeutet, es gibt auf der einen Seite den sinnlich-vitalen Bedarf des Organismus und auf der anderen Seite psychologische Bedürfnisse, also zum Beispiel den Bedarf nach Neuigkeit und als psychologisches Bedürfnis den Umgang mit dieser Neuigkeit. Psychologische Bedürfnisse beziehen sich auch auf die Herstellung „gattungsnormaler sozialer Beziehungen" (Jantzen 1987: 140), womit in diesem Zusammenhang die soziale Orientierung der Deutungen des „inneren" Verhaltens von Erwachsenen im Wachkoma durch die Befragten angesprochen ist. Mit LEONTJEW besteht ein allgemeines Prinzip zum Verständnis der Beziehung zwischen der körperlichen, psychischen und sozialen Ebene darin, dass die jeweilig höhere Ebene stets die führende bleibt, sie sich jedoch nur mit Hilfe der tiefer liegenden Ebenen realisieren kann und darin von ihnen abhängt (Leontjew 1982: 221). Der Abstraktionsgrad ist als „Abbild des Grundmaterials" (Mayring 1997: 58) zu verstehen und in diesem Fall demzufolge abhängig vom vorhandenen Datenmaterial. Illustriert ist dies in der Abbildung III/1/1: „Deutungsebenen beobachteter Verhaltensweisen". Dabei reicht die Palette der Assoziationen vom „Einfachen" zum Komplexen beziehungsweise vom Konkreten zum Abstrakten oder von der körperlichen Orientierung in der Deutung hin zur sozialen. Die Verhaltensweisen, die der Patient/die Patientin zeigt, und die durch die Expertenrunde beobachtet und mit einem variierendem „Maß an Allgemeinheit" (Wygotski 1991: 267) interpretiert werden, sind hier aufgelistet. Es erfolgt in der Abbildung III/1/1 eine Gliederung in die verschiedenen Ebenen. In diesen selbst sind die Beobachtungen in Anlehnung an das Kategoriensystem zum „äußeren" und „inneren" Verhalten von Erwachsenen mit einem länger als sechs Monate andauernden Wachkoma geordnet (siehe Teil II Kapitel 4.4). Es fällt auf, dass sich auf der psychischen Ebene unter den Zuschreibungen des „Wohlbefindens" und des „Unwohlseins" im Verhältnis zu den übrigen Assoziationen zahlreiche Beobachtungen „äußeren" Verhaltens bündeln. Dies kann als Hinweis gewertet werden, dass es sich bei diesen beiden Begriffen um die allgemeinsten der Sparte der psychischen Orientierung in der Deutung handelt. Desgleichen läßt sich bei den Assoziationen des „Kontakt mit vertrauten Personen" und der „Durchführung subjektiv bedeutsamer Handlungen" auf der sozialen Ebene feststellen. Die beiden Interpretationen können in diesem Zusammenhang daher als zentral angesehen werden.

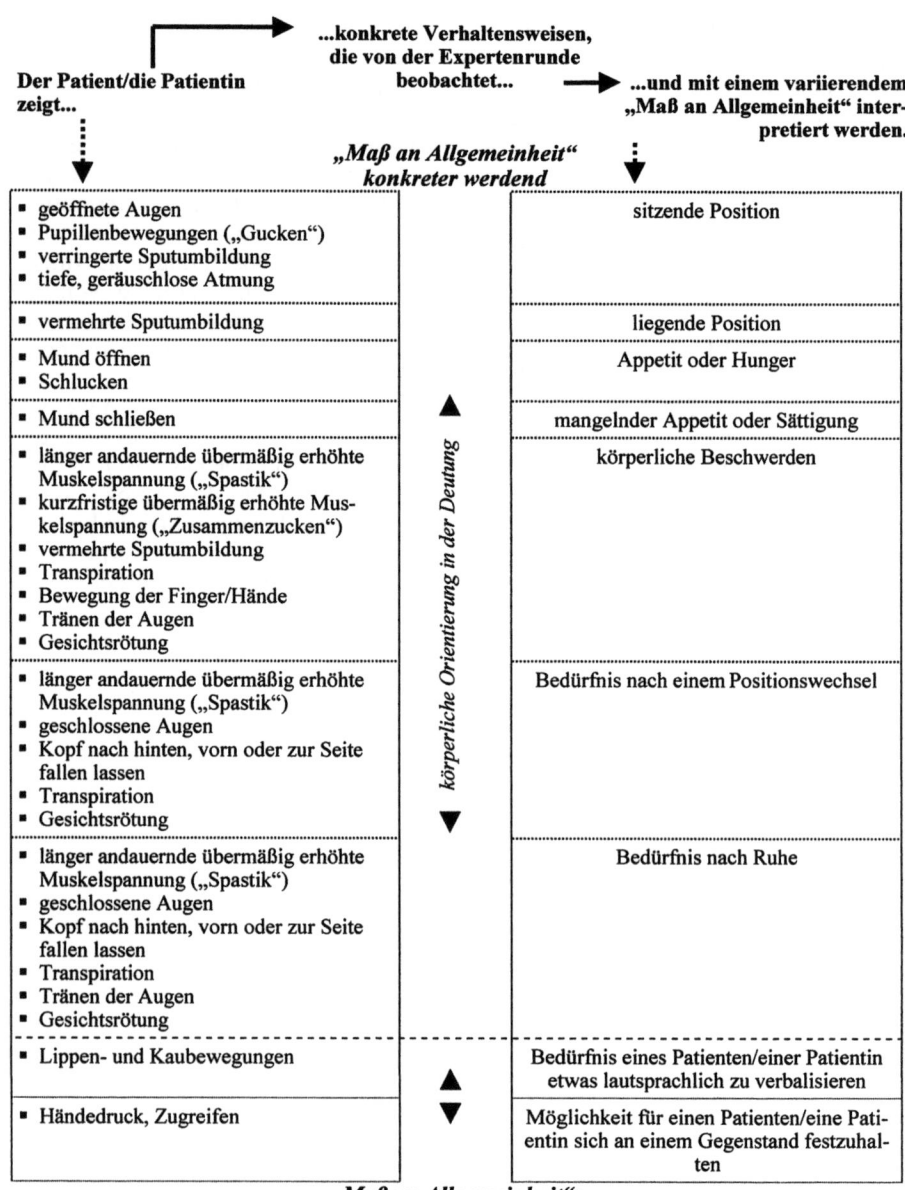

Wissen ausgewählter Experten

konkreter werdend

Beobachtungen	Deutung
• gelockerte Muskultatur • geöffnete Augen • Kopf aufrecht halten • Lippen- und Kaubewegungen • Schlucken • Bewegung der Finger/Hände	Wachheit
• geöffnete Augen	Orientierung
• länger andauernde übermäßig erhöhte Muskelspannung („Spastik") • vermehrte Sputumbildung • vermehrtes Husten • Stöhnen • Transpiration	Orientierung in Situationen mit hohem Neuigkeitsgrad (bezogen auf Personen, Handlungen und Umgebung)
• Pupillenbewegungen („Gucken") • Mund öffnen • Schlucken • Tränen der Augen	Aktivierung von Erinnerungsspuren
• geschlossene Augen	erfolgreiche Orientierung in einer Umgebung
• Pupillenbewegungen („Gucken") • verringertes Husten • Lippen- und Kaubewegungen • Schlucken • Tränen der Augen	Aufmerksamkeit
• geöffnete Augen • verringertes Husten	Interesse
• vermehrte Sputumbildung • Tränen der Augen	Unruhe
• Tränen der Augen	Traurigkeit
• Tränen der Augen	Verlust
• Tränen der Augen	Sehnsucht
• Mund öffnen • Tränen der Augen	Berührtheit
• kurzfristig übermäßig erhöhte Muskelspannung („Zusammenzucken")	Erschrecken
• geöffnete Augen	Ungewissheit
• kurzfristig übermäßig erhöhte Muskelspannung („Zusammenzucken")	Angst
• Tränen der Augen	Freude
• länger andauernde übermäßig erhöhte Muskelspannung („Spastik") • Kopf nach hinten, vorn oder zur Seite fallen lassen • Mund schließen	Abwehrverhalten

▲ *psychische Orientierung in der Deutung* ▼

abstrakter werdend

konkreter werdend

Merkmale		Bedeutung
• gelockerte Muskulatur • geschlossene Augen • Kopf aufrecht halten • verringerte Sputumbildung • tiefe, geräuschlose Atmung • verringertes Husten • Lächeln • Lippen- und Kaubewegungen • Schlucken	▲ *psychische Orientierung in der Deutung* ▼	Wohlbefinden
• längerandauernde übermäßig erhöhte Muskelspannung („Spastik") • Pupillenbewegungen („Gucken") • Kopf nach hinten, vorn oder zur Seite fallen lassen • vermehrte Sputumbildung • schnelle Atmung • vermehrtes Husten • Mund schließen • Transpiration • Gesichtsrötung • Stirnrunzeln		Unwohlsein
• geöffnete Augen • Händedruck/Zugreifen		gezielte Aktion
• gelockerte Muskulatur • geöffnete Augen • Pupillenbewegungen • Kopf aufrecht halten • verringerte Sputumbildung • tiefe, geräuschlose Atmung • verringertes Husten • Lächeln • Lippen- und Kaubewegungen • Tränen der Augen	▲ *soziale Orientierung in der Deutung* ▼	Durchführung subjektiv bedeutsamer Handlungen
• gelockerte Muskulatur • geöffnete Augen • Pupillenbewegungen („Gucken") • Kopf aufrecht halten • verringerte Sputumbildung • tiefe, geräuschlose Atmung • verringertes Husten • Lächeln • Lippen- und Kaubewegungen • Tränen der Augen		Kontakt mit vertrauten Personen
• Bewegung der Finger/Hände • Händedruck, Zugreifen		aktive Beteiligung eines Patienten/einer Patientin bei der Durchführung von Handlungen
• gelockerte Muskulatur • verringertes Husten		Gewöhnung an die Umgebung, Personen und/oder deren Arbeitsweisen

abstrakter werdend

Wissen ausgewählter Experten 199

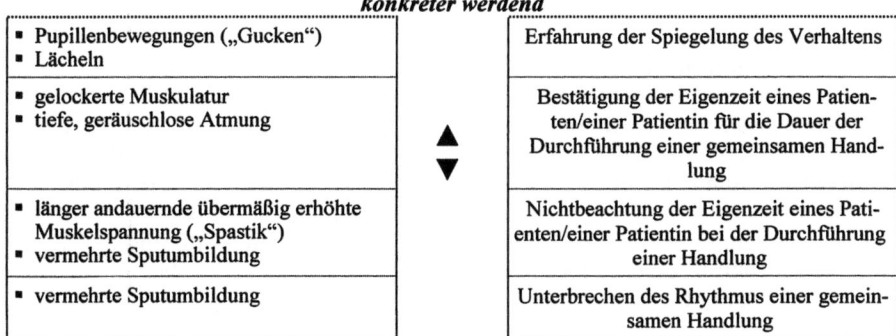

Abbildung III/1/1: Deutungsebenen beobachteter Verhaltensweisen

1.1.1 Überlegungen zur körperlichen Orientierung in den Deutungen „äußeren" Verhaltens

Die Schlussfolgerungen, ein Patient/eine Patientin bewege seine/ihre Pupillen („Gucken") oder sei weniger „verschleimt", wenn er/sie sitze, sind ebenso wie die Annahme, er/sie zeige in einer liegenden Position eine „vermehrte Sputumbildung", eher gegenständlich konkret und körperlich orientiert.

Eine körperliche Orientierung in der Interpretation spiegelt sich insgesamt in den folgenden Vermutungen:

- sitzende Position
- liegende Position
- Appetit oder Hunger
- mangelnder Appetit oder Sättigung
- körperliche Beschwerden
- Bedürfnis nach einem Positionswechsel
- Bedürfnis nach Ruhe

Im Folgenden werden die Kategorien, die der körperlichen Ebene zugeordnet werden, eingehender betrachtet.

liegende Position und sitzende Position
Die *liegende* und die *sitzende Position* werden nun zusammenhängend als Lage eines Patienten/einer Patientin im Raum näher diskutiert. An diesem Beispiel wird ein bereits erwähntes Merkmal der Ergebnisse anschaulich: die Deutungen der Experten und Expertinnen gehen unterschiedlich weit in die Tiefe. Die Hervorhebung der räumlichen Position eines Erwachsenen, der unter den Bedingungen des Wachkomas lebt, scheint eher oberflächlich interpretiert und dennoch von großer Bedeutung zu sein. GOBIET und GOBIET betonen, dass bei „allen" Patienten/Patientinnen zu beobachten sei, dass in einer sitzenden Stellung eine deutlich verbesserte Wahrnehmungs- und Reaktionsfähigkeit im Gegensatz zu einer liegenden Position besteht (Gobiet, Gobiet 1999: 85). Diese Beobachtung

kann vielfältig und unterschiedlich tiefgründig hergeleitet werden. Es wird von vielen Experten/Expertinnen dieser Studie die Annahme geäußert, dass ein Patient/eine Patientin in liegender Position vermehrt Sputum bilde. Dies wird durch alltäglich gewonnene Erfahrungswerte untermauert. Es gibt physiologische Begründungszusammenhänge, die diese Erfahrungen berechtigt stützen. Es bleibt jedoch offen, ob eine liegende Position – als Eigenschaft eines „perturbierenden Agens" (Maturana, Varela 1990: 27) –, zu der ja durchaus der Ausdruck von „Ausgeliefertsein" und eine „eingeschränkte Handlungsfähigkeit" assoziiert werden können, eine entsprechende „innere" Konstruktion – stimmig zur „individuellen Struktur" einer Person (Maturana, Varela 1990: 27) – bei einem Patienten/einer Patientin auslöst. Dies könnte Gefühle wie „ausgeliefert" oder „handlungseingeschränkt" zu sein darstellen. Im Liegen ist beispielsweise der Überblick auf eine Situation begrenzter als im Sitzen und im alltäglichen Leben wird eine liegende Position in der Regel mit vertrauten Personen, einer vertrauten Umgebung und Situation verbunden, in der es „gefahrlos" möglich ist, sich für einen selbstbestimmten Zeitraum „auszuliefern". Assoziiert wird die vermehrte Sputumbildung außerdem mit „Unwohlsein", „körperlichen Beschwerden", „Unruhe", der „Orientierung in Situationen mit einem für den Patienten/die Patientin hohen Neuigkeitsgrad (bezogen auf Personen, Handlungen und Umgebung)" beziehungsweise der „Nichtbeachtung der Eigenzeit eines Patienten/einer Patientin bei der Durchführung einer gemeinsamen Handlung" sowie dem „Unterbrechen des Rhythmus einer gemeinsamen Handlung". Dies scheinen erst einmal keine günstigen Voraussetzungen für den Patienten/die Patientin dafür zu sein, Verhalten zu zeigen, das von einem „äußeren" Beobachter/einer „äußeren" Beobachterin im Sinne einer „verbesserten Wahrnehmungs- und Reaktionsfähigkeit" (Gobiet, Gobiet 1999: 85) gedeutet werden könnte. Im Gegenteil kann davon ausgegangen werden, dass die beobachtete Verhaltensweise und ihre Deutungen zusammengefasst Gefühlsassoziationen vermuten lassen, die an die Einwirkung von „Stressoren" erinnern, die von einem Patienten/einer Patientin gespürt wird. Jeder Faktor, der Stress erzeugt, kann als „Stressor" bezeichnet werden, der wiederum ganz unterschiedlich geartet sein kann (Selye 1988: 57). Das heißt, ob eine Situation von einem Menschen als stresshaft beurteilt wird oder nicht, hängt nicht von den Gegebenheiten einer Situation, sondern von deren subjektiver Bewertung durch ein Individuum ab (Wagner 1993: 40). Stress kann insgesamt als ein Prozess begriffen werden, bei dem eine Ungleichheit zwischen „Anforderungen" und „Ressourcen" von einem Menschen empfunden wird (Cherniss 1980: 18). Ressourcen können als Fähigkeiten, eine Situation zu bewältigen, verstanden werden (Rahn, Mahnkopf 2000: 19). Stress erzeugt bekanntermaßen Blockaden gegenüber neuen Eindrücken (Vester 1988: 116). Dieser Zusammenhang verweist auf isolierende Bedingungen, also einen Kontext, in dem ein Mensch andauernd nach Möglichkeiten suchen muss, sich befriedigend mit der „inneren" und „äußeren" Welt auseinanderzusetzen (siehe Teil I Kapitel 3.3.1). Überdies müssen im Hinblick auf die Position einer Person die Situationseinflüsse berücksichtigt werden, die einer Umgebung eigen sind.

POWELL und WILSON beispielsweise betonen, dass sie in ihrer Studie über Erholungsverläufe von Patienten und Patientinnen nach schwersten Hirnverletzungen, Beobachtungen des spontanen Verhaltens betroffener Erwachsener in alltäglichen Situationen durchführen, in denen es für Patienten/Patientinnen Chancen für zufällige Interaktionen mit anderen Personen beziehungsweise Gelegenheiten gibt, auf Ereignisse zu reagieren. Die Beobachtungen werden daher im Tagesraum erhoben, in dem ein reger „Publikumsverkehr" herrscht (Powell, Wilson 1994: 57). Nun kann davon ausgegangen werden, dass Patienten/Patientinnen sich insbesondere in Einrichtungen der Langzeitpflege im so genannten Tagesraum oder Flur aufhalten, wenn sie sich im Rollstuhl und damit einer in der Regel eher sitzenden Position, befinden. Hier lassen sich wahrscheinlich mehr Anregungen, vor allem im Sinne der Kontaktaufnahme zu anderen Menschen, als im Patientenzimmer entdecken, die Einfluss auf das Verhalten eines Patienten/einer Patientin und damit der Wahrnehmungs- und Reaktionsfähigkeit nehmen können, die, wie oben erwähnt, in sitzender Stellung deutlich verbessert erscheint. Relevant scheint hier zum einen die Chance, Kontakte zu anderen Personen zu knüpfen, wenn in Anlehnung an WYGOTSKI die Zusammenarbeit mit anderen Menschen als grundlegend für eine Entwicklung verstanden wird (Wygotski 1987: 85; siehe Teil I Kapitel 1.3.1). Zum anderen kann angenommen werden, dass dem „Bedarf nach neuen Eindrücken" (Jantzen 1987: 138) entsprochen wird. Diese Annahmen werden durch das vorliegende empirische Datenmaterial gestützt, wenn beispielsweise berichtet wird, eine Patientin sitze „(...) *manchmal zwei Stunden im Rollstuhl im Tagesraum, die Reaktion, was die anderen Patienten manchmal von sich geben oder einige reden auch, ne. Da reagiert sie drauf*" (6/24/305). Die Experten und Expertinnen erwähnen die Chancen einer heterogenen Gruppe von Menschen, die in einer Einrichtung der Langzeitpflege zusammenwohnen, damit verschiedenste Gelegenheiten der Kontaktaufnahme für Bewohner/Bewohnerinnen wahrscheinlicher werden können (siehe Teil II Kapitel 4.3; 4.5).

Appetit oder Hunger und mangelnder Appetit oder Sättigung
Der „*Appetit*" kann als psychologisches Bedürfnis als Umgang mit dem biologischen Bedarf des „Hungers" angesehen werden. Der „Appetit", also das „Begehren" einer bestimmten Speise, kann vorliegen, auch wenn kein intensives Hungergefühl existiert. Er umfasst insofern die Erfahrungen, die sozial vermittelte und gelernte Umgehensweise mit dem Bedarf des Hungers und seiner Befriedigung, die von einem Menschen meist schon von klein auf mit Gefühlen des „Wohlbefindens" oder der Geborgenheit bei einer (primären) Bezugsperson assoziiert wird. Damit wird sinnbildlich auch der emotionale „Hunger" nach Nähe und Kontakt zu anderen Menschen gestillt. Appetit stammt von dem Begriff „Appetenz" und drückt von der Wortbedeutung her „Zuwendung, Offensein für etwas" aus (Juchli 1997: 242). *Mangelnder Appetit* oder eine *Sättigung* könnte im übertragenen Sinne deshalb dahingehend interpretiert werden, dass ein Patient/eine Patientin sich gerade nicht offen für (neue) Informationen fühlt, sich diesen nicht zuwenden möchte. Sinnbildlich kann „Appetit und Hunger" mit Of-

fenheit, dem Bedarf nach Neuigkeit und Nähe zu anderen Menschen verglichen werden. „Mangelnder Appetit und Sättigung" kann symbolisch darauf hinweisen, dass ein Patient/eine Patientin Unterstützung bei der Beschäftigung mit Neuigkeit und der Überwindung von Ungewissheit benötigt.

körperliche Beschwerden, Bedürfnis nach einem Positionswechsel und das Bedürfnis nach Ruhe
Von der Expertenrunde werden außerdem die Kategorien der „körperlichen Beschwerden", das „Bedürfnis nach einem Positionswechsel" sowie das „Bedürfnis nach Ruhe" angesprochen. Diese sind von existentieller Bedeutung für einen Patienten/eine Patientin und betreffen genau genommen den Bedarf eines Menschen. Um diesen zu befriedigen benötigen Personen, die unter den Bedingungen des Wachkomas leben, die Unterstützung anderer Menschen um in Anlehnung an KORNMANN einen „nicht oder nicht gut erträglichen Zustand" (Kornmann 1992: 351) zu überwinden. Ein solcher kann bei Schmerzen, als einem Beispiel für „körperliche Beschwerden", dem „Bedürfnis nach einem Positionswechsel" oder nach „Ruhe" angenommen werden. *„Körperliche Beschwerden"* können als die Einwirkung „innerer" isolierender Bedingungen auf einen Patienten/eine Patientin begriffen werden, die ihn/sie mehr oder weniger körperlich und psychisch fordern können. Bei einer dauerhaften Einwirkung besteht die Gefahr einer Hemmung des Rehabilitationsprozesses durch „körperliche Beschwerden", da ein Mensch sich mit hoher Wahrscheinlichkeit auf den Umgang mit diesen sowie deren Kompensation fokussiert (siehe Teil I Kapitel 3.3.1). Insgesamt wird an dieser Stelle deutlich, dass die körperliche oder biologische Ebene die grundlegende ist, mit deren Hilfe sich die nächst höhere, das heißt die psychische, realisieren kann (Leontjew 1982: 221). Das *„Bedürfnis nach einem Positionswechsel"* oder Bewegung dient auf der körperlichen Ebene zum Beispiel der Druckentlastung, das heißt der Dekubitusprophylaxe. Darüber hinaus werden Bedingungen, die Kontrakturen fördern, reduziert oder gar vermieden. Außerdem ermöglicht ein „Positionswechsel" eine Veränderung der Perspektive und bereichert damit sowohl die Sicht auf die, als auch den Umgang mit den „Kausalitäten der äußeren Welt", wie zum Beispiel bereits anhand der Lage eines Patienten/einer Patientin im Raum deutlich geworden ist (siehe Teil I Kapitel 3.3.3). Das *„Bedürfnis nach Ruhe"* zielt auf die Entspannung und Erholung nach einer Aktivität und unterstützt sowohl deren psychische Verarbeitung als auch einen Spannungsausgleich. Insgesamt wechseln sich Phasen der Ruhe und Zeitabschnitte der Aktivität im Lebensalltag ab und wirken damit dem Einfluss isolierender Bedingungen im Sinne einer „Überforderung" entgegen. Hier wird ein Gedankengang von LOTMAN (1990) interessant: Er setzt als eine Bedingung für die Entstehung des Dialogs voraus, dass die Übergabe und Aufnahme einer Mitteilung abwechselnd erfolgt, was „Diskretheit" voraussetze, das bedeutet, es kommt zu Pausen in der Informationsübermittlung. „Man muß berücksichtigen, daß auf struktureller Ebene Diskretheit dort entstehen kann, wo bei der materiellen Realisation ein zyklischer Wechsel von Perioden hoher Aktivierung und Perioden maximaler Reduzierung besteht" (Lotman 1990: 297). WOOD (1991:

407f) berücksichtigt diesen Zusammenhang im Konzept der „Sensorischen Regulation", ZIEGER betont Aktivitäten mit Patienten/Patientinnen in einen Gesamtablauf einzubinden, in dem „...ein tagesnormaler, nicht überfordernder Rhythmus von Aktivierungs- und Erholungsphasen synchronisiert wird" (Zieger 1993: 18; siehe Teil I Kapitel 3.2.2; 3.3.1).

1.2.2 Überlegungen zur psychischen Orientierung in den Deutungen „äußeren" Verhaltens

Es zeigen sich darüber hinaus Interpretationen der Expertenrunde, die eher auf der psychischen Ebene zu verorten sind, jedoch noch einen konkreten Bezug haben: das „Bedürfnis eines Patienten/einer Patientin etwas lautsprachlich zu verbalisieren" und die „Möglichkeit für einen Patienten/eine Patientin sich an einem Gegenstand festzuhalten".

Die Kategorien, die eine psychische Orientierung in der Deutung aufweisen sind insgesamt:

- Bedürfnis eines Patienten/einer Patientin etwas lautsprachlich zu verbalisieren
- Möglichkeit für einen Patienten/eine Patientin sich an einem Gegenstand festzuhalten
- Wachheit
- Aufmerksamkeit
- Interesse
- Berührtheit
- Aktivierung von Erinnerungsspuren
- Orientierung
- Orientierung in Situationen mit hohem Neuigkeitsgrad (bezogen auf Personen, Handlungen und Umgebung)
- erfolgreiche Orientierung
- Unruhe
- Ungewissheit
- Erschrecken
- Angst
- Traurigkeit
- Verlust
- Sehnsucht
- Freude
- Abwehrverhalten
- gezielte Aktion
- Gewöhnung an die Umgebung, Personen und/oder deren Arbeitsweisen
- Wohlbefinden
- Unwohlsein

Die Kategorien werden nachstehend insbesondere unter Berücksichtigung der alltäglichen Wortbedeutung näher betrachtet.

Bedürfnis eines Patienten/einer Patientin etwas lautsprachlich zu verbalisieren und die Möglichkeit für einen Patienten/eine Patientin sich an einem Gegenstand festzuhalten

Das *„Bedürfnis eines Patienten/einer Patientin etwas lautsprachlich zu verbalisieren"* wird von den Experten/Expertinnen aus der Beobachtung von „Lippen- und Kaubewegungen" abgeleitet und spiegelt möglicherweise den Wunsch der jeweiligen Interviewten wider, der Patient/die Patientin möge etwas sagen. Dieser Wunsch würde demzufolge dem Patienten/der Patientin im Sinne einer Projektion zugeschrieben. Eine Projektion kann aus analytischer Sicht verstanden werden als ein Abwehrmechanismus, der bewirkt, dass eine Person einen eigenen Wunsch oder Impuls einem anderen Menschen zuschreibt (Brenner 1991: 91). Als eine der größten Herausforderungen für Pflegende, Therapeuten/Therapeutinnen und vor allem Angehörige kann angesehen werden, dass eine Person mit der medizinischen Diagnose des Wachkomas nicht auf die lautsprachliche Ausdrucksweise zurückgreift und somit neue Kommunikations- und Umgangsformen gefunden werden müssen. Dies macht den Wunsch, der Patient/die Patientin möge reden, verständlich. Gleichzeitig scheint die Erfüllung dieses Wunsches unwahrscheinlich, gerade wenn ein Erwachsener länger als sechs Monate unter den Bedingungen des Wachkomas und in einer Langzeitpflegeeinrichtung lebt, da die Prognose aus medizinischer Sicht angesichts der Rückbildung des Erscheinungsbildes eher unrealistisch erscheint (siehe Teil I Kapitel 2.1). Diese Ambivalenz könnte ein Nährboden für die Ausbildung eines Abwehrmechanismus sein. Ein lautsprachlich gesprochenes Wort wäre ein sicheres Zeichen, dass der Patient/die Patientin das Erscheinungsbild des „Wachkomas" zurück entwickelt. Dies wird in „Nursing 2000" über eine Patientin berichtet, die nach 16 Jahren im so genannten „Vegetative State" plötzlich zu einer Pflegenden gesagt haben soll: „Don't do that". Kurze Zeit danach sei diese Frau eigenständig organisiert zum Einkaufen gegangen (o. N. 2000: 84; siehe Einführung), ein sicheres Indiz für die Wiederaufnahme von Aktivitäten und Gewohnheiten, die vielleicht denen vor dem traumatischen Ereignis ähnlich sind. Letztlich muss sich individuell verschieden über die Bedeutung von „Lippen- und Kaubewegungen" geeinigt werden. So schildert CHEONG, dass diese Bewegungsform ein Zeichen des Sprechens Frau G.'s sei, eine als geistig behindert geltende, blindtaubstumme Frau: „Die Bedeutung dieser Bewegungsform habe ich dadurch erkannt, dass sie fast jedes Mal ärgerlich auf mich war, z.B. schlug sie sich plötzlich mit der Faust auf ihr Auge, wenn ich ihr während ihrer ‚Kaubewegungen' (ihres Sprechens) nicht zuhörte" (Cheong 2001: 141). Die *„Möglichkeit für einen Patienten/eine Patientin sich an einem Gegenstand festzuhalten"* orientiert sich kontextlogisch an konkreten Situationszusammenhängen. So liegt es nahe, in Seitenlage die Chance zu nutzen, sich an einem Gegenstand festhalten zu können, um beispielsweise die Balance halten zu können und sich damit „sicher" vor einem Sturz zu fühlen. Die „Möglichkeit für einen Patienten/eine Patientin sich an einem Gegenstand festzuhalten" ließe sich tiefergehend interpretieren als die Suche nach einem „inneren" oder „äußeren" Halt in einer Lebenssituation, in der sich nahezu alles infolge eines traumatischen Ereignisses verändert hat und auf wenig Gewohntes und Vertrautes zurückgegriffen werden kann.

Wachheit, Aufmerksamkeit, Interesse, Berührtheit und die Aktivierung von Erinnerungsspuren
Die Kategorien der „Wachheit", der „Aufmerksamkeit" und des „Interesses" werden im verbalen Datenmaterial oft gleichbedeutend benutzt und nicht näher differenziert. Sie stehen zusammenfassend für zweierlei Situationen: Erstens bezeichnen sie Gegebenheiten, in denen der Experte/die Expertin das Gefühl hat, in den Kontakt mit einem Patienten/einer Patientin getreten zu sein und zu kommunizieren, also in Anlehnung an SPITZ mit dem eigenen Verhalten das Verhalten des Erwachsenen, der unter den Bedingungen des Wachkomas lebt, beeinflussen zu können (Spitz 1989: 145). Zweitens wird „Wachheit", „Aufmerksamkeit" oder „Interesse" bei einem Patienten/einer Patientin vermutet, wenn er/sie sich einem Geschehen zuwendet beziehungsweise Gefallen an diesem findet. Die Kategorie der „Berührtheit" kann in engem Bezug zu den genannten drei Begriffen gesehen werden, da sie in Anlehnung an den Ausdruck der „Berührung" von der Wortbedeutung und im übertragenen Sinne den Kontakt mit anderen Menschen oder Tatsachen beschreibt (Bünting 1996: 164). Die Kategorien der „Wachheit", der „Aufmerksamkeit" und des „Interesses" können als Komplex gedacht werden. So ist es für eine Wahrnehmung (oder eine „Berührtheit") erforderlich, bereit zu sein, auf bestimmte Stimuli oder eine Veränderung in der Umwelt zu reagieren (Wood 1991: 405; siehe Teil I Kapitel 3.2, 3.3.3). BOYLE und GREER berichten zum Beispiel, dass die Probanden ihrer Studie zum instrumentellen Lernen für die Durchführung der einzelnen Versuche „wachgerüttelt" werden, bis sie ihre Augen öffnen (Boyle, Greer 1983: 11; siehe Teil I Kapitel 3.3.2.1). So kann schließlich die Aufmerksamkeit auf ein wahrzunehmendes Ereignis gerichtet werden (Birbaumer, Schmidt 1996: 315). Lassen die Versuchsteilnehmer in der Studie von BOYLE und GREER die Augen geschlossen, wird der jeweilige Versuch abgesagt, da der Patient die Aufmerksamkeit nicht auf die Situation lenken und reagieren kann (Boyle, Greer 1983: 11). Aufmerksamkeit kann als eine zusammenfassende Bezeichnung für einen Zustand gerichteter Wachheit verstanden werden, durch die eine Person auffassungs- und aktionsbereit ist. Aufmerksamkeit bewirkt, dass bestimmte Gegenstände von einem Menschen sowohl bevorzugt beachtet als auch erfasst werden und tritt in Situationen auf, die für ein Subjekt eine Bedeutung haben (Clauß, Kulka, Rösler et al. 1986: 56). Das Interesse wiederum kann definiert werden als eine Einstellung zu Gegenständen und Erscheinungen der Wirklichkeit, die durch die Tendenz gekennzeichnet ist, sich mit den entsprechenden Sachverhalten auseinanderzusetzen (Clauß, Kulka, Rösler et al. 1986: 293). Bezogen auf die Theorie der funktionellen Systeme (Anochin 1967; Jantzen 1984) lassen sich hinsichtlich der „Wachheit", der „Aufmerksamkeit" und des „Interesses" Korrespondenzen erkennen. „Äußere" Verhaltensweisen, die in der genannten Weise gedeutet werden, stehen mit dem Stadium der Afferenzsynthese in Verbindung und beziehen sich damit auf die Vergangenheit/Gegenwart eines Men-

schen. Beispielsweise der Aspekt der „auslösenden Afferenz", die gleichzeitig eine erhöhte Wachheit bewirkt, und die für einen Patienten/eine Patientin eine subjektive Bedeutung besitzt, sei hier zu nennen. Die Herausbildung von Bedürfnissen sowie Motiven, die möglicherweise im Zusammenhang mit bestimmten (bereits prätraumatisch entwickelten und daher im Gedächtnis gespeicherten) Interessen eines Patienten/einer Patientin in Verbindung stehen, sollten im Hinblick auf eine rehabilitativ-therapeutische Pflege, als Anknüpfungspunkt an die Vergangenheit eines Menschen, Berücksichtigung finden, denn hier realisiert sich eine „*Aktivierung von Erinnerungsspuren*" (siehe Teil I Kapitel 1.3.1).

Orientierung, Orientierung in Situationen mit hohem Neuigkeitsgrad (bezogen auf Personen, Handlungen und Umgebung), erfolgreiche Orientierung, Unruhe und Ungewissheit
Die zuvor ausgeführten Gesichtspunkte sind alles in allem relevant für die „Orientierung" im Allgemeinen sowie für die „Orientierung in Situationen mit hohem Neuigkeitsgrad (bezogen auf Personen, Handlungen und Umgebung)" beziehungsweise für eine „erfolgreiche Orientierung" zum Beispiel in einer Umgebung.

Die „*Orientierung*" umfasst wiederum das Stadium der Afferenzsynthese, das mit einer erfolgreichen so genannten „Orientierungs-Untersuchungs-Reaktion" zum Abschluss gebracht wird und in die Zielbildung, die zeitlich in der fließenden Gegenwart zu verorten ist, mündet. In dieser Phase der Entstehung eines Verhaltensaktes werden Afferenzen beziehungsweise Informationen aus der Innen- und Außenwelt von einer Person selektiert, zusammengefasst und integrierend bewertet, um die Entscheidung für ein spezielles Handlungsziel zu fällen. Es kann Situationen für einen Menschen geben, die für ihn zahlreiche unbekannte Elemente enthalten, in diesem Fall erfolgt eine Orientierung in Situationen mit hohem Neuigkeitswert. Diese kann beispielsweise begleitet sein von Gefühlen der „Unsicherheit" oder darüber hinaus sogar mit unangenehmen Bewertungen. Begründet liegt jenes in der vermutlich sehr hohen Informationsdifferenz zwischen den vorhandenen (bekannten) Informationen und weiteren, die noch nötig sind, um einschätzen zu können, ob ein „nützlicher Endeffekt" erreichbar sein wird (siehe Teil I Kapitel 3.3.3).

Unter „*Unruhe*", kann unter Bezug auf den Begriff der Ruhe, der von der Wortbedeutung her als Entspannung umschrieben werden kann, Anspannung verstanden werden (Bünting 1996: 960). Diese Kategorie kann unter dem Aspekt der Bereitschaft, auf ein Ereignis zu reagieren, subsumiert werden und steht damit ebenfalls im Zusammenhang zur Afferenzsynthese, weil zum Beispiel angenommen werden kann, dass ein Patient/eine Patientin auf der Suche nach bestimmten Informationen ist, die mit seinen/ihren Bedürfnissen im Hinblick auf deren Befriedigung korrespondieren. Ebenso kann die „*Ungewissheit*" aus dieser Perspektive betrachtet werden. Die Bedeutung des Begriffes kann in „nicht sicher, sondern schwierig einzuschätzen" und „nicht entschieden" umschrieben werden (Bünting 1996: 1218). Mit anderen Worten bedeutet dies, dass noch Informationen für eine Person notwendig sind, um eine Situation einschätzbar und vorhersehbar werden zu lassen, das heißt, auch hier findet sich ein Bezug zur „Orientierungs-Untersuchungs-Reaktion" (siehe Teil I Kapitel 3.3.3).

Erschrecken und Angst
Das „*Erschrecken*" steht in Verbindung mit der „*Angst*". „Erschrecken" heißt von der Wortbedeutung her: „jemanden in Angst versetzen" (Bünting 1996: 337), es geschieht etwas Unerwartetes für den Patienten/die Patientin. „Angst" dient zunächst dazu, Gefahren zu erkennen und kann damit als eine Orientierungsreaktion begriffen werden, in der begutachtet wird, ob ein Angst auslösendes Moment sich erstens als harmlos erweist oder ob zweitens das Angst auslösende Element als bedrohlich eingestuft werden kann. Wird ein Angstauslöser von einer Person als ungefährlich erachtet, bleibt eine Reaktion aus, während eine Einordnung als bedrohlich zu entsprechenden Bewältigungsreaktionen führt. Wenn als dritte Möglichkeit eine Bedrohung als unkontrollierbar angesehen wird, erfolgt eine Fluchtreaktion und in solchen Fällen wird die Situation in Zukunft gemieden (Rahn, Mahnkopf 2000: 488f). In jedem Fall sind in solchen Augenblicken weitere Informationen, also eine weitere Orientierung, nötig, um eine Situation angemessen einschätzen zu können.

JANTZEN zeigt die Auswirkungen isolierender Bedingungen auf ein Individuum auf, die, wenn keine Möglichkeiten der kognitiven Verarbeitung zur Verfügung stehen, als Isolation innerlich reproduziert werden können. Die Wertung von Ereignissen als beispielsweise bedrohlich kann zu Konflikten oder Furcht führen, die sich (wie im übrigen alle Stadien der inneren Reproduktion der Isolation) durch die Kooperation mit anderen Menschen verarbeiten läßt. Gelingt die Kooperation nicht, resultieren möglicherweise negative Emotionen oder Affekte, das heißt Angst, Ekel oder Wut. Dies kann sich durch Flucht, Schreien oder Weinen ausdrücken. Anschließend werden solche Emotionen durch eine Person als Stress gewertet, der sich zum Beispiel durch körperliche Symptome wie Erbrechen oder Transpiration äußern kann. Im schlimmsten Fall wird die Isolation durch psychoreaktive und psychovegetative Reaktionsbildungen reproduziert (Jantzen 1987: 284).

Traurigkeit, Verlust und Sehnsucht
Neben den bereits genannten Assoziationen werden Gefühle wie die „*Traurigkeit*", der „*Verlust*" und die „*Sehnsucht*" angesprochen. Von den Wortbedeutungen her ist wieder ein Komplex angesprochen, diese Kategorien stehen in einem engen Zusammenhang. Unter „Traurigkeit" kann ein tiefer seelischer Schmerz verstanden werden, der durch ein Unglück oder einen Verlust ausgelöst werden kann (Bünting 1996: 1170), ein „Verlust" beschreibt ein Verschwinden (Bünting 1996: 1257), die „Sehnsucht" charakterisiert ein Verlangen beziehungsweise die Suche nach „etwas" (Bünting 1996: 1045). Die Traurigkeit beziehungsweise der Trauerprozess schließt das Erleben eines Verlustes als Ausgangsmoment der Trauer und die Sehnsucht als „Suche nach dem verlorenen Objekt" als eine Phase im Trauerprozess in sich ein (Rahn, Mahnkopf 2000: 527).

Ein traumatisches Ereignis, nach dem eine Person das Erscheinungsbild eines Wachkomas entwickelt, bedeutet möglicherweise eine Trennung von vertrauten oder geliebten Personen, eine Veränderung der Lebensperspektiven, einen Abschied vom gewohnten sozialen Kontext. Viele Patienten/Patientinnen, die in einer Langzeitpflegeeinrichtung leben, bekommen erfahrungsgemäß selten Besuch von Freunden oder Freundinnen, Bekannten oder auch Angehörigen. Die Betroffenen können kaum direkt an ihre Wünsche und ihren prätraumatischen Lebensentwurf anknüpfen, sie verlassen ihr gewohntes soziales Feld. Erst eine Verarbeitung des Verlustes ermöglicht als Abschluss des Trauerprozesses eine Hinwendung zur Zukunft (Rahn, Mahnkopf 2000: 527).

Ein Ereignis, infolgedessen ein Patient/eine Patientin ein Wachkoma entwickelt, erzeugt einen Bruch zur Zukunft: einen Bruch zu *der* Zukunft, wie sie von einem Menschen, der ein Wachkoma entwickelt hat, vielleicht einmal längerfristig in der Ausgestaltung erhofft und „geplant" beziehungsweise wie sie im Rahmen alltäglicher Gegebenheiten sowie Gewohnheiten vor der Änderung der Lebensumstände als mehr oder minder selbstverständlich von ihm angenommen wurde. Aus der Perspektive eines Patienten/einer Patientin ist demzufolge anzunehmen, dass er/sie sich der Zukunft neu anzunähern hat. Es ist jedoch nicht nur ein Bruch zur Zukunft zu erkennen, sondern ebenfalls einer, der die Vergangenheit betrifft. Das bedeutet, es kann oft nicht ohne weiteres an die prätraumatische Lebensführung angeknüpft werden, im Gegenteil dazu verlieren sich eher die bekannten Bezugspunkte. Untermauert wird dies beispielsweise durch den aus der Sicht der Befragten als selten einzuschätzenden Besuch von Freunden/Freundinnen, den viele Patienten/Patientinnen erhalten. Insgesamt scheint die Zeit für einen Patienten/eine Patientin sinnbildlich in der Gegenwart stehen zu bleiben. Damit zeigen sich kaum Chancen, die aktuellen Lebensbedingungen im Langzeitpflegebereich für einen Patienten/eine Patientin nachhaltig zu verändern, die Dogmen der Irreversibilität und Chronizität scheinen ihre Bestätigung zu finden (siehe Teil I Kapitel 2.3.1).

Freude und Abwehrverhalten
Außerdem finden sich die Kategorien der „Freude" und des „Abwehrverhaltens" auf der Ebene der psychischen Orientierung in den Deutungen der Expertengruppe. Die „*Freude*" kann als „Spaß, Glück, Hochstimmung, gute Laune" (Bünting 1996: 405) umschrieben werden. Allgemein formuliert bringt sie ein Gefühl des „Wohlbefindens" zum Ausdruck, also eine Situation, in der der von einer Person angestrebte „nützliche Endeffekt" eines Verhaltens erreicht worden ist. Ein Verhaltensakt ist erfolgreich abgeschlossen, die Zeitdimensionen der Vergangenheit und Gegenwart beziehungsweise zur Vergangenheit gewordene Zukunft bilden eine Einheit. Das Gefühl der „Freude" kann sich auch im Sinne der Vorfreude einstellen, wenn die Wahrscheinlichkeit, ein Bedürfnis zu befriedigen, sehr hoch für eine Person eingeschätzt wird. Die Informationsdifferenz ist damit gering (siehe Teil 1 Kapitel 3.3.3). Vor dem Hintergrund des Datenmaterials wird mit dem Begriff des so genannten „*Abwehrverhaltens*" mitgeteilt, dass ein Patient/eine Patientin etwas ablehnt oder zurückweist beziehungsweise eine Situation meiden oder beenden möchte. Es kann angenommen werden, dass er/sie diese als unangenehm bewertet.

gezielte Aktion sowie die Gewöhnung an die Umgebung, Personen und/oder deren Arbeitsweisen
Die Kategorien der „gezielten Aktion" und die „Gewöhnung an die Umgebung, Personen und/oder deren Arbeitsweisen" beschreiben wiederum einen vollendeten Verhaltensakt einer Person, der von den Experten/Expertinnen beobachtet und derart gedeutet wird. Es wird vermutet, der Erwachsene, der unter den Bedingungen des Wachkomas lebt, habe ein Ziel entwickelt, dass er in die Tat umsetzt. Damit tritt der Patient/die Patientin in den Austausch mit den „Kausalitäten der äußeren Welt" (siehe Teil I Kapitel 3.3.3). Das Durchführen einer gezielten Handlung („*gezielte Aktion*") gewinnt vor dem Hintergrund des Kriteriums des „Befolgens von Aufforderungen" eine Bedeutung, welches zum Beispiel in dem Bewertungsschema der Glasgow Koma Skala aufgenommen und insgesamt als Hinweis darauf anzusehen ist, dass ein Patient/eine Patientin das Wachkoma zurück entwickelt (siehe Teil I Kapitel 2.2). Das Befolgen von Instruktionen ist in verschiedener Hinsicht für den Rehabilitationsprozess relevant: zum einen, weil dieser anleitende Bestandteile beinhaltet, in denen einer Person beispielsweise mittels Handlungsaufforderungen gezeigt wird, wie vorhandene Beeinträchtigungen kompensiert und verschiedene Aktivitäten des täglichen Lebens realisiert werden können; zum anderen, weil ein „ja/nein Code" in der Kommunikation und Interaktion eingeführt werden kann (Whyte, DiPasquale, Vaccaro 1999: 653). Die Unterscheidung, ob ein Patient eine gezielte Handlung oder reflexive beziehungsweise „zufällige" Verhaltensweisen zeigt, ist schwierig. WHYTE, DIPASQUALE und VACCARO beschreiben dieses Problem anhand eines wohl bekannten Beispiels: Es kann eine Person mit der medizinischen Diagnose des Wachkomas aufgefordert werden, die Augen zu schließen. Erfolgt dann nach einigen Sekunden ein Lidschlag, ist oft nicht eindeutig, ob die Aufforderung und der Lidschlag wirklich in Verbindung zueinander stehen. Insgesamt stellen sie fest, dass Beobachter und Beobachterinnen sich eher an Ereignisse erinnern, in denen ein Patient/eine Patientin eine Aufforderung erfüllt hat als an solche, in denen dies nicht der Fall war. Damit wird es kompliziert einzuschätzen, inwieweit eine Reaktion über die Zeit konsistenter auftritt (Whyte, DiPasquale, Vaccaro 1999: 653). Darüber hinaus berichten Angehörige, ein Verwandter/eine Verwandte zeige eine bestimmte Bewegung nach einer verbalen Aufforderung, dies gilt es zu bestätigen und zu prüfen, inwieweit ein Kommunikationssystem eingeführt werden kann. In anderen Fällen geht es darum, nach Verhalten eines Patienten/einer Patientin jeglicher Art zu suchen, das möglicherweise gezielt sein könnte, um dies weiterzuentwickeln. All diese Unsicherheiten in der Beurteilung von gezieltem Verhalten eines Erwachsenen mit der medizinischen Diagnose des Wachkomas, die im vorliegenden Datenmaterial am Beispiel des Händedrucks ebenfalls zum Ausdruck gebracht werden, machen es notwendig, systematisch Daten zum Prozess des Durchführens von verbalen Aufforderungen durch einen Patienten/eine Patientin zu erheben und auszuwerten (Whyte, DiPasquale, Vaccaro 1999: 654). Die Kategorie der „*Gewöhnung an die Umgebung, Personen und/oder deren Arbeitsweisen*" ist von besonderer

Relevanz, weil sie einen Prozess beschreibt, in dem es dem Patienten/der Patientin gelungen ist, Neuigkeit zu verarbeiten und sich diese (wieder-)anzueignen. Es kann auf dieser Basis also von einem Lernprozess gesprochen werden (siehe Teil I Kapitel 3.3.2; 3.3.2.1). Es erfolgt keine spezifische Reaktion mehr von einem Patienten/eine Patientin auf bestimmte Informationen aus der Umwelt, da diese als bekannt und subjektiv bedeutungslos eingeschätzt werden. Dies schafft Kapazitäten für neue Gedächtnisbildungsprozesse, also die Verarbeitung neuer Informationen, deren „...feste Speicherung erfolgt, wenn die Kriterien der subjektiven Bedeutsamkeit der Information und der Erfolg des Verhaltens zusammentreffen, vor allem, wenn dies mit einem angenehmen Erleben verbunden ist..." (Feuser, Meyer 1987: 98). Transparent wird dieser Zusammenhang besonders in der bereits erwähnten Studie von BOYLE und GREER (1983) (siehe Teil I Kapitel 3.3.2.1).

Wohlbefinden und Unwohlsein
Die Kategorien des „Wohlbefindens" und des „Unwohlseins" können ebenfalls aus dem Datenmaterial erschlossen werden. Sie deuten Verhaltensweisen an, die in Anlehnung an die Theorie der funktionellen Systeme darauf hinweisen können, dass für einen Patienten/eine Patientin ein „nützlicher Endeffekt" erreichbar, oder aber schwer beziehungsweise nicht erreichbar ist (siehe Teil I Kapitel 3.3.3). „Äußere" Verhaltensweisen, die von der Expertenrunde mit „*Wohlbefinden*" assoziiert werden sind: „gelockerte Muskulatur", „geschlossene Augen", „Kopf aufrecht halten", „verringerte Sputumbildung", „tiefe, geräuschlose Atmung", „verringertes Husten", „Lächeln", „Lippen- und Kaubewegungen" und „Schlucken". Eine „gelockerte Muskulatur" ermöglicht Bewegung, „geschlossene Augen" verweisen zum Beispiel auf ein Gefühl der „Sicherheit" und „Entspannung", eine „verringerte Sputumbildung", die eine „tiefe und geräuschlose Atmung" erleichtert, weist, wie die übrigen „äußeren" Verhaltensweisen, auf eine Kontaktaufnahme beziehungsweise auf einen Informationsaustausch mit der Umwelt hin. „Lächeln" ist beispielsweise ein wichtiger Schritt in der Kontaktaufnahme zu anderen Menschen, während die „tiefe und geräuschlose Atmung" und „Lippen- und Kaubewegungen" beziehungsweise das „Schlucken" sinnbildlich mit „Aufnahme und Abgabe" sowie „Einverleibung" von Informationen beschrieben werden können. Das Verhalten kann insgesamt aus der Perspektive eines Beobachters/einer Beobachterin als günstige Ausgangsvoraussetzung dafür angesehen werden, dass ein Patient/eine Patientin offen für (neue) Informationen sowie für eine Auseinandersetzung mit den „Kausalitäten der äußeren Welt" sein könnte und sich dabei „sicher" fühlt.

Die Wahrnehmungs- und Reaktionsfähigkeit eines Patienten/einer Patientin kann unter Umständen vor diesem Hintergrund von anderen Personen als verbessert eingestuft werden. Dem existentiellen Bedarf nach Neuigkeit kann demzufolge durch eine befriedigende Auseinandersetzung mit neuen Eindrücken als psychologischem Bedürfnis angemessen entsprochen werden (Jantzen 1987: 138).

Wissen ausgewählter Experten   211

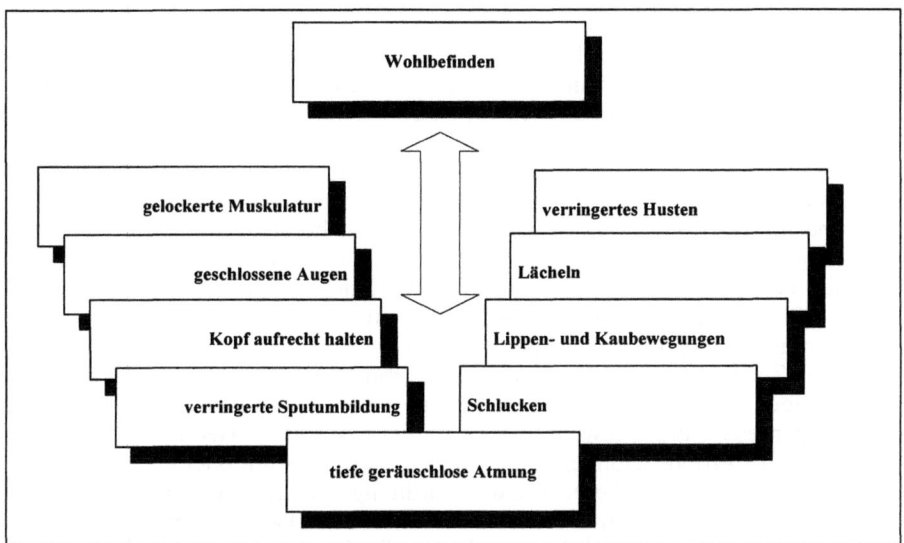

Abbildung III/1/2: Wohlbefinden und die Spiegelung auf der Beobachtungsebene

Das „*Unwohlsein*" wird mit „äußeren" Verhaltensweisen wie „längerandauernde übermäßig erhöhte Muskelspannung (Spastik)", „Pupillenbewegungen (‚Gucken')", „Kopf nach hinten, vorn oder zur Seite fallen lassen", „vermehrte Sputumbildung", „schnelle Atmung", „vermehrtes Husten", „Mund schließen", „Transpiration", „Gesichtsrötung", „Stirnrunzeln" verknüpft.

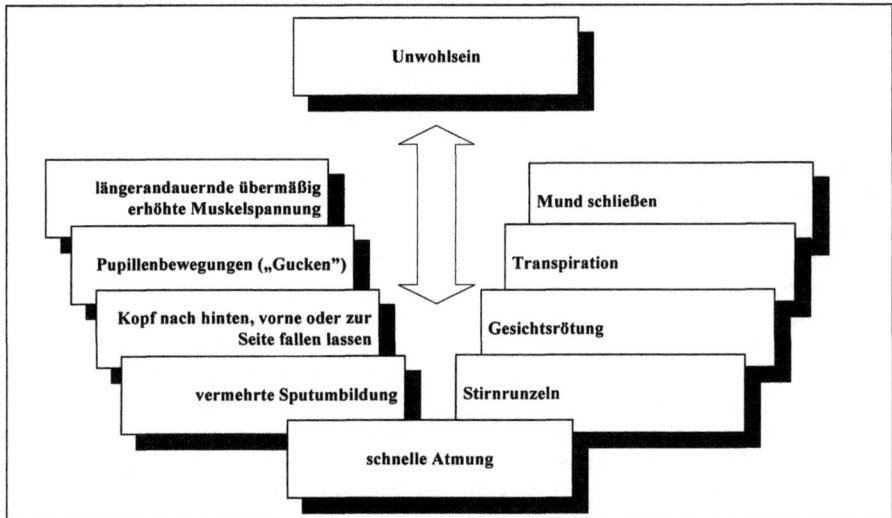

Abbildung III/1/3: Unwohlsein und die Spiegelung auf der Beobachtungsebene

Dieses Verhalten kann nahezu komplementär zur Zuschreibung des „Wohlbefindens" aufgefasst werden. Damit würde es als Anspielung darauf zu verstehen sein, dass der Patient/die Patientin weniger mit der Verarbeitung von Neuigkeit als vielmehr mit der „Vermeidung von Ungewissheit" (Jantzen 1987: 138) oder dem Überwinden eines „nicht oder nicht gut erträglichen Zustandes" (Kornmann 1992: 351) befasst ist. Dabei handelt es sich folglich um weniger günstige Ausgangsbedingungen für den (Wieder-)Aneignungsprozess: Wenn Informationen von einer Person als aversiv bewertet werden, das heißt zusammenfassend zum „Unwohlsein" führen, kann eine Vermeidungshaltung entstehen, die sich ungünstig auf den Erwerb neuer und stabiler Verhaltensweisen auswirkt (Feuser, Meyer 1987: 98). Mit ZIEGER kann in diesem Kontext von „antidialogischen Bedingungen" gesprochen werden, die „Unwohlsein" begünstigen und die „...durch Zeitmangel, Personalmangel, Kommunikationsmangel, inkonstante Bedingungen und Ungewißheit, Schmerzen, Angst, durch therapeutische Dominanz, Überbesorgung, Abwehr und potentielle Gewalt (Medikation), falsche prognostische Prophezeiungen (Vorurteile), starre institutionelle Normen und Standards, maßregelnde Gesetze und Verordnungen..." (Zieger 1993: 21) entstehen. Nach JANTZEN kann das Glück und Wohlbefinden eines Menschen genauso wie sein Unglück und subjektives Leiden an die Bereitschaft und Offenheit zum Dialog in einer sozialen Umwelt gekoppelt werden (Jantzen 1993: 188). In der Literatur lassen sich Korrespondenzen zu den geschilderten Beobachtungen „äußerer" Verhaltensweisen und den entsprechenden Deutungen finden. KORNMANN spricht von einem „Inventar zur Klassifikation von Verhaltensäußerungen schwerstbehinderter Menschen" (Kornmann 1992: 351). Im Hinblick auf die Deutung des „Wohlbefindens" finden sich in diesem Zusammenhang Beobachtungen und Zuschreibungen wie Lachen/Lächeln, entspannte Mimik und Bewegung, ruhige Zuwendungsreaktion auf äußere Reize, anhaltende Orientierungen auf Personen und Objekte. „Unwohlsein" wird unter anderem dargestellt als Weinen, Schreien, Wimmern, einer verkrampften, angespannten Mimik und Bewegung sowie einer abwehrenden und abwendenden Reaktion gegenüber Personen und Objekten (Kornmann 1992: 351). Abgesehen davon, dass hier zu den Kategorien des „Wohlbefindens" und des „Unwohlseins" keine Differenzierung zwischen „äußerem" und „innerem" Verhalten vorgenommen wird, kann „Wohlbefinden" ebenfalls mit Offenheit für (neue) Informationen in Verbindung gebracht werden, während „Unwohlsein" eher auf die Aktivitäten einer Person zur Überwindung isolierender Bedingungen hinweist. ZIEGER erörtert auf der Basis langjähriger Erfahrung und systematischer Beobachtungen auf einer Intensiv- und Frührehastation eine „Basale Körpersemantik im Wachkoma". Er deutet beispielsweise die „Pathosymptomatologie" des „Kauens und Schmatzens" als Indiz für „elementare Entäußerungen" und Umweltoffenheit sowie die Beobachtung einer „Beugespastik mit ‚Fetalhaltung'" beziehungsweise den „Faustschluss" als Indiz für „Erstarrung, Selbstschutz, -kontakt, nicht kommunikativ" (Zieger 2001: 8). Er verweist sowohl auf Zeichen für „sich öffnen" wie zum Beispiel die Augen oder den Mund öffnen sowie Kauen, Schmatzen, Schlucken als auch auf Zeichen für „sich verschließen" wie neben anderen Augen oder Mund schließen und Körper/Arme anspannen (Zieger 2001: 9).

1.2.3 Überlegungen zur sozialen Orientierung in den Deutungen „äußeren" Verhaltens

Im Rahmen der sozialen Orientierung in der Deutung von Verhaltensweisen Erwachsener, die unter den Bedingungen eines länger als sechs Monate andauernden Wachkomas leben, durch ausgewählte Experten und Expertinnen, finden sich die folgenden Kategorien:

- Kontakt mit vertrauten Personen
- Durchführung subjektiv bedeutsamer Handlungen
- aktive Beteiligung eines Patienten/einer Patientin bei der Durchführung von Handlungen
- die Erfahrung der Spiegelung des Verhaltens
- Bestätigung der Eigenzeit eines Patienten/einer Patientin für die Dauer der Durchführung einer Handlung
- Nichtbeachtung der Eigenzeit eines Patienten/einer Patientin bei der Durchführung einer Handlung
- Unterbrechen des Rhythmus einer gemeinsamen Handlung

Diese Deutungsbereiche werden nun eingehender betrachtet.

Kontakt mit vertrauten Personen
Es fällt auf, dass ein Kontakt zu Personen, zu denen ein Patient/eine Patientin bereits vor dem traumatischen Ereignis eine Bindung aufgebaut hat, vermutlich relativ schnell wieder für ihn/sie fühlbar ist, auch wenn selten oder in einem zumindest mehrtägigen zeitlichen Abstand ein Wiedersehen der beteiligten Menschen erfolgt. Für mich wird dieser Zusammenhang sehr eindrucksvoll anhand der Interviewpassage deutlich, in der berichtet wird, dass ein Patient einen seltenen Besuch von Freunden/Freundinnen erhält, die „*ganz normal mit ihm geredet*" und „*mit ihm rumgeflachst*" (7/25/1157) haben. Der Patient reagiert auf den Besuch mit starken Augenbewegungen, es scheinen, von der psychischen Orientierung aus gesehen, Erinnerungen für ihn zugänglich zu werden. So jedenfalls vermutet der/die Befragte (siehe Teil II Kapitel 4.3). Ein Kontakt sowie das Gefühl der Vertrautheit zu den Besuchern und Besucherinnen kann offensichtlich von dem Patienten rasch wieder hergestellt werden. Interessant wird an dieser Stelle die Herstellung eines deskriptiven Bezuges der Deutungen „äußeren" Verhaltens durch die Expertenrunde mit den verschiedenen Deutungsebenen, das heißt der sozialen und psychischen Ausrichtung in der Interpretation. Die beobachteten Verhaltensweisen sowie die entsprechenden Deutungen aus der psychischen Orientierung, die sich unter der Kategorie „Kontakt mit vertrauten Personen" subsumieren lassen, sind in der Abbildung III/1/4 „Kontakt mit vertrauten Personen und die Spiegelung auf verschiedenen Ebenen" dargestellt. Dazu werden zunächst die Beobachtungen des „äußeren" Verhaltens, die in der Abbildung III/1/1 „Deutungsebenen beobachteter Verhaltensweisen" unter der

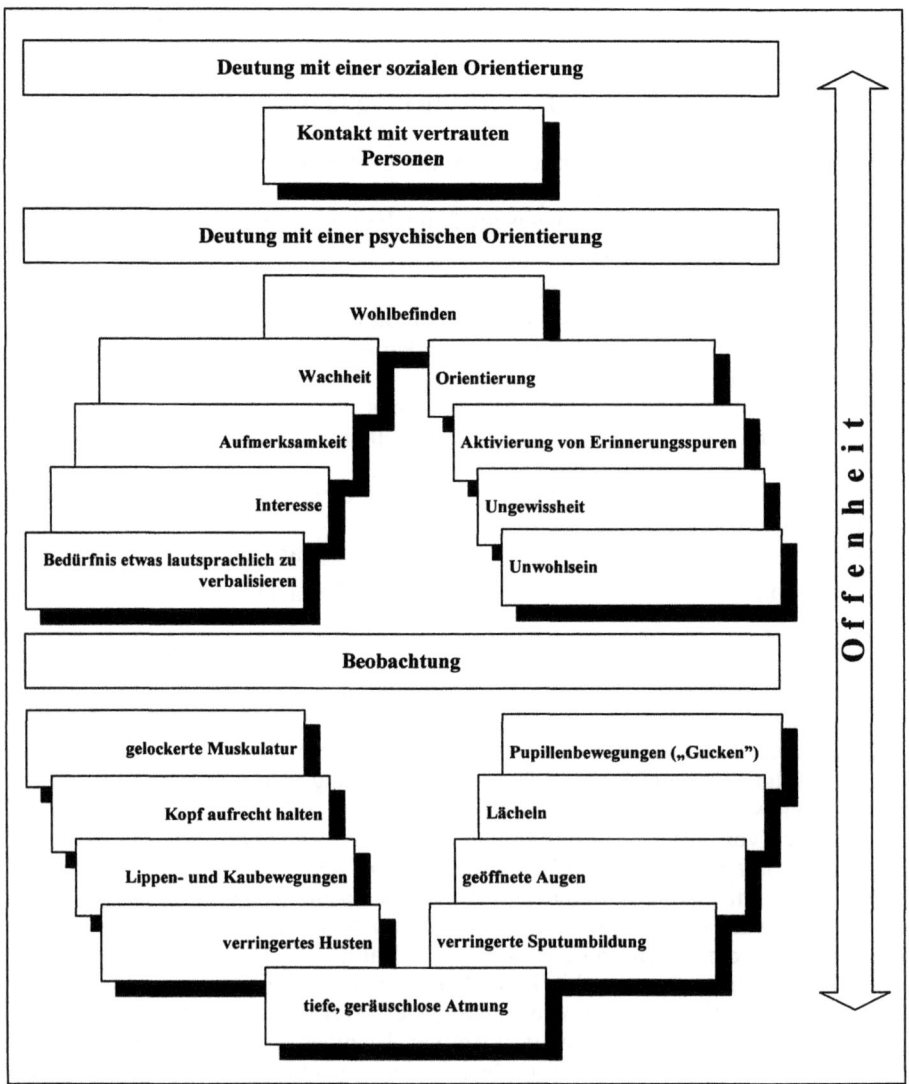

Abbildung III/1/4: Kontakt mit vertrauten Personen und die Spiegelung auf verschiedenen Ebenen

Kategorie „Kontakt mit vertrauten Personen" zu finden sind, extrahiert. Es handelt sich dabei um die folgenden direkten Beobachtungen: „gelockerte Muskulatur", „Aufrechthalten des Kopfes", „verringerte Sputumbildung", „tiefe und geräuschlose Atmung", „verringertes Husten", „Lächeln", „Lippen- und Kaubewegungen" und „geöffnete Augen" beziehungsweise „Pupillenbewegungen (‚Gucken')". Im Anschluss daran werden die Deutungen dieses „äußeren" Verhaltens, also das „innere" Verhalten, das in der Abbildung III/1/1 als psychisch orientiert ausgewiesen wird, entsprechend ausgegliedert und in der Illustration dargestellt.

Es finden sich die Assoziationen des „Wohlbefindens", der „Wachheit", der „Aufmerksamkeit" und des „Interesses" sowie sowohl die Vermutung, ein Patient/eine Patientin habe das „Bedürfnis etwas lautsprachlich verbalisieren" zu wollen als auch die „Orientierung". Darüber hinaus zeigen sich die Interpretationen der „Aktivierung von Erinnerungsspuren" sowie die „Ungewissheit" und das „Unwohlsein". Die Abbildung III/1/4 intendiert auf einen allgemeinen Eindruck über das „innere" und „äußere" Verhalten, das der Kategorie „Kontakt mit vertrauten Personen" zugeordnet werden kann. Daher wird die direkte Verbindung zwischen einer bestimmten Beobachtung „äußeren" Verhaltens und der entsprechenden Assoziation, die dieser aufgrund der Datenanalyse zugesprochen wird, in einer 1:1 Beziehung aufgelöst. Manche direkt beobachtbaren Verhaltensweisen sind mit einer Doppeldeutung beziehungsweise sogar mit sich widersprechenden Assoziationen belegt. Letzteres wird am Beispiel des „Wohlbefindens" und des „Unwohlseins" deutlich, das von Befragten mit „geöffneten Augen" verknüpft wird. Die „Ungewissheit" sowie das „Unwohlsein" fallen aus dem Zusammenhang, der insgesamt eher auf angenehme Empfindungen hinweist. Die erwähnte Auffälligkeit weist wiederum darauf hin, dass individuell für jeden Patienten/jede Patientin im jeweiligen Situationskontext eine Deutung von Beobachtungen zu prüfen ist. Es ist möglich, dass manche Verhaltensformen, beispielsweise durch langfristig einwirkende isolierende Bedingungen, die nicht kompensiert werden und damit in eine Isolation münden, in „...‚paradoxer' Form auftreten oder daß ganz andere Äußerungen (...) Wohlbefinden und Unwohlsein anzeigen" (Kornmann 1992: 351; siehe Teil I, Kapitel 3.3.1). Außerdem besteht die Möglichkeit, dass mehrere Empfindungen gleichzeitig vorhanden sein können oder die Ungewissheit nicht so stark ausgeprägt ist, dass sie von einem Patienten/einer Patientin als unangenehm empfunden wird. Nun ist ein Schaubild immer mit einer Vereinfachung verbunden und nochmals soll betont werden, dass sich in diesem nicht jedes subjektive Erleben wiederfinden lässt, sondern lediglich ein allgemeiner, im Rahmen dieser Studie beobachteter Eindruck wiedergegeben werden kann, der offen für Erweiterungen und Veränderungen ist. Von den genannten Ausnahmen abgesehen, können die Verhaltensweisen und die entsprechenden Assoziationen, die sich unter die Kategorie „Kontakt mit vertrauten Personen" gliedern lassen, so beurteilt werden, dass sie von einem Menschen wahrscheinlich als positiv oder angenehm bewertet werden. Das bedeutet, hier finden sich Anzeichen vorteilhafter Ausgangsbedingungen im Sinne einer Offenheit sich als Gegenüber beeinflussen und bestätigen zu lassen. Unterstützt wird dies durch die Beobachtungen und Assoziationen, die der körperlichen Ebene zugeordnet werden: die Deutungen der „geöffneten Augen", der „Pupillenbewegungen (‚Gucken')", der „verringerten Sputumbildung" und der „tiefen, geräuschlosen Atmung" finden sich in einer sitzenden Position, die zuvor mit einer verbesserten Wahrnehmungs- und Reaktionsbereitschaft in Verbindung gebracht wurde, wieder. Das psychologische Bedürfnis nach der Herstellung „gattungsnormaler sozialer Beziehungen" im Sinne einer „Spiegelung im je anderen Menschen wie in der Menschheit" (Jantzen 1987: 140) findet eine Entsprechung und kann einem Patienten/einer Patientin nicht vorenthalten werden, da dies den Einfluss isolierender Bedingungen fördern würde. Es ist beschrieben worden, dass an einen Kontakt zu anderen Menschen, zu denen ein Erwachsener/eine Erwachsene mit der Diagnose des Wachkomas bereits vor dem traumatischen Ereignis eine Bindung aufgebaut hat, verhältnismäßig problemlos wieder angeknüpft werden kann. Im Gegensatz dazu erfordert die Initiierung eines Kontaktes beziehungsweise der Aufbau einer Beziehung zu Personen, wie beispielsweise Pflegenden, die ein Patient/eine Patientin posttraumatisch kennengelernt hat, einen Zeitraum von mehreren aufeinanderfolgenden Tagen, in dem die Beteiligten miteinander handeln. Es wird transparent, dass posttraumatisch der Aufbau einer Beziehung zu anderen, bisher unbekannten Menschen aus der Perspektive eines Patienten/einer Patientin prinzipiell gelingt, das Abbild jedoch zerfällt oder, anders ausgedrückt, nach einer mehrtägigen Pause des Kontaktes nicht sofort wieder für ihn/sie zugänglich ist. Damit rückt die Verarbeitung von Neuigkeit in Bezug auf Personen und deren Handlungsweisen in den Mittelpunkt des Geschehens, Vertrautheit muss sich erst wieder entwickeln. Zu bedenken gilt in diesem Zusammenhang, dass unter den Bedingungen täglich wechselnder Pflegender, die mit einem Patienten/einer Patientin zusammenarbeiten, die Herausbildung eines dominierenden Motivs und die damit einhergehende Entscheidung für ein ausgesuchtes Ziel beziehungsweise einer entsprechenden Handlung von einer Person mit der medizinischen Diagnose des Wachkomas in einer Situation mit einem vorhandenen Neuigkeitsgrad (und damit einer hohen Informationsdifferenz) realisiert werden muss. Diese Situation lässt die Emotionen eines Patienten/einer Patientin unter Umständen negativ umschlagen, weil das Erreichen des jeweiligen „nützlichen Endeffektes" nicht sicher erscheint und möglicherweise als bedrohlich beziehungsweise als „Stressor" (Selye 1988: 57) gewertet wird.

Durchführung subjektiv bedeutsamer Handlungen
Ein existierender sinnhafter Bezug eines Patienten/einer Patientin zur Umwelt kann in der Kategorie „Durchführung subjektiv bedeutsamer Handlungen" vermutet werden. Auf der Beobachtungsebene finden sich die folgenden Kategorien: „gelockerte Muskulatur", „Kopf aufrecht halten", „Lippen- und Kaubewegungen", „verringertes Husten", „tiefe und geräuschlose Atmung", „Pupillenbewegungen (‚Gucken')", „Lächeln", „geöffnete Augen", „verringerte Sputumbildung" und „Tränen der Augen". Mit der Ausnahme der zusätzlichen Beobachtung der „äußeren" Verhaltensweise „Tränen der Augen" finden sich alle Beobachtungen der Kategorie „Kontakt mit vertrauten Personen" wieder. In Bezug auf das „innere" Verhalten erweitert sich entsprechend das Feld der Deutung mit einer psychischen Orientierung um die Assoziationen der „Unruhe",

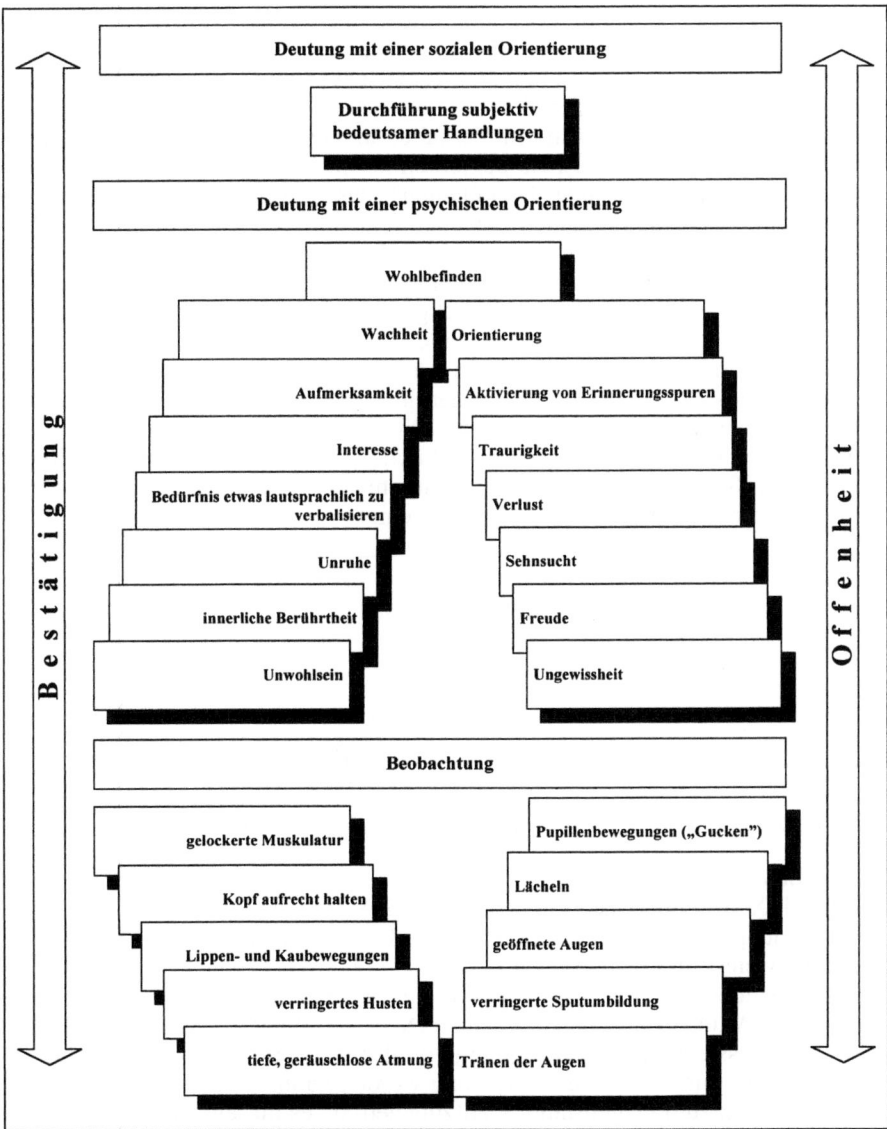

Abbildung III/1/5: Durchführung subjektiv bedeutsamer Handlungen mit anderen Personen und die Spiegelung auf verschiedenen Ebenen

der „Berührtheit", der weiteren Gefühle der „Traurigkeit", des „Verlustes", der „Sehnsucht" und der „Freude".

Subjektiv bedeutsame Handlungen sind solche, die an die Bedürfnisse eines Patienten/einer Patientin anknüpfen, für die er/sie Motive ausbildet und angemessene Handlungen, die zum „nützlichen Endeffekt" führen, verwirklichen kann. Neben dem „nützlichen Endeffekt" ist die Rückmeldung oder Bestätigung von entscheidender Bedeutung, um ein Verhalten als sinnstiftend bewerten zu können (siehe Teil I Kapitel 3.3). Zu bemerken ist im Zusammenhang zur „Durchführung subjektiv bedeutsamer Handlungen", dass diese in der Regel von Patienten/Patientinnen mit vertrauten Personen realisiert werden. Von daher stehen die Kategorien des „Kontakt mit vertrauten Personen" und die „Durchführung subjektiv bedeutsamer Handlungen" in einem engen Zusammenhang. Unter Berücksichtigung der auf WYGOTSKI zurückgehenden Annahmen, dass die psychischen Funktionen eines Menschen als eine Besonderheit einen mittelbaren Charakter haben und sich aus der äußeren Tätigkeit heraus entwickeln, kann eine Beziehung zwischen Personen über einen gemeinsamen Gegenstand hergestellt werden (Wygotski 1987: 85; Leontjew 1985: 208; siehe Teil I Kapitel 1.3.1). „Unmittelbare Vorgänge" wandeln sich durch ein Zwischenglied in „mittelbare" (Leontjew 1985: 208). LEONTJEW verdeutlicht die Zusammenhänge eines mittelbaren Vorganges durch das folgende Schema:

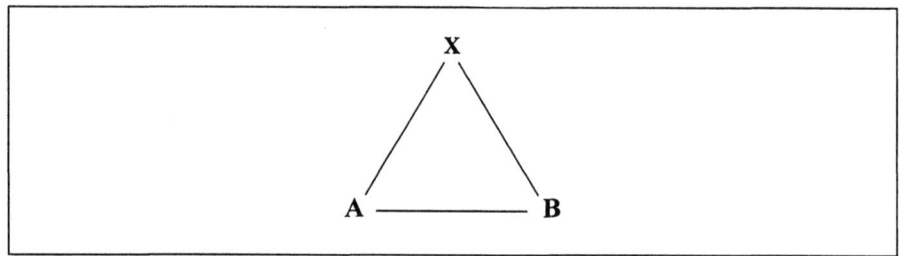

Abbildung III/1/6: Ein mittelbarer Vorgang (aus: Leontjew 1985: 208)

Die Verbindung zwischen A und B symbolisiert den mittelbaren Prozess, beide sind durch X strukturell vereinigt. A-X und B-X sind als Symbole für elementare Verbindungen zu verstehen (Leontjew 1985: 209). Wenn nun A-B als die Begegnung zweier Subjekte gesehen wird, so wäre X das Element, dass diese beiden miteinander verbindet, A-X beziehungsweise B-X wären dann die Beziehungen, die A und B jeweils zu X haben (Schröter 1994: 157). SCHRÖTER führt weiter aus, dass eine äußere Beziehung von den Subjekten durch diesen Prozess positiv erfahren und zur inneren Bindung werden kann, wenn es beiden gelingt, eine Beziehung zum Gegenstand X aufzubauen, da es mittels dieses Gegenstandes zu einem Dialog kommen kann (Schröter 1994: 157). Nach JANTZEN stellt „...der Dialog die Herausbildung von gemeinsamen Sinninhalten" (Jantzen 1990: 211) dar und diese Form der Beziehung kann als eine stabile und tragfähige angesehen werden. Transparent wird dies beispielsweise in der Szene, in der berichtet wird, dass eine interviewte Person mit der Akustikgitarre spielt und ein Patient beginnt zu weinen. Musizieren hatte für diesen Patienten prätraumatisch (und wohl auch posttraumatisch) eine subjektive Bedeutung, an die in der geschilderten Situation angeknüpft wird und in der der Patient sich sowohl angesprochen fühlt, „berührt" wird, als auch Gefühle im Sinne eines „nützlichen Endeffektes" ausdrücken kann. Es kann vermutet werden, dass der Patient Bestätigung findet, zum einen in der Musik und zum anderen in der befragten Person, für die Musik ebenfalls eine subjektive Bedeutung besitzt, und die anmerkt: *„vielleicht war er einfach traurig in dem Moment"*. Als ein verbindendes Element kann die Musik beziehungsweise das Musizieren bestimmter Stücke angesehen werden (siehe Teil II Kapitel 4.3).

Eine Person mit der medizinischen Diagnose des Wachkomas muss sich an „veränderte Lebensbedingungen und Lebenssituationen" (Zieger 1994: 225) anpassen. Es kann davon ausgegangen werden, dass sich bei Patienten/Patientinnen vor allem die Motive, die als real verankerte Möglichkeiten, ein Bedürfnis zu befriedigen und daher als einen Verhaltensakt initiierend, verstanden werden können, ändern (siehe Teil I Kapitel 3.3.3). Ein Mensch, der unter den Bedingungen eines Wachkomas in einer Einrichtung lebt, hat daher kaum eine andere Wahl als im Rahmen dieser neuen Bedingungen, das heißt einer neuen Umgebung, neuen Personen, mit denen er in Austauschprozesse treten muss, Möglichkeiten zu erarbeiten, mittels derer er Bedürfnisse befriedigen, also subjektiv bedeutsame Handlungen verwirklichen kann. Dabei unterscheiden sich diese Möglichkeiten in der „äußeren" Welt naturgemäß von denen, die ein Patient/eine Patientin prätraumatisch beispielsweise im Kontext sozialer Kontakte zur Verfügung hatte. Er/sie ist in der Regel kaum mehr sozial eingebunden in gesellschaftlich relevante Lebensbereiche, der „äußere" Handlungsraum ist grundlegend verändert. Die Durchführung subjektiv bedeutsamer Handlungen spielt daher für den Rehabilitationsprozess eine große Rolle (siehe Teil I Kapitel 1.3.1; 3.3.3). GRANT, REIMER und BANNATYNE (1996: 473) kommen im Rahmen einer Studie über Indikatoren für die Qualität in Langzeitpflegeeinrichtungen ebenfalls zu dem Schluss, dass der Einbezug der Bewohner und Bewohnerinnen in sinnvolle Aktivitäten von diesen als Verbesserung der Lebensqualität gewertet wird.

aktive Beteiligung eines Patienten/einer Patientin bei der Durchführung von Handlungen
Es wird im Rahmen der Expertengespräche die aktive Beteiligung eines Patienten/einer Patientin bei der Durchführung von Handlungen, beispielsweise dem Rasieren, positiv bewertet, da die Person mit der Diagnose des Wachkomas in solchen Situationen offensichtlich direkt zu beobachtendes Verhalten zeige (siehe Teil II Kapitel 4.3). Dies kann in dem Aspekt der propriozeptiven „rückläufigen Afferenz" begründet liegen, durch die „Bewegung lenkende Afferenz" kann beurteilt werden, ob die (Zwischen-)Ergebnisse der Handlung der ursprünglichen Absicht entsprechen (Anochin 1967: 66; siehe Teil I Kapitel 3.3.3). In der Studie von BOYLE und GREER beispielsweise wird der Patient beim ersten Versuch des Einlösens einer Handlungsaufforderung physisch durch eine andere Person unterstützt (Boyle, Greer 1983: 6). Damit wird der „nützliche Endeffekt"

erzielt beziehungsweise eine Vorstellung über die Erreichung entwickelt. Die Rasur kann außerdem als prätraumatisch automatisierte und damit sowohl im Gedächtnis verankerte als auch „vorauseilend widerspiegelbare" Handlung (= Operation) sowie wahrscheinlich als für eine Person subjektiv bedeutsame Alltagshandlung eingeschätzt werden. Zu bemerken sei an dieser Stelle, dass die aktive Beteiligung eines Patienten/einer Patientin sich schwierig, aber nicht unmöglich gestalten kann, da oft der Bewegungsspielraum durch einen erhöhten Muskeltonus oder Kontrakturen eingeschränkt ist. Beides scheint sich insbesondere unter den Bedingungen inadäquater Pflege in Einrichtungen, die nicht auf eine Rehabilitation spezialisiert sind, zu verstärken (Gray 2000: 1006). Von daher muss in der Regel auf dezente Bewegungen, wie auch in der Studie von BOYLE und GREER (1983), als Anknüpfungspunkt für die Entwicklung als sinnvoll erlebter Handlungen zurückgegriffen werden. Relevant wird das eigenaktive Handeln eines Patienten/einer Patientin und somit der Handlungszusammenhang, in den Informationen der (Wieder-)Aneignung eingebunden sind (siehe Teil I Kapitel 3.3).

Erfahrung der Spiegelung des Verhaltens
Die Erfahrung der Spiegelung des Verhaltens beschreibt das „Nachahmen" einer Verhaltensweise, die bei einer Patientin beobachtet wird (siehe Teil II Kapitel 4.3). Interessant wird hier eine Ausführung LOTMANs, der die Spiegelung, das heißt exakt die so genannte „Spiegelsymmetrie", als eine Voraussetzung für die Erzeugung von Bedingungen, die es erlauben, dialogische Beziehungen (oder eine dialogische Kommunikation) aufzubauen, erläutert: Bei der Spiegelsymmetrie handelt es sich um eine Erscheinung, „„...bei der beide Seiten spiegelbildlich gleich sind, sich aber als ungleich erweisen, wenn man sie aufeinanderlegt, weil sie sich zueinander verhalten wie die rechte und linke Seite" (Lotman 1990: 300). CHEONG beschreibt diesen Prozess, in dem sie und Frau G. „„...Stück für Stück eine (sichere) Bindung, ein Dialogverhältnis aufgebaut und begonnen [haben], miteinander zu kommunizieren" (Cheong 2001: 140), indem CHEONG sich an den Handlungen Frau G.s aktiv beteiligt und diese nachahmt. Dies bereitet die Basis dafür, weitere Handlungsvariationen anzubieten (Cheong 2001: 140). Das so genannte Spiegeln ist ein Verfahren, das aus der Psychotherapie bekannt ist, genauer gesagt als „einfühlendes Verständnis" im Rahmen der Klientenzentrierten Gesprächspsychotherapie, die von dem amerikanischen Psychologen CARL ROGERS begründet wird. Dabei geht es darum, dass ein Psychotherapeut/eine Psychotherapeutin persönlich-emotionale Erlebnisinhalte eines Klienten/einer Klientin „einfühlend versteht". Dieses zeigt sich durch das Verbalisieren der persönlich-emotionalen Erlebnisinhalte, wie sie von einem Klienten/einer Klientin in einer vorhergehenden Äußerung ausgedrückt wurden, durch den Therapeuten/die Therapeutin. Ein Therapeut/eine Therapeutin versucht die innere Welt eines Klienten/einer Klientin wahrzunehmen und zu verstehen, ohne jedoch die verbalisierten Gefühle selbst zu empfinden (Dörner, Plog, Teller et al. 2002: 615). Mit diesem Beispiel läßt sich wiederum an LOTMAN anknüpfen, der verdeutlicht, dass für einen Dialog die Teilnehmer/Teilnehmerinnen verschieden

sein müssen und gleichzeitig in ihrer Struktur „...über die semiotische Gestalt des Kontrahenten verfügen sollten" (Lotman 1990: 300). Damit wird die Spiegelsymmetrie grundlegendes Element des Dialoges, da Mitteilungen übersetzbar im Sinne von umwandelbar in die Sprache des Gegenübers werden (Lotman 1990: 300). Das bedeutet, auch nicht verbale Ausdrucksformen können einfühlend verstanden werden, wie dies bereits hervorgehoben worden ist. MINDELL beschreibt ebenfalls eine solche Form der Kontaktaufnahme und „dialogischer Kommunikation" (Lotman 1990: 300) sehr eindrucksvoll. Die Atmung einer Person wird für ihn Kommunikationsmöglichkeit, indem er die Hände des Patienten ergreift und den Druck der Berührung im Rhythmus der Ein- und Ausatmung des Erwachsenen im Koma lockert oder verstärkt. Er spiegelt den Rhythmus der Atmung, indem er sie in seinem Sprechrhythmus aufnimmt (Mindell 1995: 45).

Bestätigung der Eigenzeit eines Patienten/einer Patientin für die Dauer der Durchführung einer Handlung, die Nichtbeachtung der Eigenzeit eines Patienten/einer Patientin bei der Durchführung einer Handlung und das Unterbrechen des Rhythmus einer gemeinsamen Handlung

Diese drei Ergebnisse aus der Datenanalyse können als Komplex betrachtet werden. Rhythmus kann definiert werden als die Gliederung eines zeitlichen Vorganges in sinnlich wahrnehmbare Einheiten. Dabei werden diese in kurze und lange, betonte und unbetonte Teile der Bewegung für einen Betrachter/eine Betrachterin zu regelmäßig wiederkehrenden oder als ähnlich empfundenen Gruppen zusammengefügt (Brockhaus 2000: 753). Rhythmus bedeutet also die gleichmäßige Wiederkehr gleicher oder ähnlicher Elemente, wobei jeder/jede für die Durchführung einer bestimmten Handlung, die aus einer Abfolge von Teilhandlungen begriffen werden kann, einen gewissen, individuell verschieden langen Zeitraum benötigt. Die Handlung organisiert sich somit in Zeiteinheiten. Werden Handlungen von mehreren Personen gemeinsam durchgeführt, müssen sich demzufolge die jeweiligen Eigenzeiten, die benötigt werden, angleichen beziehungsweise den gleichen Takt finden. LOTMAN weist darauf hin, dass die Fähigkeit, Informationen portionsweise auszugeben (das meint, wie bereits erwähnt, Diskretheit) als allgemeines Merkmal dialogischer Systeme verstanden werden kann (Lotman 1990: 297). Damit findet sich eine Korrespondenz zum Rhythmus im Sinne der Abfolge gleicher oder ähnlicher Elemente. LOTMAN hebt als ein weiteres Merkmal des Dialoges hervor, dass eine übermittelte Äußerung und die Erwiderung darauf von einem dritten Standpunkt aus eine Einheit bilden. Das heißt, eine Äußerung tritt zum einen für sich auf, sie hat jedoch zum anderen die Tendenz, eine Äußerung in einer anderen Ausdrucksform zu sein. Eine Äußerung oder ein Verhalten nimmt eine Erwiderung oder Reaktion vorweg, da sie Elemente des Übergangs in die andere Ausdrucksform des Gegenübers enthält (Lotman 1990: 298). Zum Verständnis dieser Zusammenhänge bietet sich das Konzept der „vorauseilenden Widerspiegelung" (Anochin 1978) an. Dabei handelt es sich um ein Phänomen, das bereits mit der Bildung des „Handlungsakzeptors" umschrieben wurde (siehe Teil I Kapitel 3.3.3). Eine Person generiert eine Vorstellung über die Ereignisse, die sie in Zukunft mit hoher Wahrscheinlichkeit erleben wird und verhält sich dementsprechend angemessen darauf bezogen. Nachvollziehbar wird vor diesem Hintergrund das Gefühl einer gewissen Handlungssicherheit, die aufgrund der „vorauseilenden Widerspiegelung" offenbar wird. Damit eine solche Voraussicht potentieller Ereignisse von einem Patienten/einer Patientin entwickelt werden kann, bedarf es bestimmter Voraussetzungen. Dazu gehört im Wesentlichen der Umstand, dass bestimmte Umweltfaktoren (A, B, C, D) stetig wiederkehren und auf eine Person einwirken. Jede dieser Einwirkungen zieht eine Reaktion (a, b, c, d) der Person nach sich. Nach einer längerandauernden systematischen Wiederholung der einwirkenden Umweltfaktoren besteht die Chance, dass bereits beim Einwirken des Faktors A die gesamte, darauf zugeschnittene Verhaltenskette von einem Individuum vorweggenommen werden kann, wie die Abbildung III/1/7 illustriert (Anochin 1978: 69). „Äußere" Ereignisse, die zu „inneren" Reaktionen führen, werden mit der Eigenzeit eines Individuums als vorgreifende Widerspiegelung gekoppelt (Jantzen 1987: 162). Sind zwei Personen zeitlich und in der Abfolge von Ereignissen aufeinander abgestimmt oder „synchronisiert", kann ein gemeinsamer Rhythmus entstehen, bei dem die Beteiligten beide in ihrer Eigenzeit bestätigt werden. Die so genannte „Verhältniszeit" entsteht über diesen Prozess und ermöglicht Dialog und Austausch (Feuser 1995: 96).

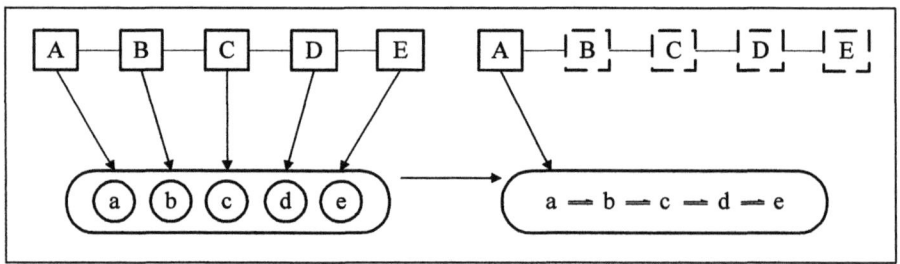

Abbildung III/1/7: Der Mechanismus der vorgreifenden Widerspiegelung (aus: Anochin 1978: 69)

FEUSER führt im Zusammenhang des Phänomens, dass Menschen mit so genannten schweren geistigen Behinderungen von Therapeuten/Therapeutinnen oder Pädagogen/Pädagoginnen als wach und orientiert eingeschätzt werden, wenn mit ihnen Musik gemacht werde, an: „Der musikalische Rhythmus synchronisiert von außen die je individuelle T-Zeit von Pädagogen/Therapeuten und Kindern/Schülern. Ein gemeinsamer Phasenraum entsteht, in dessen ‚Feld' wir dann einen Dialog führen und kommunizieren können" (Feuser 1995: 97). Die „Bestätigung der Eigenzeit bei einer gemeinsamer Handlung" durch einen gemeinsamen Rhythmus zwischen Pflegenden und Patienten/Patientinnen steht also für Kommunikation und Dialog, während eine „Nichtbeachtung der Eigenzeit eines Patienten/einer Patientin bei Durchführung einer Handlung" sowie der Verlust eines gemeinsamen Rhythmus' einen Kontaktabbruch beschreibt. Letzteres scheint wahrscheinlicher, wenn Patient/Patientin und Pflegender/Pflegende beziehungsweise andere Therapeuten/Therapeutinnen mehrere Tage nicht zusammenarbeiten oder Pflegende sich durch „äußeren" Zeitdruck in Hektik fühlen, beispielsweise bei knappem Personal (siehe Teil II Kapitel 4.3). Die Vorhersehbarkeit einer Handlung geht unter solchen Bedingungen für eine Person mit der medizinischen Diagnose des Wachkomas verloren, unter Umständen zieht dies eine Orientierungslosigkeit nach sich.

Prinzipiell wird deutlich, dass die Kategorien mit einer sozialen Orientierung in der Deutung kaum isoliert zu betrachten sind, sondern vielmehr eine Einheit bilden, in die wiederum die körperliche und psychische Ebene eingeschlossen werden. So kann der „Kontakt mit vertrauten Personen" beziehungsweise eine „dialogische Kommunikation" (Lotman 1990: 300) als Grundlage von Sinnbildung verstanden werden. Die Bedeutung eines gemeinsamen Gegenstandes ist hervorgehoben worden, durch den sich Beziehungen zwischen Menschen stabilisieren und der damit für die Realisierung „subjektiv bedeutsamer Handlungen" eine Rolle spielt. Ein Dialog entwickelt sich beispielsweise auf der Basis der „Spiegelung" beziehungsweise vor dem Hintergrund der Ausbildung eines gemeinsamen Handlungsrhythmus' von Patient/Patientin und Pflegendem/Pflegender sowie anderen Therapeuten/Therapeutinnen, in dem die je individuelle Eigenzeit Bestätigung findet.

Insgesamt können zahlreiche verschiedene Assoziationen zum „inneren" Verhalten aus dem vorliegenden Datenmaterial, also dem recherchierten Wissen ausgewählter Experten und Expertinnen abgeleitet werden. Wesentlich ist in diesem Zusammenhang, dass auf die Kommunikation zwischen Patient/Patientin und Befragter/Befragte verwiesen wird, wenn diese in Anlehnung an SPITZ als merkliche Verhaltensänderungen eines Menschen verstanden werden, mittels derer zum Beispiel die Gedanken anderer Personen beeinflusst werden können (Spitz 1989: 145; siehe Teil I Kapitel 2.3.1). Das „äußere" Verhalten von Erwachsenen im Wachkoma hat auf die Interviewten dahingehend gewirkt, als dass sie versuchen, die Beobachtungen (gedanklich) mit einer Deutung zu versehen, sich also dem „inneren" Verhalten eines Patienten/einer Patientin anzunähern und dieses im Rahmen beispielsweise dieser Studie weiterzugeben. Das heißt, es hat Kommunikation stattgefunden.

Zusammenfassend verweisen insbesondere die Kategorien mit einer sozialen Orientierung in der Deutung, die aus dem Wissen der Experten und Expertinnen erschlossen werden, auf den Prozess des Dialoges als Kernelement rehabilitativ-therapeutischer Pflege. Insgesamt werden die Grenzen des Interaktionsbegriffes deutlich, insbesondere, wenn er, wie in der Denkschrift der ROBERT-BOSCH-STIFTUNG (1996: 10f) formuliert, als so genannter Kern pflegerischen Handelns vermutet wird. Der Prozess der Interaktion als Dimension der „sozialen Wechselwirkung" bezieht sich auf „äußerlich" sichtbares Verhalten. Dies ist beobachtbar als „...wechselseitiges Aufeinanderwirken zwischen Individuen zum Zwecke der Abstimmung des Verhaltens der Beteiligten beziehungsweise des konkreten Handelns..." (Clauß, Kulka, Rösler et al. 1986: 292f; Jantzen 1990:

211). Pflege wird beispielsweise als „Beziehungsprozess" verstanden, wobei noch zu untersuchen sei, welche Rolle Interaktionsaspekte spielen und wie sie gestaltet werden können, um darauf basierend „Pflegemethoden" zu entwickeln (Schaeffer, Bartholomeyczik 1999: 42). Vor dem dargestellten Hintergrund verbleibt die Kategorie der Interaktion auf der Anschauungsebene. Auch die Reflexion des eigenen aktiven Parts der Beteiligten bleibt in der Interaktion unreflektiert. Dieser ist von Bedeutung, wie beispielsweise in der vorliegenden Untersuchung zum Ausdruck kommt. Es bleibt zu berücksichtigen, dass es sich exemplarisch bei den genannten Gefühlen der Traurigkeit, des Verlustes und der Sehnsucht um projektive Zuschreibungen seitens der Experten/Expertinnen auf die Patienten/Patientinnen handeln kann, die damit ihre eigenen Gefühle zum Ausdruck bringen. Wie bei allen Gefühlen, die bei einem Patienten/einer Patientin vermutet werden, ist diesem Gedanken Rechnung zu tragen.

Im Nachstehenden wird sich abschließend der ersten Forschungsfrage danach, welches Wissen ausgewählte Experten und Expertinnen über das Verhalten von Erwachsenen im Wachkoma ausgebildet haben, angenähert, indem eine erläuternde Einschätzung dieses Wissens vor dem Hintergrund des „Maßes an Allgemeinheit" (Wygotski 1991: 267) vorgenommen wird.

1.3 Eine Einschätzung des Wissens ausgewählter Experten und Expertinnen über das Verhalten von Erwachsenen im Wachkoma
Es ist darauf hingewiesen worden, dass sich die Darstellungen von Verhaltensweisen der Patienten/Patientinnen sowie die entsprechenden Interpretationen der Interviewten nicht nach Berufsgruppenangehörigkeit oder dem Status „Angehöriger/Angehörige" unterscheiden (siehe Teil II Kapitel 7.1). Zu bemerken ist jedoch, dass die Personen mit einer Ausbildung zur Ergotherapie und Physiotherapie aus den von ihnen erhobenen Beobachtungen Schlussfolgerungen im Hinblick auf die eigene Tätigkeit mit Erwachsenen, die unter den Bedingungen des Wachkomas leben, ziehen. So wird berichtet, dass eine neue Transfermethode eingeführt wird, auf die ein Patient zunächst mit vermehrtem Husten und einem erhöhten Muskeltonus reagiert. Weiter wird geschildert: *„Inzwischen ist es kein Problem, ihn umzusetzen, er ist vollkommen locker, hustet nicht mehr (...) Also daraus, ähm, deuten wir wieder, sag ich mal, ich betone immer wieder dieses Deuten, oder schließen wir, dass sowas auch trainiert werden kann"* (1/12/615; siehe Teil II Kapitel 4.3). Das bedeutet also, ein regelmäßiges systematisches Wiederholen der Handlung veranlasst einen Patienten, seine Verhaltensweisen zu ändern. Lernpsychologisch kann dieser Prozess dem Lernen zugeordnet werden, wenn dieses als Erwerb relativ andauernder Verhaltensänderungen aufgrund von Erfahrung definiert wird (Zeier 1976: 78; siehe Teil I Kapitel 3.3.2). Außerdem zeigt sich, dass zwischen einer „äußeren" beobachteten Verhaltensweise und deren Interpretation bewusst unterschieden wird. Aussagen, dass sich Verhalten bei Patienten/Patientinnen ändert, werden auch von den anderen Interviewten getroffen, wobei diese nicht unbedingt in allgemeine Handlungsorientierungen oder -prinzipien transformiert werden und sich damit auf die Zukunft richten: *„Das ist ja auch in der Badewanne so, wenn er im Wasser liegt,*

da also ich fand erst, am Anfang, als Torsten hier einzog und gebadet worden ist, da musste ich ihn in der Badewanne öfters mal absaugen, fällt mir dazu ein. Und, ähm, mittlerweile brauche ich ihn überhaupt nicht mehr abzusaugen. Ich denke mal, er hat sich auch schon daran gewöhnt" (2/17/764; siehe Teil II Kapitel 4.3). Ein Patient hat einen hohen Neuigkeitswert verarbeitet, er hat sich an eine Situation gewöhnt. Es hat Lernen im Sinne einer Habituation stattgefunden (siehe Teil I Kapitel 3.3.2; 3.3.2.1). Es handelt sich hier um Aspekte, die für die Konzipierung einer rehabilitativ-therapeutischen Pflege systematisch genutzt werden könnten, die jedoch im Rahmen der Interviews von vielen Befragten unbenannt bleiben.

Im Rahmen der Datenanalyse wird deutlich, dass die interviewte Person mit einer Ausbildung in Heilerziehungspflege die psychische Ebene in der Deutung „äußeren" Verhaltens besonders zum Ausdruck bringt. Die Ausbildung zur Heilerziehungspflege vermittelt nach Ansicht von NIEHOFF, LIERSCH und SCHÄFFNER (2001: 376) ein „pädagogisch-optimistisches Menschenbild". Desgleichen kann für die Ausbildung zur Ergotherapie und Physiotherapie angenommen werden. Daher könnte hier eine logische Begründung für die geschilderten Besonderheiten während der Datenanalyse gefunden werden. Die Ziele für die berufliche Arbeit mit einem als „behindert" geltenden Menschen liegen im „Kompetenzerwerb" sowie der so genannten „Verselbständigung" (Niehoff, Liersch, Schäffner 2001: 376). Ihre Erreichung erfordert ein Verständnis von „Verhaltensmustern" (Toifl 1995: 208) und dem dahinterstehenden Wissen um psycho-soziale Zusammenhänge, die förderlich für den Entwicklungs- und Lernprozess sind. Dies wäre ein Inhaltsbereich, der die herkömmliche Ausbildung in der Pflege sinnvoll erweitern würde und in Arbeitsfeldern der Rehabilitation notwendig ist.

Pflegende sind vor einem körperlichen Deutungskontext, der physiologische Vorgänge im Körper eines Menschen recht gut registriert, ausgebildet sowie in der Regel beruflich tätig, so dass sie sich hier sicher und handlungskompetent fühlen können. Folgerichtigerweise finden sich daher zahlreiche Deutungen auf dieser Ebene in den verbalen Daten dieser Studie. Das Ernährungsverhalten einer Person, das heißt bezogen auf die Kategorienbildung „Appetit oder Hunger" beziehungsweise „mangelnder Appetit oder Sättigung" sowie das Wahrnehmen „körperlicher Beschwerden" eines Patienten/einer Patientin gehören ebenso zu den Beobachtungsbereichen eines/einer Pflegenden wie die Beobachtung der Möglichkeit eines Patienten/einer Patientin sich zu bewegen, die sich in der erwähnten Kategorie „Bedürfnis nach einem Positionswechsel" wiederfindet. Das „Bedürfnis nach Ruhe" bildet die Aktivität des täglichen Lebens des „Ruhen und Schlafens" (Juchli 1997) ab. In den zuvor genannten Feldern können zum Beispiel Hinweise auf pathologische Prozesse gefunden werden, die möglicherweise einer medizinischen Diagnose und Behandlung bedürfen. Sie spiegeln sich demzufolge im Inhalt einiger Kategorien und basieren insgesamt auf Ausbildungsinhalten in der Pflege (siehe exemplarisch Juchli 1997). Die Ausbildung von Pflegenden ist nicht selten noch geprägt durch:

- „...die traditionelle Aneignung von Faktenwissen, das häufig auch noch ohne Begründung für dessen Bedeutsamkeit in situationsbezogenen Kontexten angeeignet werden mußte,
- das Verbot beispielsweise, im Rahmen herkömmlich vermittelter Krankenbeobachtung diese für eigene pflegerische Belange zu interpretieren und statt dessen lediglich beschreibend weiterzugeben..." (Müller 1998: 34).

In diesem Zusammenhang gilt zu berücksichtigen, dass von den neun interviewten Personen mit einer Ausbildung in der Krankenpflege, Kinderkrankenpflege, Altenpflege und der Pflegehilfe sieben Experten/Expertinnen zum Zeitpunkt der Datenerhebung zwischen sechs und 14 Jahren Berufserfahrung verfügen (siehe Teil II Kapitel 3.1; 3.2). Dementsprechend lange liegt jeweils die Zeit der Ausbildung zurück, die daher vermutlich noch stark durch die von MÜLLER genannten Charakteristika sowie einem an der Schulmedizin orientierten biologistischen Menschenbild gekennzeichnet ist. „Legionen von Lehrbüchern belegen die primär biologische Ausrichtung in Diagnostik und Therapie" (Toifl 1995: 208; siehe Teil I Kapitel 2.1) der Schulmedizin, wobei diese Perspektive sich kaum eignet, „...innerpsychische Abläufe und Verarbeitungsstrategien, psychische Bewertungen und – daraus resultierend – Verhaltensmuster zu verstehen" (Toifl 1995: 208). Heute finden sich Reformversuche in der Ausbildung von Pflegenden, die gestützt werden durch die Etablierung pflegepädagogischer/pflegewissenschaftlicher Studiengänge und damit der Möglichkeit der universitären Lehrerbildung für Lehrende in so genannten „Krankenpflegeschulen". Hinzu kommen Gründungen von Forschungsinstituten, die beispielsweise Innovationen in der Ausbildung von Pflegenden zunehmend empirisch erforschen beziehungsweise wissenschaftlich begleiten.

Es kann zusammenfassend festgestellt werden, dass das Wissen der ausgewählten Experten und Expertinnen als empirisches Wissen auf der Ebene der „Alltagsbegriffe" (Leontjew 1985a: 47) deklariert werden kann. Damit handelt es sich ebenso wie das Wissen, das von der medizinischen Disziplin für die Diagnose des „apallischen Syndroms" oder Wachkomas genutzt wird, um Beschreibungswissen – Beschreibungswissen deshalb, da eine Erklärung im Sinne einer „...verständigen Abstraktion, von der aus das Wesen der zu begreifenden Prozesse erschlossen werden kann" (Jantzen 1994a: 128) noch zu leisten ist. In Bezug auf die erste Forschungsfrage würde ich insgesamt das Wissen, das die Befragten über das Verhalten von Erwachsenen im Wachkoma expliziert haben, als eher konkretes Wissen mit einem noch ausbaufähigem „Maß an Allgemeinheit" (Wygotski 1991: 267) bezeichnen. Als Erfahrungswissen bleibt es empirisch beschreibend und zeichnet sich demzufolge durch einen noch wenig hergestellten sowie erörterten Zusammenhang zwischen den einzelnen Begriffen aus, wie dies später noch am Beispiel einer Betrachtung der Deutung des „Wohlbefindens" demonstriert wird. Unterstützt wird diese Annahme durch einige Visionen der Expertenrunde bezugnehmend auf eine bestmögliche Pflege von Erwachsenen, die unter den Bedingungen des Wachkomas leben. Eine der drei Grundideen bezieht sich patientenfern und konkret auf die räumliche Ausstattung sowie die Gestaltung des Wohnbereiches der Patienten/Patientinnen. Eine andere Idee betrifft patientennah und wiederum direkt anwendungsbezogen Fortbildungen im Themenbereich der „Basalen Stimulation" und „Kinästhetik" (siehe Teil II Kapitel 4.5). In vielen Berichten der Experten/Expertinnen spiegelt sich die Gegenwart wider, wobei manchmal die Vergangenheit eines Patienten/einer Patientin im Sinne von *„Er wirkte unruhiger und ein bisschen hat man schon gemerkt, dass da, also schon was da ist, was er von früher kannte so"* (7/25/1159) oder *„Also, das sind meistens so die Sachen, die die vorher auch gerne gemocht haben"* (4/7/287; Teil II Kapitel 4.3) einbezogen wird. Dies kann ebenso als Hinweis darauf gewertet werden, dass viele interviewte Personen eher auf der empirischen Ebene verallgemeinern. Es finden sich Zuschreibungen, die in Bezug auf die funktionelle Systembildung vordringlich im Bereich der Afferenzsynthese zu verorten sind, also in der zeitlichen Dimension der Vergangenheit/Gegenwart. Der geschilderte Zusammenhang begründet sich wahrscheinlich gerade durch den Hintergrund, dass sich die Befragten zur Hauptsache auf der Ebene des Beschreibungswissens bewegen, das eher im „Hier und Jetzt" verbleibt. Erst das Niveau des Erklärungswissens erleichtert, zeitliche Bezüge und Zusammenhänge zwischen Ereignissen herzustellen und zum Beispiel beobachtete Verhaltensänderungen bei einem Patienten/einer Patientin auf ihre ursächlichen Bedingungen hin zu rekonstruieren, wobei die aktuelle Situation ebenso wie der biographische Hintergrund und die möglichen Erwartungen einer Person an die Zukunft Berücksichtigung finden (siehe Teil I Kapitel 3.3). Es bleibt im Versuch der empirischen Verallgemeinerung die „situative Anschaulichkeit" (Leontjew 1985a: 46) im Geschilderten bestehen. Dieses Phänomen findet sich jedoch nicht nur in der traditionellen Pflegeausbildung und der Pflegepraxis, sondern auch in Bereichen der Pflegeforschung.

Um sich der ersten Forschungsfrage danach anzunähern, welches Wissen ausgewählte Experten und Expertinnen über das Verhalten von Erwachsenen im Wachkoma ausgebildet haben, gibt es verschiedene Möglichkeiten. Diese lassen sich durch eine unterschiedliche Reichweite, Erklärungskraft und Flexibilität charakterisieren. Dieser Umstand wiederum führt, der jeweiligen Logik folgend, zu ganz unterschiedlichen Auswirkungen im Hinblick auf die Annäherung an die zweite Forschungsfrage, den Handlungsorientierungen, die sich aus diesem empirisch begründeten Wissen für eine rehabilitativ-therapeutische Pflege ableiten lassen. Dies soll im Folgenden exemplarisch demonstriert werden.

1.3.1 Ein Versuch der empirischen Verallgemeinerung und deren Potentiale
Die Schlussfolgerungen aus den Analyseergebnissen der vorliegenden Studie sind meiner Meinung nach vom „Maß der Allgemeinheit" (Wygotski 1991: 267), das für die Interpretation der Untersuchungsergebnisse gewählt wird, beeinflusst. Ausgehen möchte ich dabei von der Annahme, primär empirische Grundlagen für den Erkenntnisgewinn zu nutzen, ohne ein höheres „Maß an Allgemeinheit" bei der Ableitung der Forschungsfrage vorauszusetzen beziehungsweise bei der Interpretation der Ergebnisse anzustreben. Im Rahmen dieser Untersuchung wurde das pflegepraktisch ausgebildete Erfahrungswissen von

Pflegenden beziehungsweise Personen, die in pflegerische Handlungsprozesse einbezogen sind, erhoben. Es handelt sich damit um empirisches Wissen. Die Fokussierung auf die Erhebung und Auswertung empirischen Wissens der Pflege als erkenntnisbildendes Instrument entsteht im anglo-amerikanischen Sprachraum in den späten 1950er Jahren (Chinn, Kramer 1996: 7). In den USA hat sich die Pflegewissenschaft bereits seit Jahrzehnten auf universitärer Ebene etabliert, sie ist das „...Land mit der längsten und breitesten pflegewissenschaftlichen Tradition..." (Schaeffer, Bartholomeyczik 1999: 40) und kann somit als ein Bezugspunkt für die „neue" Disziplin Pflegewissenschaft in der Bundesrepublik Deutschland genutzt werden. Anfang der 1960er Jahre zeigen sich in den USA „...zwei ‚Lager' im Bereich der Pflegewissenschaft: zum einen die ‚Theoretikerinnen', die sich mit der Anwendung und Modifizierung wissenschaftlicher Erkenntnisse im Bereiche der Pflege auf relativ abstraktem Niveau bewegen, und zum anderen die ‚Praktikerinnen', die davon ausgehen, daß sich eine eigenständige Pflegewissenschaft nur über empirische Forschung in der Pflegepraxis entwickeln kann" (Steppe 1993: 31). Beide Fraktionen nähern sich Ende der 1960er Jahre an und STEPPE verweist in diesem Zusammenhang auf MARTHA ROGERS als eine der führenden Pflegetheoretikerinnen der USA, die konstatiert: „Concomitantly, the science of nursing does not arise out of a vacuum nor are the knowledges encompassed by nursing science necessarily of meaning only to nurses" (Rogers 1970: 86; Steppe 1993: 32). Das heißt folglich sinngemäß, dass die Pflegewissenschaft keinem „wissenschaftlichem Niemandsland" entstammt, in dem gewissermaßen „das Rad neu erfunden" werden muss oder, um im Bild zu bleiben, das Gesamtgebiet neu zur Kartierung ansteht. Pflegewissenschaft kann durchaus theoretische Erkenntnisse aus anderen Disziplinen importieren beziehungsweise diese auf die eigenen Anliegen bezogen weiterentwickeln oder modifizieren. Genauso können Erkenntnisse, die in der Pflegewissenschaft erarbeitet werden, interessant und relevant für andere Fachbereiche sein. Beide Aussagen von MARTHA ROGERS lassen sich meiner Meinung nach auf die noch verhältnismäßig junge pflegewissenschaftliche Disziplin in der Bundesrepublik Deutschland übertragen. Gerade der interdisziplinäre Informationsaustausch und die multidisziplinäre Zusammenarbeit setzt Synergieeffekte frei, wie es EBKE im Kontext der Frührehabilitation von Patienten/Patientinnen mit neurologischen Schädigungen formuliert (Ebke 2002: 68; siehe Teil I Kapitel 2.3.1). Synergie kann in Anlehnung an SELYE als das Zusammenwirken verschiedener Fachdisziplinen definiert werden, die durch ihre jeweilige Gegenwart die Wirksamkeit der übrigen Fachgebiete steigert (Selye 1988: 199). Diese Dynamik kann ebenfalls genutzt werden, um wissenschaftliche Fragestellungen, die relevant für die Praxis sind, umfassend zu bearbeiten. Die Pflege selbst übt in der Rehabilitation umfassende Wechselwirkungen auf andere Fachgebiete aus (Enders 1997: 54).

Die von vielen US-amerikanischen Pflegewissenschaftlern/Pflegewissenschaftlerinnen benutzte qualitative Vorgehensweise zur Entwicklung empirischer Erkenntnisse wird in der Regel als Abfolge von „Beschreiben", „Erklären" und „Prognostizieren" bezeichnet (Chinn, Kramer 1996: 8). Auf der Ebene des

„Beschreibens" werden Beobachtungen, die auf Erfahrungen oder persönlichen Eindrücken beruhen, durch strukturierte Beschreibungen wiedergegeben. Dergleichen zielt darauf ab zu erfassen, *was* ein Phänomen ist, indem zum Beispiel Merkmale, die das zu untersuchende Phänomen auszeichnen, charakterisiert werden. Das Niveau der „Erklärung" versucht Hinweise zu finden, *wie* oder *warum* ein Phänomen existiert. Eine „Prognose" wird als das Aufzeigen von Bedingungen, durch die sich eine Erscheinung entwickelt oder verändert, definiert. Manchmal verschwimmt die Trennschärfe zwischen der „Erklärung" und der „Prognose" (Chinn, Kramer 1996: 8; 122). Der seit Mitte der 1960er Jahre vermehrt von den Soziologen GLASER und STRAUSS publizierte und sich etablierende Forschungsstil der Grounded Theory stößt damals meiner Auffassung nach aus verständlichen Gründen auf großes Interesse in der US-amerikanischen Pflegewissenschaft und wird oftmals als geeignete Methode erachtet, „...um durch qualitative Datenanalyse induktiv Theorien zu erstellen" (Strauss, Corbin 1996: IX). Für diese Affinität spielen wahrscheinlich verschiedene Komponenten eine Rolle: Zum einen dominieren zu Beginn des pflegewissenschaftlichen Diskurses in den USA Forderungen danach, konsequent quantitativ und damit vermeintlich wissenschaftlich objektiv zu forschen. Erst in den 1970er Jahren setzen sich vermehrt qualitativ orientierte Untersuchungsansätze durch (Steppe 1993: 24). STRAUSS und GLASER entstammen unterschiedlichen Forschungstraditionen und entwickeln auf der Basis des jeweils qualitativen beziehungsweise zunächst quantitativen Hintergrundes die Grounded Theory als eine Methodologie (Strauss, Corbin 1996: 9f). Damit nähern sich also beide Forschungsausrichtungen an und spiegeln hiernach die damalige Entwicklung der US-amerikanischen Pflegewissenschaft. Zum anderen korrespondiert das dreischrittige Kodierverfahren zur Datenanalyse der Grounded Theory mit den Etappen der „Beschreibung", der „Erklärung" sowie der „Prognose". Zu welcher Aussage würde diese Herangehensweise in Bezug zur Hypothesenbildung für die vorliegende Arbeit führen? Dies soll exemplarisch skizziert werden: Ein Ergebnis der Datenanalyse beschreibt, dass eine gelockerte Muskulatur, die von der Expertenrunde bei Patienten/Patientinnen beobachtet wird, mit „Wohlfühlen" beziehungsweise etwas als „angenehm zu empfinden" assoziiert wird. Es werden Situationen beschrieben, wie zum Beispiel das Baden, in deren Rahmen eine solche Beobachtung erhoben werden kann (siehe Teil II Kapitel 4.3): *„In der Badewanne total. Wenn er da erstmal drinne ist, relaxt er total (...) irgendwie sieht er dann sehr entspannt* [womit eine gelockerte Muskulatur gemeint ist, Anmerkung P.T.] *aus und wie gesagt (...), ich denke mal, dass er denkt: ‚angenehm'"* (9/20/915; Teil II Kapitel 4.3). Würde das zu untersuchende „Phänomen" als eine Person im Wachkoma verstanden, wäre ein Merkmal, das sich beobachten ließe, eine entspannte Muskulatur. Damit wäre die Ebene der „Beschreibung" erreicht. Dem folgt die „Erklärung", beispielsweise die Vermutung, ein Patient/eine Patientin „fühle sich wohl" oder finde etwas „angenehm". Die Prognose, hier verstanden als Bedingungen, die eine Erscheinung entstehen lassen, wäre das Baden. Vor diesem Bezugsrahmen lässt sich das Wissen, das ausgewählte Experten und Expertinnen ausgebildet haben, allen drei Ebenen zuordnen. Auf diese Weise ließe sich empirisch fundiert als konkrete Handlungsanleitung schlussfolgern, dass eine gelockerte Muskulatur Ausdruck für das Gefühl des „Wohlbefindens" bei Patienten/Patientinnen ist und durch ein Wannenbad hervorgerufen werden kann. Eine, wie zuvor in großen Zügen dargestellte, so genannte gegenstandsbezogene theoretische Fundierung pflegepraktischer Handlungen stellt den Versuch dar, im Sinne eines linearen Ursache-Wirkung-Prinzipes nach „allgemeingültigen" Stimulationen zu suchen, die in der Konsequenz treffsicher auf die Remission des Wachkomas bei einer Person abzielen. „Vereinfacht dargestellt sieht das analytische Ordnen wie folgt aus: A (Bedingungen) führen zu B (Phänomen), was zu C (Kontext) führt, was zu D (Handlung/Interaktion, inklusive Strategien) führt, was dann zu E (Konsequenzen) führt" (Strauss, Corbin 1996: 101). Dieser Versuch lässt sich im Hinblick auf diese Untersuchung durch eine geringe Reichweite und daher begrenzte Erklärungskraft charakterisieren und kann meiner Meinung nach grundsätzlich für die Bearbeitung des vorliegenden Gegenstandes in Frage gestellt werden, insbesondere sofern nicht ein abstrakterer Reflexionszusammenhang zur Verfügung steht (siehe Teil I Kapitel 3.0). Es kann ja richtig sein, dass ein Patient/eine Patientin sich beim Baden entspannt, die Erscheinungsebene wird jedoch in diesem Kontext nicht verlassen und erschwert damit erheblich die Konzipierung rehabilitativ-therapeutisch ausgerichteter Maßnahmen, die dynamisch in die Zukunft gedacht sind und diese in Form einer ebenfalls beweglich gedachten und flexibel zu erreichenden Zielbildung hypothetisch vorwegnehmen. Die Flexibilität bleibt eingeschränkt: „Wenn-Dann-Beziehungen" können in diesem Kontext eine relativ starre Struktur aufweisen, wie dies beispielsweise in der Anwendung multisensorischer Stimulationsprogramme zum Ausdruck kommt oder dem so genannten „Snoezelen" als selektierter Einsatz von Reizangeboten für alle Wahrnehmungsbereiche, „...die anknüpfen an eine frühkindliche Erinnerungsprägung" (Schmolke 2003: 20), und der neuerdings im Rahmen der Rehabilitation von Menschen nach einem schweren Schädel-Hirn-Trauma entdeckt wird. Rehabilitativ-therapeutische Pflege sollte an den Erfahrungshorizont eines Patienten/einer Patientin anknüpfen, dabei macht es jedoch Sinn die Idee zu berücksichtigen, dass individualisierte Bedürfnishierarchien des Individuums abhängig von den Abbildhierarchien sind (Jantzen 1987: 140). Erwachsene, die unter den Bedingungen des Wachkomas leben, das sie im Erwachsenenalter ausgebildet haben, haben zuvor vermutlich die soziale Ich-Bedeutung entwickelt, hier lassen sich Bedürfnisse, an die in der Rehabilitation angeknüpft werden kann, eher vermuten als in „frühkindlichen Erinnerungsprägungen" (siehe Teil I Kapitel 3.3). Das Instrumentarium reflektieren zu können, warum möglicherweise ein Stimulus eine gewünschte, keine oder eine andere als die gewünschte Reaktion hervorruft, gründet sich primär auf „Versuch und Irrtum". Der Handlungsspielraum für Pflegende und andere Therapeuten/Therapeutinnen ist daher nicht besonders groß. Wirkt der eine Reiz nicht, wird ein anderer probiert, was dann Aussagen wie die folgende, die mir im Rahmen eines Seminars begegnet ist: „Es ist doch egal, ob mit Nutella oder Zahnpasta die Zähne geputzt werden!" erst einmal in sich logisch erscheinen lässt. Unbeachtet bleibt, dass damit wiederum „isolierende Bedingungen" forciert werden können, weil sowohl dem „Nutella" als auch der Zahnbürste der objektive Sinngehalt entzogen wird (siehe Teil I Kapitel 3.0). Letztendlich fördert ein solcher Umgang mit den Ergebnissen dieser Untersuchung kaum, den Reflexionsrahmen für Pflegende derart zu erweitern, dass eine Chance bestünde, sich langsam von der Anwendung von „Technologien" und „Regeln" (Walter 1993: 121) zu verabschieden. Vielmehr würden vor dem Hintergrund des Paradigmas, Theorien ausschließlich aus der Praxis zu entwickeln, den bereits verwendeten Regeln einfach neue hinzugefügt, und es kann diskutiert oder – überspitzt formuliert – gar in Interventionsstudien untersucht werden, ob im Rahmen der Anwendung des Programms der „Basalen Stimulation" (Bienstein, Fröhlich 1994) lieber Waschlappen von rauher oder weicher Materialqualität in der Pflege eines Patienten/einer Patientin im Wachkoma Verwendung finden sollten. Es ist deutlich geworden, dass eine höhere Abstraktion zu sehr viel offeneren und flexibleren Ableitungen in Bezug auf die Annäherung an die zweite Forschungsfrage nach Handlungsorientierungen, die sich aus einem empirisch begründeten Wissen für eine rehabilitativ-therapeutische Pflege ableiten lassen, münden kann. Meiner eigenen berufspraktischen Erfahrung nach lassen sich solche Orientierungen nicht rein aus der Empirie generieren. Dafür scheint ein abstrakterer Bezugsrahmen notwendig, in dem berufliche Erfahrungen ständig gespiegelt werden, so dass letztendlich ein stetiger Auseinandersetzungsprozess zwischen Theorie und Praxis stattfindet. Um eine Beziehung zwischen einzelnen Begriffen zu erarbeiten und herstellen zu können, muss über die empirische Verallgemeinerung hinaus eine theoretische Verallgemeinerung, also wissenschaftliche Begriffe, gewonnen werden (Jantzen 1994a: 133).

1.3.2 Die theoretische Verallgemeinerung als Schlüssel zur Entwicklung von Reflexionswissen

„Wissenschaftliche Begriffe" drücken, im Gegensatz zu „Alltagsbegriffen", eine „Verallgemeinerung von Gedanken" aus (Leontjew 1985a: 47). Sie lösen sich aus der konkreten Situation und werden damit sowohl zeitlich als auch örtlich ungebunden sowie in der Anwendung beweglicher und offener als ein starres konkret-theoretisches Muster. Vor dem Bezugsrahmen der Theorie der funktionellen Systeme könnte abstrahiert werden, indem „Wohlbefinden" als die Entdeckung bedürfnisrelevanter Objekte oder die hohe Wahrscheinlichkeit der Erreichung eines „nützlichen Endeffektes" definiert würde, letztendlich also als „Bereitschaft und Offenheit zum Dialog in einer sozialen Umwelt" (Jantzen 1993: 188). Angewendet und rückbezogen auf die individuelle Situation eines Patienten/einer Patientin könnten hier Ansatzpunkte für eine Strukturierung beziehungsweise inhaltliche Ausgestaltung des Rehabilitationsprozesses gefunden werden, indem Annahmen zum möglichen Bedürfnis und zur Motivbildung sowie zum vorstellbaren „nützlichen Endeffekt", um nur einige zu nennen, aus der potentiellen Sicht eines Patienten/einer Patientin formuliert werden. Die Theorie der funktionellen Systeme, die in dieser Arbeit unter anderem als Kontext gewählt wurde, hätte strukturellen Charakter mit der Funktion, die faktische Umsetzung für den Einzelfall im Sinne der inhaltlichen Ausgestaltung zu systematisieren. Ausgehend von einer konkreten Beobachtung eröffnet sich über den Weg vom Allgemeinen zum Besonderen demzufolge ein Begründungs- und Reflexionshintergrund für das pflegerische Handeln von größerer Reichweite, Erklärungskraft und Flexibilität. Die Ausgangsbasis dafür ist durchaus die Empirie, wobei durch eine kontinuierliche „...Induktion und Analyse die wechselseitigen Beziehungen der Begriffe bestimmt..." (Jantzen 1994a: 133) werden. Im Hinblick auf die Motivbildung kann durch Angebote von „außen", also von Pflegenden und anderen Therapeuten/Therapeutinnen ein gemeinsamer Möglichkeitsraum geschaffen werden, der einem Patienten/einer Patientin die Gelegenheit bietet, unterstützt durch andere Personen in einen erfolgreichen, sinnstiftenden Austausch mit den „Kausalitäten der äußeren Welt" zu treten (siehe Teil I Kapitel 3.3.2.1; 3.3.3). Denkbar und damit in die Praxis umzusetzen wird unter solchen Voraussetzungen ein gemeinsamer Handlungs- beziehungsweise Tätigkeitsbereich, der kennzeichnend für den Dialog ist. Es kann mit JANTZEN in diesem Zusammenhang von „Subjekt-Tätigkeit-Subjekt-Beziehungen" gesprochen werden, bei denen zu erwarten ist, dass Austauschprozesse sich gleichzeitig in bedürfnisrelevanter und in inhaltlicher Hinsicht ereignen (Jantzen 1990: 210; siehe Teil I Kapitel 1.3.1). Das heißt: „...im Dialog kann der Therapeut den Patienten motivieren, daß heißt über verschiedene Sinneskanäle interne Mobilisationsprozesse anregen, zum Beispiel über die Erweiterung attraktiver Wahrnehmungen und Möglichkeiten des Selbsttätigseins. Mit Jantzen ist Motivation ein Sinnbildungsversprechen" (Zieger 1992a: 130f). Transparent wird in diesem Zusammenhang die vergrößerte „Breite", denn durch die Begriffsfindung auf der Metaebene im Hinblick auf die „Länge" besteht die Chance soweit inhaltlich-konkret in die „Breite" zugehen, wie es verschiedene Menschen gibt, denn was angenehme oder eher unangenehme Gefühle bei einem Menschen auslöst, muss jedes Individuum für sich selbst herausfinden (siehe Teil III Kapitel 1.1). Das heißt, ein Wannenbad führt nicht „automatisch" bei jeder Person zum vom Expertenkreis assoziierten Gefühl des „Wohlbefindens", das sich durch eine lockere Muskulatur ausdrückt. So wird ebenfalls von einer interviewten Person berichtet: *„Das ist ja auch in der Badewanne so, wenn er im Wasser liegt, also ich fand erst, am Anfang, als Torsten hier einzog und gebadet worden ist, da musste ich ihn in der Badewanne öfters mal absaugen"* (2/17/764; Teil II Kapitel 4.3). Die vermehrte Sputumbildung wird von den Befragten mit „Unwohlsein" assoziiert beziehungsweise im genannten Beispiel mit dem Aspekt der „Orientierung" in einer Situation, die für den Patienten von einem hohen Neuigkeitswert gekennzeichnet ist, den er zunächst im Sinne einer Gewöhnung verarbeiten muss. Der Situationszusammenhang muss also individuell im Hinblick auf die Bedeutung für einen Patienten/eine Patientin bestimmt werden und kann damit ganz unterschiedliche Angebote durch Pflegende oder andere Therapeuten/Therapeutinnen initiieren. Die Beobachtung und Interpretation, dass sich

Patienten/Patientinnen bei einem Bad unter Umständen entspannen, wird damit nicht in Frage gestellt, vielmehr geht es darum, das dahinterstehende Prinzip beispielsweise vor dem Hintergrund der funktionellen Architektur eines Verhaltensaktes sowie aus lernpsychologischer Sicht zu verstehen. Nicht nur die Beobachtung selbst, sondern auch ein Verständnis für die Entwicklung, das heißt die Entstehungsgeschichte einer Beobachtung auszubilden, scheint unentbehrlich. Auf dieser Basis können mehrere Einflüsse gleichzeitig erfasst, in Beziehung gesetzt und beurteilt werden. Damit eröffnen sich eine Vielzahl von Handlungsorientierungen für die Pflege und Therapie. Folglich kann sich endgültig von dem Wunsch nach einem „Vokabelheft", mit dem Verhaltensweisen von Erwachsenen im Wachkoma „übersetzt" werden können, verabschiedet werden, zumal nach LOTMAN in der Wirklichkeit keine Zeichensysteme vorkommen, „...die völlig exakt und eindeutig und in isolierter Form für sich allein funktionieren" (Lotman 1990: 288; siehe Teil I Kapitel 3.0). In dieser Arbeit beispielsweise können insgesamt 31 Assoziationen zum „inneren" Verhalten aus dem vorliegenden Datenmaterial abgeleitet werden. Diese vergleichsweise hohe Anzahl der Assoziationen zum „inneren" Verhalten unterstützt die Annahme, dass die Klassifizierung von Verhaltensweisen, wie auch KORNMANN betont, immer nur eine erste Annäherung ist. Sie sollte für jeden Einzelfall neu geprüft werden (Kornmann 1992: 351). Dieses Postulat muss unbedingt bei dem Versuch, Verhalten zu clustern und zudem noch mit einer entsprechenden Deutung zu versehen, Berücksichtigung finden. Das heißt, es kann zwar eine Korrespondenz, jedoch kein fixer kausaler Zusammenhang hergestellt werden zwischen dem, was unter „äußerlich" beobachtetem Verhalten und dementsprechend zugeordnetem „innerlichen" Verhaltensweisen klassifiziert wird. Die tatsächliche „innere" Konstruktion einer Person, über deren Verhalten Hypothesen aufgestellt werden, ist jeweils von der „...individuellen Struktur jeder Person und nicht durch die Eigenschaften des perturbierenden Agens bestimmt" (Maturana, Varela 1990: 27; siehe Teil I Kapitel 3.3.2). Damit kann sie eine nahezu unendlich große Spannbreite und Vielfalt aufweisen. Das Erfahrungswissen weist, wie ebenfalls am Beispiel des „Wohlbefindens" deutlich wird, implizit viele Zusammenhänge auf, die in der Pflegepraxis systematisch genutzt werden können, sobald sie transparent sind (siehe Teil II Kapitel 1.1; 7.4). Pflegende erheben in ihrer praktischen Tätigkeit Daten zum Verhalten von Patienten/Patientinnen, die in einem ersten Schritt durch die Pflegeforschung und Pflegewissenschaft theoretisch verallgemeinert werden können (siehe Teil I Kapitel 4.0). In einem zweiten Schritt müssen jedoch diese Beobachtungen von Pflegenden in der Alltagspraxis selbst im Hinblick auf die „eigenen pflegerischen Belange" (Müller 1998: 34), die rehabilitativ-therapeutisch ausgerichtet sind, interpretiert und im interdisziplinären Team fachlich ausgedrückt werden. Bei einer Dekodierung von Verhalten eines Patienten/einer Patientin geht es in diesem Kontext also um die Erschließung des dynamischen und systemhaften Zusammenhanges, in dem eine Beobachtung lokalisierbar ist sowie um die Entstehungsgeschichte einer Verhaltensweise. „What a theory gives us is not more of the same thing that makes up everyday knowledge; rather it gives us the unity behind the facts known to common sense" (Collin 1992: 15). Das heißt, dass eine Theorie zunächst nicht mehr über einen Gegenstand aussagt, als Alltagswissen, der Unterschied liegt vielmehr darin, wie auch zuvor deutlich wurde, dass Zusammenhänge hinter den so genannten Fakten oder Beobachtungen zum Ausdruck kommen. Mit dieser Feststellung ist eine Grundvoraussetzung geschaffen, sich auf eine rehabilitativ-therapeutische Pflege zu konzentrieren, die sich durch die Vermittlung des Kontaktes eines Patienten/einer Patientin zur Umwelt mit dem Ziel des Aufbaus neuer Handlungs- und Kommunikationskompetenzen durch Pflegende und andere Therapeuten/Therapeutinnen charakterisieren lässt (siehe Teil I Kapitel 1.3.1). In den Mittelpunkt rückt damit die „soziale Wechselwirkung" (Clauß, Kulka, Rösler et al. 1986: 339) zwischen Patient/Patientin und Pflegenden sowie weiteren Therapeuten/Therapeutinnen beziehungsweise die Organisation der „Kooperationsbedingungen" (Feuser 1995: 121). Unter Kooperation kann als eine Erscheinungsweise der sozialen Wechselwirkung die gemeinsame, produktbezogene Tätigkeit verstanden werden, „...innerhalb derer Individuen interagieren und kommunizieren..." (Jantzen 1990: 212). Einen Schritt in diese Richtung finden wir in der Untersuchung von BOYLE und GREER (1983), deren Konzeption verhaltensanalytisch ausgerichtet ist und die sich durch die konstruktive Aufnahme von Eigeninitiativen eines Patienten/einer Patientin auszeichnet. Damit würde in Anlehnung an JANTZEN zwar eine Subjektlogik gesetzt, sie wird jedoch nicht verstehbar (Jantzen 1996: 9). Hervorzuheben ist dennoch für die US-amerikanische Studie, dass versucht wird, die Position des „äußeren" Beobachters/der „äußeren" Beobachterin zumindest teilweise zu verlassen, um sich dem „inneren" Verhalten eines Patienten/einer Patientin anzunähern. Einen konsequenten Übergang zum „...Konstruktivismus vom Standpunkt des inneren Beobachters..." (Jantzen 1994a: 143) findet sich gleichwohl noch nicht. Insgesamt wird sichtbar, dass um Verstehen zu können, „...rekonstruierendes Wissen vorhanden sein [muss], das über den bloßen Alltagsverstand hinausgeht" (Jantzen 1996: 18). Wenn Bezug auf die Metapher WYGOTSKIs genommen wird, würde ich ein Allgemeinheitsmaß in Äquatornähe für günstig und anstrebenswert halten. Hier sind die Begriffe noch anschaulich genug, um im Hinblick auf die empirische und theoretische Verankerung sowohl mit Inhalt gefüllt als auch aussagekräftig zu sein. Dies begünstigt einen Theorie-Praxis-Transfer, da die Begriffe in ihrer Abstraktheit genügend anwendungsbezogen bleiben, um in der Pflege tätigen Personen „reflexives Schlüsselwissen" (Jantzen 1996: 17), mit dem sie eigenständig Phänomene der Praxis erklären sowie systematisch Orientierungen für ihr Handeln entwickeln können, zur Verfügung gestellt wird.

Im Folgenden soll in Bezug auf die zweite Forschungsfrage nach den Handlungsorientierungen, die sich aus dem Wissen ausgewählter Experten und Expertinnen hinsichtlich einer rehabilitativ-therapeutischen Pflege ergeben, eingegangen werden, wobei einige bereits zum Vorschein gekommen sind.

„Um wir selbst zu sein, müssen wir uns selbst haben; wir müssen unsere Lebensgeschichte besitzen oder sie, wenn nötig, wieder in Besitz nehmen. Wir müssen uns erinnern – an unsere innere Geschichte, an uns selbst."
(Sacks 1999: 154)

2.0 Aspekte zur Entwicklung von Handlungsorientierungen im Spiegel rehabilitativ-therapeutischer Pflege

Zusammenfassung: Relevant für Handlungsorientierungen im rehabilitativen Prozess sind der „Kontakt mit vertrauten Personen" und die „Durchführung subjektiv bedeutsamer Handlungen", durch die sich Vergangenheit, Gegenwart und Zukunft einer Person verknüpfen. Die Kategorien lassen sich in Bezug auf den Dialog, die erklärende und verstehende Diagnostik als Rehistorisierung sowie die „Suche nach einem gemeinsamen Gegenstand" mit dem Ziel der Minimierung isolierender Bedingungen konkretisieren. Aus dem Expertenwissen läßt sich die Bedeutung psychotherapeutischer Angebote für Personen im Wachkoma ableiten, da Assoziationen zum „inneren" Verhalten von Patienten/Patientinnen eine Reproduktion isolierender Bedingungen vermuten lassen. Das Gewicht interdisziplinärer Mitarbeiterteams in Einrichtungen der „Phase F" beziehungsweise der Langzeitpflege sowie die Anwendung lerntheoretischer Zusammenhänge leitet sich entsprechend ab. Empirisch abgeleitete Hinweise für die Ausgestaltung rehabilitativ-therapeutischer Pflege umfassen neben dem Einbezug des Erfahrungshorizontes einer Person mit der Diagnose des Wachkomas beispielsweise durch den Einbezug des Wissens Angehöriger, das subjektive Erkennen durch die Befragten, dass ein Patient/eine Patientin auf ihre Angebote reagiert, eine Konstanz der pflegenden Person über einen längeren (mehrtägigen) Zeitraum, stetig wiederkehrende und strukturell gleichbleibende Handlungsabläufe sowie das Erkennen von Gemeinsamkeiten und Berührungspunkten zwischen Pflegenden und Patienten/Patientinnen. Fort- und Weiterbildungen für in der Pflege tätige Personen, die langfristig konzipiert und regelmäßig vor Ort in einer Einrichtung durchgeführt werden, scheinen ebenso sinnvoll wie eine Supervision.

In den vorherigen Ausführungen sind bereits verschiedene Aspekte angeklungen, die, in Beachtung der zweiten Forschungsfrage, auf Handlungsorientierungen für eine rehabilitativ-therapeutische Pflege, die sich aus dem Expertenwissen ableiten lassen, verweisen. Die soziale Deutungsebene kristallisiert sich als Kern bezogen auf die Strukturierung und inhaltliche Ausgestaltung rehabilitativer Prozesse heraus, wozu als fördernde Komponenten zentral der „Kontakt mit vertrauten Personen" und die „Durchführung subjektiv bedeutsamer Handlungen" gehören sowie daneben die „aktive Beteiligung eines Patienten/einer Patientin bei der Durchführung von Handlungen" und die „Erfahrung der Spiegelung des Verhaltens". Als wesentlich wird ebenso die „Bestätigung der Eigenzeit eines Patienten/einer Patientin für die Dauer der Durchführung einer Handlung" erachtet. Diese aus dem Expertenwissen abgeleiteten Eigenschaften, die ein Rehabilitationsprozess aufweisen sollte, fördern vermutlich das Empfinden von Wohlbefinden eines Patienten/einer Patientin, das sich entscheidend auf eine Offenheit für (neue) Informationen und deren Verarbeitung beziehungsweise (Wieder-)Aneignung auszuwirken scheint. Demgegenüber verweisen die Kategorien sowohl der „Nichtbeachtung der Eigenzeit eines Patienten/einer Patientin bei der Durchführung einer gemeinsamen Handlung" als auch das „Unterbrechen des Rhythmus einer gemeinsamen Handlung" auf einen Kontaktabbruch zwischen den Befragten und Patienten/Patientinnen und damit auf eine Blockierung im (Wieder-)Aneignungsprozess, insofern also auf isolierende Bedingungen hin. Solche Bedingungen scheinen das Empfinden von Unwohlsein bei einem Menschen zu begünstigen, welches dem nachhaltigen explorativen Lernen entgegenwirkt. Die Kategorien, die positiven Einfluss auf den (Wieder-)Aneignungsprozess einer Person nehmen und isolierende Bedingungen reduzieren, sollten demzufolge Konzeptionen pflegerischen Handelns inhaltlich leiten. „Der Kontakt mit vertrauten Personen" und die „Durchführung subjektiv bedeutsamer Handlungen" setzen im Hinblick auf die Verarbeitung von Informationen und der Minimierung von isolierenden Bedingungen Akzente und sollen im Folgenden vor dem Hintergrund des Dialoges, der erklärenden und verstehenden Diagnostik als Rehistorisierung sowie der „Suche nach einem gemeinsamen Gegenstand" und der Interdisziplinarität präzisiert werden. Auf diese Weise soll, ausgehend vom erhobenen und analysierten Expertenwissen, auf Aspekte der Entwicklung von Handlungsorientierungen im Spiegel rehabilitativ-therapeutischer Pflege eingegangen werden.

2.1 Der Dialog und die Rehistorisierung

Eine grundlegende Bedeutung gewinnt der „Kontakt mit vertrauten Personen" in Bezug auf JANTZEN, der im Rückgriff auf TREVARTHEN und AITKEN (1994) verdeutlicht, dass aus neurowissenschaftlicher Sicht von einem angeborenen Motivsystem, dem so genannten „intrinsischen Motivsystem" (IMS) ausgegangen werden kann, das für einen Menschen „auf die Existenz eines freundlichen Begleiters" (Jantzen 2002a: 140) gerichtet ist. Das bedeutet in sich logisch und konsistent, dass für Prozesse der (Wieder-)Aneignung die Existenz und Präsenz anderer Menschen, die Dialoge aufnehmen, gestalten und die zum Objekt psychischer Bindung für einen Patienten/eine Patientin werden, unerläßlich sind (Jantzen 2002a: 140f; siehe Teil I Kapitel 3.3). Dies kann insbesondere gelten, wenn es zudem um die Reduzierung isolierender Bedingungen geht. Abgeleitet aus dem Expertenwissen sind Verlust, Trauer und Sehnsucht möglicherweise Gefühle vieler Erwachsener im Wachkoma. Auch die Orientierungslosigkeit und Angst kennzeichnen Bedingungen einer veränderten Lebenssituation, die psychische Neubildungen im sinnhaften und systemhaften Aufbau psychischer Prozesse begünstigen können (Jantzen 1994a: 144; siehe Teil I Kapitel 1.3.1). FEUSER bemerkt in Bezug auf einen Menschen im Wachkoma im Kontext der „schweren" Störung eines Lebensplans: „Angst und Unruhe, Enttäuschung, Trauer, Rückzug, Regression und Depression resultieren und die Erfahrung der Verlassenheit und Einsamkeit drohen zu den stärksten psychischen Traumata seiner Lebensgeschichte zu werden" (Feuser 2002: 82). Deren erfolgreiche Verarbeitung erfordert den Dialog mit anderen Menschen, da sich der Dialog „...nach der Seite des Subjekts (...) durch Gefühle wie Liebe, Freundschaft, Mitleid u.a. ausdrückt" (Jantzen 1990: 211). Psychotherapeutische Hilfe scheint in diesem Zusammenhang darüber hinaus als Verarbeitungsmöglichkeit der „Erfahrung der existentiellen Verlassenheit" (Becker 2001: 367), die für Patienten/Patientinnen angenommen werden kann, angemessen. Die erlebte Realität sollte von einer Person mit der Diagnose des Wachkomas bewältigt werden, damit sie sich der Zukunft zuwenden und eine „innere" Eigenständigkeit oder Unabhängigkeit entwickeln kann. Daher steht die Überlegung an, in die Rehabilitation „Psychotherapie ohne Worte", wie NIEDECKEN (1998: 205) mit einem psychoanalytischen Vorverständnis zum Ausdruck bringt, zu integrieren oder eine „aktive Musiktherapie auf psychoanalytischer Grundlage" (Becker 2001: 366) anzubieten. Unklar bleibt bei jeder betroffenen Person, inwieweit es (auch prätraumatisch) die Chance gab, „innere" Konflikte und Verlust beziehungsweise Mangelerfahrungen im Sinne isolierender Bedingungen zu reflektieren. Untermauert werden kann diese Anmerkung durch die bereits erwähnte Einzelfallstudie von KÜRTEN und JANZIK (1988; siehe Teil I Kapitel 2.2).

Es ist sichtbar geworden, dass sich die Experten und Expertinnen hauptsächlich auf der Ebene des Beschreibungswissens bewegen. Das Beschreibungswissen bezieht sich vornehmlich auf die Gegenwart. Erst das Niveau des Erklärungswissens erlaubt eine so genannte „echte Diagnose" (Wygotski 1987: 89), die eine Erklärung enthält, also vergangene, biographische Momente berücksichtigt, die gleichzeitig eine in die Zukunft gerichtete Perspektive einnimmt, das heißt Ziele formuliert und sowohl wissenschaftlich als auch durch systematisch erhobene Daten und Informationen begründete Schritte für deren Erreichung bestimmt, die wiederum stetig auf ihre Bedeutung für einen Patienten/eine Patientin, aber auch auf die Bedeutung für einen Pflegenden/eine Pflegende reflektiert werden (siehe Teil I Kapitel 2.3.2). An dieser Stelle wird der Blick auf eine „verständige Abstraktion" gelenkt, von der aus das Wesen zu verstehender Prozesse entschlüsselt werden kann (Jantzen 1994a: 128; siehe Teil I Kapitel 2.3.2). Diese Abstraktion darf nicht im Widerspruch zu den empirischen Fakten stehen, sondern versieht sie vielmehr mit einer Bedeutung. Besagtes wiederum kennzeichnet den Übergang vom Beschreibungs- zum Erklärungswissen (Jantzen 1996: 18). Nun stellen die Beobachtungen, die die Grundlage für die medizinische Diagnose des Wachkomas oder „apallischen Syndroms" bilden, „empirische Fakten" dar. Im Prozess der Diagnostik als Rehistorisierung würde im ersten Schritt des „Aufsteigen im Abstrakten" eine „verständige Abstraktion" geschaffen werden, ein Syndrom wird identifiziert (Jantzen 1994a: 127f). Dabei dreht es sich jedoch nicht um eine Diagnostik als „Festlegung eines Etiketts", sondern um die „Analyse veränderter Bedingungen des Mensch-Umwelt-Verhältnisses" (Jantzen 1998: 6). Im zweiten Schritt, benannt als „Aufsteigen vom Abstrakten zum Konkreten", wird die verständige Abstraktion in den Lebenskontext eines Menschen zurückversetzt. In der dritten Phase des

„Aufsteigen im Konkreten" schließlich wird der Versuch unternommen, die Geschichte einer Person unter den Bedingungen zum Beispiel eines Traumas und darauffolgenden Wachkomas als Geschichte ihrer Persönlichkeit zu rekonstruieren (Jantzen 1994a: 128; siehe Teil I Kapitel 2.3.2). „Im Zentrum des Übergangs vom Erklären zum Verstehen steht der Akt der Berührung durch die Existenz und die Geschichte des Anderen, die auch meine hätte sein können" (Jantzen 2002a: 145). Relevant scheint eine erklärende und verstehende Diagnostik als Rehistorisierung besonders für Erwachsene, die unter den Bedingungen des Wachkomas in der Langzeitpflege leben. Aus der Analyse der Expertengespräche geht hervor, dass Orientierungslosigkeit ein oft zu beobachtendes Phänomen bei einem Patienten/einer Patientin im Wachkoma zu bezeichnen scheint. Damit wird vermutlich eine Bedingung, unter denen Betroffene leben, gekennzeichnet. Durch isolierende Bedingungen wie die Deprivation, Reizüberflutung oder eine Double-Bind-Situation kann es einer Person erschwert werden, Bezugspunkte zu finden, an denen sich ein Verhalten beziehungsweise eine Handlung ausrichten kann, das bedeutet sich zu orientieren. Dies kann als innere Reproduktion Empfindungen wie Angst, Unsicherheit oder Ohnmacht auslösen. Die Angst findet sich in den Assoziationen der Expertenrunde zum „inneren Verhalten" Erwachsener im Wachkoma und dabei handelt es sich unter Umständen um die innere Reproduktion isolierender Bedingungen. Es ist daher zu erwarten, dass Stress als eine „verständige Abstraktion" (Jantzen 1994a: 128) bei vielen Patienten/Patientinnen gebildet werden kann. Eine innere Reproduktion isolierender Bedingungen als Isolation kann, bevor überhaupt Angst als negative Emotion oder Stress als vorangeschrittenes Stadium entsteht, durch die Kooperation mit anderen Menschen in der Wirkung aufgehoben werden (Jantzen 1987: 284). Die Brisanz der Kategorie „Kontakt mit vertrauten Personen" als Dialog wird in diesem Kontext demzufolge unterstrichen. Es hat sich deutlich gezeigt, dass der Schlüssel für eine angemessene Unterstützung eines (Wieder-)Aneignungsprozesses primär im Sozialen und damit im Kontakt sowie der Bindung zwischen Personen verankert liegt. Das heißt, die Chance, andere Menschen in ihrem Verhalten beeinflussen und bestätigen zu können beziehungsweise die Offenheit, sich als Gegenüber beeinflussen wie auch bestätigen zu lassen, muss vorhanden sein, damit Kommunikation und Interaktion stattfinden beziehungsweise ein Kontakt hergestellt sowie ein Dialog aufgebaut werden kann (siehe Teil I Kapitel 2.3.1; 3.3.1). Pflegende als Vermittler/Vermittlerinnen des Kontaktes eines Menschen im Wachkoma zur Umwelt spielen damit eine tragende Rolle in der Rehabilitation. Im weitesten Sinne wird ein Beziehungsprozess angesprochen, der sich theoretisch plausibel untermauern lässt: Die (Wieder-)Aneignung vollzieht sich in der Denktradition der Kulturhistorischen Schule von „außen" nach „innen", das bedeutet mit WYGOTSKI, „...jede höhere psychische Tätigkeit [tritt] zweimal in Szene – einmal als kollektive, soziale Tätigkeit, das heißt als interpsychische Funktion, das zweite Mal als individuelle Tätigkeit, als innere Denkweise (...) als intrapsychische Funktion" (Wygotski 1987: 302; siehe Teil I Kapitel 1.3.1). Insgesamt kann geschlussfolgert werden, dass Rehabilitation als erstes auf die Annäherung an die Frage abzielt, *wie* ein Kontakt zu einem Patienten/einer Patientin hergestellt und eine stabile Beziehung aufgebaut werden kann, da der „Kontakt mit vertrauten Personen" von dem Expertenkreis als bedeutend hervorgehoben wird. Der Lösung jener Aufgabe kann eine Schlüsselfunktion zugesprochen werden und durch die „Suche nach einem gemeinsamen Gegenstand" erleichtert werden. Mit diesem Ziel kann aus pflegerischer Sicht einer „Quelle der Isolation" (Reichmann 1984: 312), verstanden als fehlende oder unzureichende Beziehungen zu anderen Menschen, entgegen gewirkt werden. Das Potential des Einflusses isolierender Bedingungen auf einen Patienten/eine Patientin kann so einerseits mit hoher Wahrscheinlichkeit reduziert werden, andererseits öffnen sich voraussichtlich Türen in neue Möglichkeitsräume (siehe Teil I Kapitel 3.3).

Im Nachstehenden werden empirisch generierte Anregungen für die Ausgestaltung rehabilitativ-therapeutischer Pflege unter Einbezug der Bedeutung eines gemeinsamen Gegenstandes als beziehungsstabilisierendes Element und der Interdisziplinarität näher betrachtet.

2.1.1 Die Suche nach einem gemeinsamen Gegenstand und die Interdisziplinarität

Aus der Sicht der Expertenrunde sind Gesichtspunkte aufgezeigt worden, die notwendig zu sein scheinen, damit zu einem/einer Erwachsenen im Wachkoma in Kontakt getreten und ein Bezug aufgebaut werden kann. Dazu gehören folgende fördernde Bedingungen, die hier kurz stichwortartig wiederholt werden (siehe Teil II Kapitel 4.1):

- ein subjektives Erkennen durch die Befragten, dass ein Patient/eine Patientin auf ihre Angebote reagiert
- eine Konstanz der pflegenden Person über einen längeren (mehrtägigen) Zeitraum
- stetig wiederkehrende und strukturell gleichbleibende Handlungsabläufe
- das Erkennen von Gemeinsamkeiten beziehungsweise Berührungspunkten zwischen Pflegenden und Patienten/Patientinnen
- ein existierender und funktionierender Informationsaustausch mit Angehörigen (vor allem als Quelle über ausgebildete Erfahrungen, also die Vergangenheit eines Patienten/einer Patientin)

Bei den genannten flankierenden Anhaltspunkten für die Ausgestaltung eines rehabilitativ-therapeutischen Pflegeprozesses handelt es sich um grundlegende Aspekte, wobei das Erkennen von Gemeinsamkeiten und Berührungspunkten im übertragenen Sinne die Suche nach einem gemeinsamen Gegenstand beschreibt, wie im Folgenden erläutert wird. Relevant scheint, dass ein jedes Verhalten einer Person vor dem Hintergrund der Theorie der funktionellen Systeme auf den „nützlichen Endeffekt" als systembildenden Faktor gerichtet und damit subjektivlogisch sinnvoll ist (Anochin 1967; Jantzen 1990; 1984). Eben diese Logik gilt es sich im Beziehungsprozess zu erschließen. Die Initiierung eines Kontaktes beziehungsweise der Aufbau einer Beziehung zu Personen, wie beispielsweise Pflegenden, die ein Mensch im Wachkoma posttraumatisch kennengelernt hat, erfordert erfahrungsgemäß einen Zeitraum von mehreren aufeinanderfolgenden Tagen, in dem die Beteiligten miteinander handeln. Erst als Folge dieses Prozesses wird der/die Pflegende für einen Patienten/eine Patientin vertraut. Im Umkehrschluss trifft diese Aussage sicher auch auf viele Experten/Expertinnen zu. Sie benötigen ebenfalls Zeit und gemeinsames Handeln, um sowohl Vertrautheit als auch Sicherheit in Bezug auf die wahrnehmbaren Verhaltensweisen eines Patienten/einer Patientin einerseits und die eigenen (Re-)Aktionsmöglichkeiten darauf andererseits zu gewinnen. Dies eröffnet die Chance, subjektorientiert und damit adäquat auf das Verhalten einer Person, die unter den Bedingungen eines Wachkomas lebt, zu reagieren. Damit realisiert sich Kommunikation. Unterstützt wird diese Annahme auch durch den Aspekt, dass ein Pflegender/eine Pflegende sich erfolgreich in seinem/ihrem Handeln fühlt, weil er/sie Einfluss auf das Verhalten einer Person im Wachkoma genommen hat. Ein solches Gefühl der Bestätigung erleichtert vermutlich wiederum, auf eine (Re-)Aktion eines Patienten/einer Patientin zu reagieren, wie anhand des folgenden Beispiels entfaltet werden kann: Es wird bei einer zu pflegenden Person durch die Interviewten eine positiv gewertete Verhaltensänderung wie beispielsweise eine Muskeltonussenkung beobachtet. Der Patient/die Patientin könnte dazu durch ein Verhalten des/der Pflegenden beeinflusst worden sein. Bei der Kommunikation handelt es sich selbstredend um einen wechselseitigen Prozess, denn durch das beschriebene Verhalten beeinflusst ein Mensch mit der Diagnose des Wachkomas rückwirkend den Pflegenden/die Pflegende. Die für diese Studie interviewten Pflegenden betonen, dass sie besonders gern mit solchen Personen zusammenarbeiten, bei denen sie persönlich den Eindruck haben, Verhaltensänderungen beobachten zu können, also zu kommunizieren. Sie bewerten ihr Handeln infolgedessen als erfolgreich. Dieser Zusammenhang wird durch eine positive Rückmeldung im Rahmen eines Verhaltensaktes, also des Erreichens eines „nützlichen Endeffektes" bestätigt (Anochin 1967; Jantzen 1990: 39ff: siehe Teil I Kapitel 3.3.3). Ein angestrebtes Resultat einer Handlung kann zum Beispiel die Beobachtung einer gelockerten Muskulatur sein. Diese wird auf der psychischen Ebene assoziiert mit „Wachheit", „Wohlbefinden" und zusammenfassend mit dem Gefühl der Vertrautheit im Hinblick zum Beispiel darauf, dass sich ein Patient/eine Patientin an Personen und deren Arbeitsweisen gewöhnt hat. „Wachheit" und „Wohlbefinden" sind notwendige Bedingungen für einen (Wieder-)Aneignungs- oder Lernprozess. Es tritt insgesamt aus dem Expertenwissen deutlich hervor, dass ein gemeinsames Handeln, über einen längeren Zeitraum hinweg, eine tragfähige Voraussetzung für rehabilitativ-therapeutische Aktivitäten darstellt. Ansonsten besteht die Möglichkeit, dass Versuche einer Person, mit einem Patienten/einer Patientin in den Kontakt zu treten und diesen dialogisch zu etablieren, zu scheitern drohen. Gelingt die Kommunikation nicht, zieht sich ein Kommunikationspartner/eine Kommunikationspartnerin unter Umständen aus der „sozialen Wechselwirkung" (Clauß, Kulka, Rösler et al.

1986: 339) zurück und ist damit nicht mehr offen, um sich im eigenen Verhalten beeinflussen zu lassen. Dies führt dann möglicherweise zu der Schlussfolgerung, das Gegenüber sei unfähig zu kommunizieren beziehungsweise zu interagieren. Letztlich kann es sich dabei um eine Projektion handeln. Die eigenen Gefühle, zum Beispiel die Enttäuschung darüber, bei einem anderen Menschen keine merkliche oder eine andere als die gewünschte Verhaltensänderung wie etwa eine übermäßig erhöhte Muskelspannung anstatt einer Muskeltonussenkung auszulösen, werden dem Patienten/der Patientin zugeschrieben (siehe Einführung). Dieses geschilderte Prinzip der positiven Bestätigung gilt nun nicht nur für Pflegende oder Therapeuten/Therapeutinnen, sondern allgemein für jeden Menschen und kennzeichnet Bedingungen, die für einen schwer beeinträchtigten Menschen erfahrbar werden müssen, um sich „wieder zu befähigen" und einen sinnhaften Bezug zur Umwelt aufbauen zu können. Im Fazit bedeutet dies für eine rehabilitativ-therapeutische Pflege, dass, wenn tägliche Kontakte zwischen einer pflegenden Person und einem Patienten/einer Patientin realisiert werden können, der/die Pflegende auf einen Menschen im Wachkoma im Sinne einer Konstante über einen längeren Zeitraum wirkt. Jenes wiederum zieht mit hoher Wahrscheinlichkeit stetig wiederkehrende und strukturell gleichbleibende Handlungsabläufe sowie das Erkennen eines/einer Pflegenden, dass ein Patient/eine Patientin auf seine/ihre Angebote reagiert, nach sich. Plausibel lässt sich dies anhand des Konstruktes der funktionellen Architektur eines Verhaltensaktes begründen (Anochin 1967; Jantzen 1990; 1984; siehe Teil I Kapitel 3.3.3). Durch dieses theoretische und analytische Instrument ist bereits deutlich geworden, dass die Konstanz sowohl in Bezug auf Personen als auch im Hinblick auf den Ablauf pflegerischer Handlungsprozesse eine tragende Funktion im Rehabilitationsprozess einnimmt. Einem Patienten/einer Patientin werden so Bedingungen geschaffen, die es erleichtern, sich zu orientieren, die Zukunft vorwegzunehmen und eigenen Wünschen entsprechend zu gestalten. Allerdings kann aus dem Vorstehenden resultierend vermutet werden, dass über eine Konstanz von Personen hinaus ein weiteres Moment dazu beitragen kann, eine Bindung zwischen Patient/Patientin und Pflegenden beziehungsweise anderen Therapeuten/Therapeutinnen zu entwickeln, die es erlaubt, diese Beziehung so tragfähig werden zu lassen, dass es für eine Person im Wachkoma erleichtert wird, nach einer mehrtägigen Pause einen Zugang zu einem anderen Menschen zu finden, den sie posttraumatisch kennengelernt hat, ohne sich vollkommen neu orientieren zu müssen. Die Befragten dieser Untersuchung betonen, es sei wichtig, Gemeinsamkeiten oder Berührungspunkte zwischen sich und einem Patienten/einer Patientin zu erkennen, um einen „guten Bezug" aufbauen zu können (siehe Teil II Kapitel 4.1). Dabei verweisen sie indirekt auf einen „gemeinsamen Gegenstand" als beziehungsstabilisierendes Element beziehungsweise „die Herausbildung gemeinsamer Sinninhalte", was als Ausdruck des Dialoges zu verstehen ist (Jantzen 1990: 211). „Durch reziproke Dialoge entstehen (...) Räume von Bestätigung, Vertrautheit und Sicherheit, auf deren Grundlage Neuigkeit bewältigt werden kann" (Jantzen 1990: 213) und die Schaffung von Bedingungen für eine

Person mit der Diagnose des Wachkomas, unter denen Orientierungslosigkeit vermieden wie auch die Verarbeitung von Neuigkeit ermöglicht wird, sind zentrale Ziele einer rehabilitativ-therapeutischen Pflege. Mit dieser Überlegung wird der rehabilitative Anteil der Pflege angesprochen (siehe Teil I Kapitel 1.3.1). Pflegende strukturieren und organisieren die „Kooperationsbedingungen" (Feuser 1995: 121) mit der Umwelt, wobei die Kooperation als solche eine gemeinsame Zielbildung im Sinne eines gemeinsamen Gegenstandes zwischen Patienten/Patientinnen und Pflegenden erfordert.

Die Kategorie der „Durchführung subjektiv bedeutsamer Handlungen" hat sich ebenso als elementar für den Rehabilitationsprozess herausgebildet, eine Annäherung an diese erfordert eine Rehistorisierung. Insgesamt handelt es sich hier um eine Aufgabe, die individuell für jeden Patienten/jede Patientin zu leisten wäre und an die rehabilitativ-therapeutisch ausgerichtete Prozesse anknüpfen könnten. Die prä- und posttraumatische Geschichte eines Patienten/einer Patientin ist Gegenstand des diagnostischen Prozesses, indem versucht wird zu rekonstruieren, welche Lebensräume für einen Menschen relevant waren, welche Erfahrungen er ausgebildet hat beziehungsweise, was für ihn von subjektiver Bedeutung war und welche Bedeutung ein traumatisches Ereignis einschließlich der Entwicklung eines Wachkomas in dieser Lebensgeschichte einnimmt: „Die verständige Abstraktion, das Syndrom, zurückversetzt in den Lebenskontext der Kranken, in welchem es auf sie traf, gewinnt seine konkrete und einmalige Dimension" (Jantzen 1994a: 128).

Im erhobenen Expertenwissen finden sich Informationen, die in Bezug auf die funktionelle Systembildung vordringlich im Bereich der Afferenzsynthese, das heißt der zeitlichen Dimension der Vergangenheit/Gegenwart einzuordnen sind. Angesprochen werden in der Regel ganz allgemeine mögliche Erfahrungen eines Patienten/einer Patientin, die inhaltlich selten fassbar ausgefüllt werden. Für den gedanklichen Umschlag in die Zeitdimension der „fließenden Gegenwart" beziehungsweise der „Gegenwart/Zukunft" aus der Perspektive der Pflegenden, die auf dieser Basis pflegerische Handlungsprozesse strukturieren und inhaltlich ausgestalten können, sind jedoch weitere Informationen notwendig. Beispielhaft genannt seien für die Unterstützung bei der Ausbildung von Verhalten die Fragen nach der Umgebung und Situation für ein Verhalten sowie ihren spezifischen Merkmalen, nach möglichen Bedürfnissen eines Patienten/einer Patientin, nach denkbaren Motiven oder nach subjektiv bedeutsamen Reizen, die bedürfnisbezogen als „auslösende Afferenz" für ein Verhalten gewertet und damit für eine Zielbildung relevant werden können, wobei die Annäherung an diesen Fragenkomplex prä- und posttraumatische Lebensbedingungen und deren Wandel einbezieht. Dies bietet die Basis für eine weitere Handlungsorientierung für Pflegende, die in diesem Bezugsrahmen ableitbar ist: so scheint es erforderlich, solche Bedingungen in pflegerischen Aktivitäten zu erzeugen, die die Zielbildung, Handlungsprogrammierung und Handlungskontrolle sowie den „nützlichen Endeffekt" (vor allem als Rückmeldung und positive Bestätigung) berücksichtigen, die im übertragenen Sinne Brücken zwischen Vergangenheit, Gegenwart wie auch Zukunft bauen. Dies ist ein entscheidender Gesichtspunkt und damit eine wichtige Aufgabe einer rehabilitativ-therapeutischen Pflege, wobei hier die Betonung auf dem therapeutischen Anteil der Pflege im Sinne der Unterstützung eines Patienten/einer Patientin beim Aufbau neuer „Handlungs- und kommunikativer Kompetenzen" (Feuser 1984: 269) liegt (siehe Teil I Kapitel 3.3.1). Die erfolgversprechende Antizipation eines „nützlichen Endeffektes", somit der als angenehm erlebten Bestätigung, mindert die Informationsdifferenz, wodurch wiederum die Ausbildung positiver Emotionen begünstigt wird. Vor diesem Hintergrund wird mit hoher Wahrscheinlichkeit für eine Person gewährleistet, dass Handlungen gelernt oder (wieder-)angeeignet beziehungsweise verfügbar werden, weil sie diese „latent programmieren" kann, sie also im Gedächtnis verankert. Es erfolgt beispielsweise eine „Gewöhnung an die Umgebung, Personen und/oder deren Arbeitsweisen" sowie eine Vermeidung von Ungewissheit und Orientierungslosigkeit, durch die Kapazitäten für neue Gedächtnisbildungsprozesse geschaffen werden (Feuser, Meyer 1987: 98). Für die Ausbildung von Verhaltensweisen spielen in Beachtung der Theorie der funktionellen Systembildung für einen Menschen die Vergangenheit, Gegenwart und Zukunft eine Rolle (Jantzen 1984). Die Vergangenheit umfasst bereits ausgebildete Erfahrungen, die sich im Bedürfnis verdichten und ausdrücken. Die Gegenwart zeigt sich im Hinblick auf die Wahl des dominierenden Motivs und das „Fällen der Entscheidung" als Zielbildung für ein entsprechendes Verhalten. Die Zukunft wird im „Modell des Künftigen" sichtbar. Vergangenheit, Gegenwart und Zukunft verknüpfen sich demzufolge im Kontext der „Durchführung subjektiv bedeutsamer Handlungen". Die Vielzahl der Informationen, die aus der Umwelt auf eine Person treffen, werden durch ein Bedürfnis gefiltert und damit reduziert. Informationen, die keine subjektive Bedeutung in Bezug auf eine Bedürfnisbefriedigung besitzen, da sie als bekannt und/oder subjektiv unbedeutend erfahren worden sind, werden in der Wahrnehmung vernachlässigt, damit das für einen Menschen subjektiv Relevante verarbeitet werden kann (Feuser 1989: 374; siehe Teil I Kapitel 3.2; 3.3.3). Aus der Erkenntnis, der Einbezug des Erfahrungshorizontes einer Person sei von großer Bedeutung für die Rehabilitation, folgt, dass ein existierender und funktionierender Informationsaustausch mit Angehörigen (vor allem als Quelle über ausgebildete Erfahrungen, also die Vergangenheit eines Patienten/einer Patientin) als grundlegend für die inhaltliche Ausgestaltung der Pflege erachtet wird, da ein Patient/eine Patientin selbst nicht darüber berichten kann. Aus lernpsychologischer Sicht kann diese Handlungsorientierung, die sich aus dem Wissen der Befragten ableiten läßt, untermauert werden: Informationen aus der Umwelt werden von einer Person auf der Grundlage der bisherigen Erfahrungen danach beurteilt, ob sie für einen Handlungszusammenhang neu oder bekannt, angenehm oder aversiv, subjektiv bedeutend, unbedeutend oder neutral, erfolgreich oder nicht erfolgreich sind (Feuser 1984a: 112). Alle einem Menschen nicht bekannten Informationen erregen darüber hinaus seine Aufmerksamkeit, wenn sie einen potentiell bedürfnisrelevanten Charakter innehaben (Feuser, Meyer 1987: 107). Im Kern wird die Auswahl der Informationen, die wahrgenommen und verarbeitet werden, durch ein Bedürfnis geleitet, wobei ein Bedürfnis erst die Fähigkeit erlangt eine Tätigkeit zu steuern, wenn es auf einen Gegenstand trifft, der potentiell für die Bedürfnisbefriedigung geeignet ist. In diesem Fall wird es zum Motiv der Tätigkeit (Leontjew 1985: 89): „Die in den Bedürfnisstrukturen bisher geronnene Tätigkeit des Individuums findet in dem im Augenblick zugänglichen Gegenstand die Möglichkeit ihrer Befriedigung. Diese Verknüpfung des Bedürfnisses, das historisch als inhaltlich bestimmt und entwickelt zu verstehen ist, mit der Gegenwart, nennt Leontjew Motiv" (Jantzen 1987: 150; siehe Teil I Kapitel 3.3.3). Vor diesem Hintergrund und der Erkenntnis, dass Patienten/Patientinnen in der Regel ihre prätraumatische Lebenswelt und die darin vorhandenen Möglichkeiten der Bedürfnisbefriedigung verlassen, wird die Überlegung relevant, inwiefern die Neuorientierung hinsichtlich der Ausbildung von Motiven für einen Erwachsenen/eine Erwachsene mit der medizinischen Diagnose des Wachkomas erleichtert werden kann und damit ausgehend von der Vergangenheit und Gegenwart der Aspekt der Zukunft Bestandteil des Rehabilitationsprozesses wird. Damit neue Informationen gespeichert werden, ist es notwendig, sie in aufeinanderfolgenden kurzen Zeitabständen zu wiederholen (Vester 1988: 143). Dieser Zusammenhang spiegelt sich empirisch und exemplarisch in dem Bericht über eine Person, die im Rahmen der Einführung einer neuen Transfermethode zunächst mit vermehrtem Husten und einem erhöhten Muskeltonus reagiert und infolge eines konstanten und planmäßigen Wiederholens der Handlung ihre Verhaltensweisen ändert, das bedeutet, sie wird „locker" und hustet nicht mehr bei dem Transfer, sie hat sonach gelernt (Zeier 1976: 78; siehe Teil I Kapitel 3.3.2; Teil II Kapitel 4.3). Systematisch angewendet werden die geschilderten Erkenntnisse in der Studie von BOYLE und GREER (1983) und ebenso auf der theoretischen Ebene im Konzept der „vorauseilenden Widerspiegelung" zum Ausdruck gebracht (Anochin 1978; siehe Teil I Kapitel 3.3.2.1; Teil II Kapitel 1.2.3). Das bedeutet im Rückschluss auf praktische Zusammenhänge, interindividuelle Konstanten und klare Strukturen in das pflegerische Handeln eines Teams bezogen auf einen bestimmten Patienten/eine bestimmte Patientin einzubinden, also für diesen Patienten/diese Patientin die Chance zu eröffnen, Gewohnheiten aufzubauen. Diese erlauben einer Person, sich rasch zu orientieren, Neuigkeit zu verarbeiten und ein Gefühl der Sicherheit auszubilden, weil mit hoher Wahrscheinlichkeit ein gemeinsamer Handlungsrhythmus von Patient/Patientin und Pflegendem/Pflegender sowie anderen Therapeuten/Therapeutinnen entwickelt werden kann, in dem die je individuelle Eigenzeit für die Durchführung einer Handlung bestätigt wird. Das bedeutet, es erfolgt eine zeitliche Abstimmung zwischen dem Verhalten zweier Menschen, eine Synchronisierung, bei der der Patient/die Patientin den Takt angibt. Damit können innere Objekte, beispielsweise verstanden als Erwartungen an die gegenwärtige Situation und die damit einhergehende unmittelbare Zukunft stabilisiert werden (siehe Teil I Kapitel 3.3.2). Bestätigt werden viele der geschilderten Zusammenhänge wiederum in der Studie zum instrumentellen Lernen von Erwachsenen im Wachkoma von

BOYLE und GREER (1983; siehe Teil I Kapitel 3.3.2.1). Um die beobachteten Aktivitäten eines Patienten/einer Patientin, die systematisch als Lernsequenzen in alltägliche Handlungssituationen eingebunden werden können, in ihrer Entwicklung transparent und für mehrere Personen nachvollziehbar werden zu lassen, ist eine Dokumentation wichtig, die durch Videoanalysen unterstützt werden kann (Whyte, DiPasquale, Vaccaro 1999; siehe dazu Schrank 1997; siehe Teil II Kapitel 5.0). Das Herausfinden dezenter Bewegungen und das Abstimmen von Handlungsabläufen zwischen Personen kann so erleichtert werden. Neue Informationen für einen Patienten/eine Patientin gehören in einen Kontext, in dem Neuigkeit mit bereits bekannten Informationen verknüpft werden kann. „Dabei werden mit realen Begebenheiten und Erfahrungen verknüpfte Inhalte leichter aufgenommen und durch die hohe subjektive Bedeutsamkeit intensiver verarbeitet" (Feuser 1984a: 160). Sinnvoll scheint hier die Anknüpfung an die prätraumatischen Lebens- und Handlungsräume, die ein Patient/eine Patientin ausgefüllt hat, und die demzufolge eine subjektive Bedeutung innehatten, um schließlich auf dieser Basis neue Handlungskompetenzen (im Sinne neuer subjektiv bedeutsamer Handlungen) aufzubauen. Hier können Angehörige beziehungsweise Bezugspersonen eines Patienten/einer Patientin wichtige Unterstützung bieten, so dass die Überlegung ansteht, wie diese sinnvoll und angemessen in den Rehabilitationsprozess einbezogen werden können. Gefördert werden die genannten Aspekte für die Strukturierung und inhaltliche Ausgestaltung rehabilitativ-therapeutischer Prozesse durch eine interdisziplinäre Planung wie auch einen biographisch verankerten Alltagsbezug, durch die eine Loslösung von rein funktionalen Therapieangeboten oder Stimulationen impliziert wird (siehe Teil I Kapitel 3.3). Exemplarisch und anschaulich wird ein solcher Ansatz in einem Bericht über die ambulante therapeutische Behandlung von schädelhirnverletzten Menschen von dem Ergotherapeuten MERZ (2002) beschrieben und daher an dieser Stelle zur Illustration ausführlich zitiert:

> *„Herr K. aus Kempten empfängt mich in seiner Küche. Heute ist der Schwerpunkt der Therapie die Alltagssituation ‚Kochen'. Wir werden ein, für Herrn K. neues Gericht ‚Spinatspätzle' zubereiten. Nach einem ischämischen Insult und einer nunmehr rückläufigen Hemiparese rechts liegen die verbliebenen Hauptprobleme zur Zeit in der Handlungsplanung und einer deutlichen Wahrnehmungsstörung rechts. Herr K. hat am Vortag die Zutaten für das Gericht mit unserer Physiotherapeutin im Supermarkt eingekauft. Diese hatte die Möglichkeit in einer funktionell ausgerichteten Therapieeinheit, Herrn K. auf die Gehstrecke zum Supermarkt vorzubereiten, um dann durch den Gang zum Supermarkt, ca. vier Kilometer, den Alltagsbezug herzustellen. (...) Herr K. freut sich auf die Reaktion seiner Frau und der beiden Kinder auf das hoffentlich gelungene Gericht"* (Merz 2002: 25; siehe Teil I Kapitel 3.3).

Insgesamt wird die Notwendigkeit interdisziplinärer Mitarbeiterteams in Einrichtungen der „Phase F" beziehungsweise der Langzeitpflege hervorgehoben, in denen das Wissen der verschiedenen Berufsgruppen untereinander transferiert und auf der Basis einer gemeinsamen Zielbildung im Rehabilitationsprozess zur Anwendung kommt (siehe Teil I Kapitel 2.2).

Abschließend lässt sich zusammenfassen, dass hervorragend lerntheoretische Zusammenhänge für eine rehabilitativ-therapeutische Pflege genutzt werden können und sollten. Darüber hinaus kann jedoch betont werden, dass die Gefühlswelt eines Patienten/einer Patientin und ihre Spiegelung durch andere Menschen für den Rehabilitationsprozess von immenser Bedeutung sind. Es sind im Hinblick auf die Schaffung von Bedingungen, die es einem Patienten/einer Patientin erlauben, mit Neuigkeit angemessen umzugehen sowie den Bedarf nach neuen Eindrücken als Basis des (Wieder-)Aneignungsprozesses zu befriedigen, allgemeine Handlungsorientierungen aufgezeigt worden, die sich für eine rehabilitativ-therapeutische Pflegepraxis als Strukturierungshilfen nutzen lassen. Gleichzeitig werden damit jedoch implizit weitere Richtungshinweise im Bereich der Fort- und Weiterbildung sowie der Supervision für Pflegende angekündigt, damit auf lange Sicht ein Transfer der Erkenntnisse in praktische Zusammenhänge unterstützt werden kann, wo sie wiederum ihre Überprüfung finden können.

2.2 Aspekte zur Fort- und Weiterbildung sowie zur Supervision

In Bezug auf die zweite Forschungsfrage kann weiterhin festgehalten werden, dass eine allgemeine und auf die aktuelle Situation zugeschnittene Handlungsorientierung, die sich aus den Ergebnissen der Analyse für die rehabilitativ-therapeutische Pflege im Langzeitpflegebereich ableiten lässt, das Angebot von Fort- und Weiterbildungen notwendig erscheinen lässt. Denkbar wären diese im Kontext langfristig angelegter und regelmäßig stattfindender Fachberatungen und Fortbildungen direkt vor Ort in der Abteilung, in denen es den Raum gibt, mit dem Prozess der „erklärenden und verstehenden Diagnostik als Rehistorisierung" (Jantzen 1994a; 1996) vertraut zu werden (siehe Teil I Kapitel 2.3.2). Berater oder Beraterinnen sollten meiner Ansicht nach nicht permanent in die alltäglichen Handlungsabläufe der Institution eingebunden sein, da dies aus der Perspektive der Fachberatung am ehesten eine umfassende „Gewinnung der Innenperspektive" (Flick 1995: 161) einer Situation bei „...gleichzeitiger ‚Systematisierung des Fremdenstatus' (...), der erst den Blick auf das Besondere im Alltäglichen und in den Routinen..." (Flick 1995: 161) und die Einnahme einer Metaebene erlaubt. In diesem Zusammenhang deutet sich die Korrespondenz zwischen dem von JANTZEN (1990: 187) beschriebenen diagnostischen Prozess und der Vorgehensweise empirischer Forschung an, insbesondere wenn berücksichtigt wird, dass Pflegende sich selbst im Rahmen ihrer Praxis als Forschende verstehen können, da sie auf der Basis von Datenerhebung sowie deren Auswertung und Interpretation den Rehabilitationsprozess sowohl strukturieren als auch inhaltlich ausgestalten (siehe Einführung; Teil I Kapitel 2.3.2). Beide werden durch eine Metaebene, also den Blick von außen, mit Trenn- und Tiefenschärfe nachvollziehbar. Aus dem Blickwinkel der Pflegenden, Therapeuten/Therapeutinnen besteht so die Chance, ihre Erfahrungen einzubringen und darauf basierend im Rahmen der regelmäßigen Fortbildung theoretische Erkenntnisse zu erarbeiten sowie diese auf die Bedeutung für Patienten/Patientinnen und sich selbst zu reflektieren. Abgeleitete Handlungen können so eigenständig und selbstverantwortlich, aber auch angeleitet, in der Praxis angewendet und mit Hilfe einer Dokumentation in der Auswirkung beobachtet werden. Dies soll den Pflegenden ermöglichen, sich nachhaltig Fähigkeiten und Fachwissen anzueignen, „Alltagsbegriffe" in „wissenschaftliche" Begriffe zu transformieren sowie beide Abstraktionsgrade in Beziehung zu setzen. Es kann auf dieser Basis eine prozesshafte und spiralförmig zirkuläre Denkweise verinnerlicht werden, mit der der Mechanismus des Ursache-Wirkungs-Prinzipes, dem „Technologien" und „Regeln" (Walter 1993: 121) innewohnen, überwunden wird. So kann Schritt für Schritt sowohl die Situation der Patienten/Patientinnen sowie ihre jeweiligen Potentiale erkannt und genutzt als auch die pflegerische Praxis einerseits im Sinne der Patienten/Patientinnen reflektiert und andererseits gleichzeitig allmählich verändert werden. Diese Prozesse brauchen Zeit und können sich kaum im Rahmen zwei- oder dreitägiger Fortbildungen angeeignet werden, die isoliert von der eigentlichen Alltagspraxis durchgeführt werden. Eine Fachberatung und Fortbildung zielt darauf ab, die Situation sowohl eines Patienten/einer Patientin als auch eines/einer Pflegenden verstehbar werden zu lassen und zwischen diesen zu vermitteln. Auf dieser Basis können die Empirie theoretisch fundiert sowie im interdisziplinären Team interindividuelle Handlungspläne und Strukturen für je eine bestimmte Person im Wachkoma entwickelt und umgesetzt werden.

Es ist unverkennbar geworden, dass die Arbeit in der Langzeitpflege mit Patienten/Patientinnen, die unter den Bedingungen des Wachkomas leben, mit vielen Unsicherheiten behaftet ist. Dies wiederum lässt die Empfehlung regelmäßiger (Einzel-)Supervisionen notwendig werden, um herauszufinden, welche Assoziationen primär das vermutliche „innere" Verhalten eines Patienten/einer Patientin oder eher das eines Experten/einer Expertin beschreiben. Die Assoziationen sind Anknüpfungspunkte in rehabilitativ-therapeutischen Verfahren und von daher ist eine Reflexion von zweifacher Bedeutung: zum einen hängt die inhaltliche Ausgestaltung des (Wieder-)Aneignungsprozesses davon ab und zum anderen erfordert die „Berührung", die in Anlehnung an JANTZEN (2002a: 145) verstanden wird, eine persönliche Auseinandersetzung, eben da die Geschichte einer Person im Wachkoma durchaus auch die eigene hätte sein können. Dieses Verständnis lässt beide Dialogpartner/Dialogpartnerinnen zu aktiven Beteiligten werden, wobei es der Rolle der Pflegenden und anderen Therapeuten/Therapeutinnen implizit sein sollte, dass eigene Verhalten zu reflektieren, denn ihnen obliegt es, die Aktionen von Patienten/Patientinnen zu entschlüsseln beziehungsweise eine Verständigung über die Deutung von Beobachtungen zu erzielen. Dies ist von besonderem Stellenwert, da Menschen, die unter den Bedingungen des Wachkomas leben, nicht verbal zum Ausdruck bringen, ob eine Verständigung in ihrem Sinne erfolgt ist, und darüber hinaus zu bedenken gilt, dass in der zwischenmenschlichen Kommunikation oft die gesendete und empfangene Nachricht nur „leidlich" übereinstimmen (Schulz von Thun 1997: 25). Die Pflegenden und Therapeuten/Therapeutinnen müssen sich auf ihre Beobachtungen und Deutungen verlassen. Gleichzeitig müssen sie sich darüber bewusst sein, dass sie damit möglicherweise ihre Gefühle und Sichtweisen auf den Patienten/Patientin projizieren und übertragen. Das bedeutet letztendlich, dass sich zwischen Pflegenden, Therapeuten/Therapeutinnen und dem Patienten/der Patientin immer wieder neu verständigt werden muss, um die Hypothesen zum „inneren" Verhalten zu bestätigen, denn: „Jede Begegnung zwischen Menschen ist gekennzeichnet dadurch, dass der Partner bei mir Gefühle auslöst und dass ich bei ihm Gefühle auslöse. Diese Gefühle und gefühlsmäßigen Stellungnahmen treten nicht nur in der Beziehung mit mir auf, sondern in allen ähnlichen Beziehungen (*Übertragung*). Mit dem, wie er mir begegnet, löst er bei mir Gefühle aus, die dazu führen, dass ich ihn behandle wie andere Personen aus meinem Leben (*Gegenübertragung*)" (Dörner, Plog, Teller et al. 2002: 42). Pflegende und andere Therapeuten/Therapeutinnen müssen demzufolge sehr genau zwischen einer Beobachtung und einer projizierenden Zuschreibung unterscheiden, wobei eine Fachberatung, Fort- und Weiterbildung und Supervision hier Unterstützung leisten kann.

Es hat sich gezeigt, dass es wissenschaftlich bislang ungeklärt ist, aus welchen Gründen beziehungsweise durch welche Bedingungen einige Menschen das Wachkoma, auch nach mehr als sechs Monaten, zurück entwickeln und andere nicht. In der Bilanz läßt sich abgeleitet aus dem Expertenwissen zum Verhalten Erwachsener im länger als sechs Monate andauernden Wachkoma bezogen auf Handlungsorientierungen für das pflegerische Handeln annehmen, dass der Rehabilitationsprozess für einen Patienten/eine Patientin Bedingungen schaffen sollte, die eine Person bei der Verarbeitung von Informationen und der Reduzierung von Ungewissheit unterstützt, also isolierende Bedingungen minimiert. Der Prozess der „erklärenden und verstehenden Diagnostik als Rehistorisierung" zeigt sich dabei als vielversprechendes Mittel und erlaubt gleichzeitig, den Dialog als Kern interdisziplinär ausgerichteten pflegerisch-therapeutischen Handelns wahrzunehmen. Für eine nähere Bestimmung des Wachkomas und seiner Remission könnte weiterführend von Bedeutung sein, auf der Grundlage einer „Diagnostik als Rehistorisierung" von Personen mit dieser Diagnose die jeweils „individuelle Lebensgeschichte als Handlungsfigur" (Lamnek 1995a: 360) nachzuvollziehen sowie auf der Grundlage der individuellen Handlungsfiguren zu untersuchen, ob sich allgemeine Handlungsmuster finden lassen (Lamnek 1995a: 361). Über diesen Weg können Informationen über Bewältigungsstrategien der Patienten/Patientinnen sowohl prä- als auch posttraumatisch als problematisch oder krisenhaft eingeschätzter Situationen gewonnen werden, aus denen möglicherweise Empfehlungen für die inhaltliche Ausgestaltung und Strukturierung der Rehabilitation abgeleitet werden können, damit Menschen ihre Lebensgeschichte „wieder in Besitz nehmen" und so weit wie möglich unabhängig und gleichzeitig im Austausch mit anderen gestalten können.

3.0 Schluss

In dieser Arbeit zur rehabilitativ-therapeutischen Pflege von Erwachsenen im Wachkoma wurde sich bei der Annäherung an die Forschungsfragen und deren Bearbeitung am von JANTZEN beschriebenen diagnostischen Prozess, der gleichzeitig einen Weg empirischer Forschung charakterisiert, orientiert (Jantzen 1990: 187; siehe Einführung). *Teil I* bezog sich auf der Ebene des „Realkonkretums" (Jantzen 1990: 172) auf publizierte Forschungen zum Phänomen des Wachkomas und reflektierte diese im Hinblick auf neue Herausforderungen für die Pflege und Pflegeforschung. In diese Reflexion wurden gegenstandsangemessen und daher begründet Theorien einer materialistischen Behindertenpädagogik einbezogen. Wesentlich war die Entfaltung der Erkenntnis, dass das Verhalten von Erwachsenen im Wachkoma als Schlüssel zum Rehabilitationsprozess und damit einhergehenden Handlungsorientierungen für eine rehabilitativ-therapeutische Pflege angesehen werden kann, über das Pflegende mit hoher Wahrscheinlichkeit Erfahrungswissen ausgebildet haben. Der theoretische Bezugsrahmen diente einerseits der systematischen Ableitung und Begründung der Forschungsfragen und andererseits der Deutung beziehungsweise Rückkopplung der Ergebnisse der empirischen Untersuchung. Die Form der Fragestellung für eine Untersuchung, die Analyse und Interpretation von erhobenen Daten sowie das Schlussfolgern entsprechender praxisrelevanter Handlungsorientierungen sind eine Konstruktion und stehen daher im unmittelbaren Zusammenhang zum theoretischen Bezugsrahmen. Dieser nimmt damit Einfluss auf eine Erweiterung oder Einengung des rehabilitativ-therapeutischen Handlungsspielraums beziehungsweise kann „metaphysischen" Erklärungsversuchen, wenn er sich als unzureichend erweist, ebenso dienen wie der Mythosbildung, wenn er inhaltlich nicht angemessen für den zu untersuchenden Gegenstand ausgewählt ist (siehe Einführung; Teil I Kapitel 2.3.1). Daher wurde diesem Bereich in der vorliegenden Arbeit besondere Aufmerksamkeit gewidmet. Als bedeutende Herausforderung für die Pflege und Pflegewissenschaft zeichnete sich auf dieser Grundlage die Forschung über Personen, die länger als sechs Monate unter den Bedingungen des Wachkomas und im stationären Langzeitpflegebereich leben, ab. Es wurde die Prägnanz der Erhebung und Systematisierung des expliziten und impliziten Erfahrungswissens in der Pflege tätiger Experten/Expertinnen hervorgehoben. In dieser Weise sollte ein Erkenntnisgewinn erlangt werden, der zum weiteren Verständnis des noch mit unzähligen Fragen und Zonen der Unsicherheit und Ungewissheit umgebenen Gegenstandes der Rehabilitation und Pflege von Erwachsenen im längerandauernden Wachkoma beiträgt. Demzufolge wurde im *Teil II* das empirische Wissen ausgewählter Experten und Expertinnen zum Verhalten von Personen im Wachkoma reproduziert wie auch in einem

Kategoriensystem dargestellt. Dieser Prozess wurde zum Zweck der intersubjektiven Nachvollziehbarkeit detailliert entfaltet. Das Kategoriensystem visualisiert gewissermaßen das „kollektive Gedächtnis" der Befragten. Es gibt Hinweise auf das chiffrierte Erfahrungswissen der Disziplin der Pflege zum Erscheinungsbild des Wachkomas, das ebenso wie beispielsweise für das Fachgebiet der Medizin existiert und historisch entstanden ist. Damit wird die Ebene des „Vorstellungskonkretums" (Jantzen 1990: 172) erreicht. Die Ziele dieser Untersuchung wurden in der Erfassung des Erfahrungswissens ausgewählter Experten/Expertinnen mit dem Fokus auf Beschreibungen und Interpretationen von Verhaltensweisen der Patienten/Patientinnen in pflegerelevanten Situationskontexten gesetzt. Resümierend kann im Hinblick auf die Validität der Daten bemerkt werden, dass gemäß der Zielsetzung dieser Studie Erfahrungswissen erhoben wurde, wie sich in Anlehnung an das „Maß der Allgemeinheit" (Wygotski 1991: 58) überzeugend bestätigen lässt (siehe Teil II Kapitel 1.1; 7.4). Dieses Wissen als das „Überindividuell-Gemeinsame" (Meuser, Nagel 1991: 452) wies implizit viele Zusammenhänge auf, die in der Pflegepraxis systematisch zur Anwendung kommen können. Insgesamt läßt sich ein plausibler Zusammenhang zwischen dem Expertenwissen zum Verhalten Erwachsener in einem länger als sechs Monate andauernden Wachkoma, von dem ausgehend Orientierungen für das pflegerische Handeln abgeleitet wurden, und den ausgewählten theoretischen Ansätzen, wie sie vorwiegend im Teil I der vorliegenden Arbeit ausgeführt und im Teil III ergänzt wurden, herstellen (Mayring 1997: 110; siehe Teil II Kapitel 7.4). Der *Teil III* der Arbeit diente der ergebnisgesteuerten und theoretisch reflektierten Annäherung an die Forschungsfragen und somit wurde das Niveau des „Gedankenkonkretums" (Jantzen 1990: 172) betreten. Die Ergebnisse dieser Arbeit weisen darauf hin, dass das Wissen der Expertenrunde sich im Wesentlichen auf der Beschreibungsebene verorten lässt. Es hat sich außerdem herauskristallisiert, dass anknüpfend an das Verhalten von Patienten/Patientinnen als ein wesentlicher Schlüssel zum Rehabilitationsprozess, dieser Schlüssel im Grunde genommen auf der sozialen Ebene ins Schloss gesteckt wird und damit Chancen bestehen, für einen Patienten/eine Patientin Türen in neue Möglichkeitsräume zu öffnen. Aus dem Expertenwissen läßt sich folgern, dass im Rehabilitationsprozess für einen Patienten/eine Patientin der „Kontakt mit vertrauten Personen", die „Durchführung subjektiv bedeutsamer Handlungen", die „aktive Beteiligung bei der Durchführung von Handlungen" und die „Erfahrung der Spiegelung des Verhaltens" sowie die „Bestätigung der Eigenzeit eines Patienten/einer Patientin für die Dauer der Durchführung einer Handlung" erfahrbar werden sollten. Diese Erfahrungen begünstigen wahrscheinlich das Empfinden von Wohlbefinden eines Patienten/einer Patientin, der/die sich auf dieser Basis für (neue) Informationen, deren Verarbeitung und (Wieder-) Aneignung zu öffnen scheint. Es sind auf der Basis des analysierten Expertenwissens Handlungsorientierungen für eine rehabilitativ-therapeutische Pflege unter Einbezug der Notwendigkeit von Fort- und Weiterbildungen sowie der Supervision entwickelt worden. Es handelt sich dabei weniger um eine Inventarliste pflegerischen Handelns, die „abgearbeitet und abgehakt" werden kann als vielmehr um Impulse oder Denkanstöße für die je individuelle Konzipierung und Durchführung rehabilitativ-therapeutisch ausgerichteter Pflege von Personen im Wachkoma. Damit werden erste „Hinweisschilder" für die Zonen der Ungewissheit und Unsicherheit, wie sie für die Pflege von Erwachsenen im Wachkoma offensichtlich sind, installiert.

Die analysierten Kategorien könnten weiterführend, wie dies in Bezug zum Gegenstand des Verhaltens für diese Studie im Teil I erarbeitet wurde, theoretisch und anhand existierender empirischer Studien diskutiert wie auch weiter entfaltet werden. Dies erweitert und vertieft die theoretische Rückkopplung, wie sie im dritten Teil dieser Arbeit vorgenommen wurde. Dabei würde es sich wiederum um wissenschaftlich relevante Auseinandersetzung handeln, da empirische Erkenntnisse durch eine theoretische Ableitung fundiert werden und darüber hinaus bestehende handlungsleitende Erkenntnisse und Lehrmeinungen reflektiert sowie gegebenenfalls neu bestimmt werden können: Zwei wesentliche Kriterien für die Diagnose eines so genannten Wachkomas sind zum Beispiel die Interpretationen, dass ein Patient/eine Patientin keine Anhaltspunkte zeige, mit anderen Personen zu interagieren und sich keine Verhaltensreaktionen auf visuelle, akustische, taktile oder Schmerzreize beobachten ließen, die sich von den begutachtenden Medizinern/Medizinerinnen unter anderem als zweckmäßig einschätzen lassen (The Multi-Society Task Force on PVS 1994: 1500; siehe Teil I Kapitel 2.1). Aus pflegerischer Sicht und bezogen auf die Informanten/Informantinnen dieser Studie, geht aus den Daten hervor, dass sich das Verhalten der Patienten/Patientinnen in einen sinnhaften Zusammenhang setzen läßt, der rekonstruierbar ist. Die Ergebnisse der Analyse liefern falsifizierende Informationen zu den erwähnten Diagnosekriterien und erlauben einen Widerspruch, wenn davon ausgegangen wird, dass ein einziger Fall zur Widerlegung einer Hypothese genügt (Greve, Wentura 1997: 54). Eine Legitimation dieses Widerspruches bezieht sich außerdem auf die Tatsache, dass es sich sowohl bei den vorliegenden Ergebnissen als auch bei den ausgewählten Kriterien für die medizinische Diagnosestellung um empirisches und beschreibendes Wissen handelt, so dass eine Vergleichbarkeit möglich wird. So kann mit Hilfe des Wissens ausgewählter Experten/Expertinnen zum Verhalten von Erwachsenen im Wachkoma vermutet werden, dass diese Patienten/Patientinnen mit anderen Menschen interagieren sowie (re-)agieren. Nach FEUSER sind Hinweise auf verbliebene Fähigkeiten einer Person mit der Diagnose des Wachkomas der Erfahrung nach meist zu finden, auch wenn sie in vielen Fällen sehr dezent sind (Feuser 2002: 79). Vor dem geschilderten Hintergrund sowie der Überlegung, dass ungefähr 50% der Diagnosen des so genannten „Vegetative State" unzutreffend gestellt sein könnten, bleibt zu prüfen, inwieweit medizinische Diagnosen von Erwachsenen, die länger als sechs Monate im so genannten Wachkoma in einer Einrichtung der Langzeitpflege leben, korrigiert werden müssten (Gray 2000: 1007; siehe Teil I Kapitel 2.1). Offenheit besteht weiterhin, inwiefern sich die Situation von Menschen mit dieser oder der Diagnose des so genannten „Minimally Conscious State" tatsächlich durch solche diagnostischen Neudefinitionen ändert, denn letztlich bleibt festzuhalten: „Unsere Verstehens- und Erklärungsakte sind immer gesellschaftliche Akte und realisieren sich in gesellschaftlichen Feldern, in denen wir sozialisiert sind" (Jantzen 2002a: 138). In der alltäglichen Realität der Patienten/Patientinnen finden sich Bedingungen wie die „Nichtbeachtung der Eigenzeit eines Patienten/einer Patientin bei der Durchführung einer gemeinsamen Handlung" als auch das „Unterbrechen des Rhythmus einer gemeinsamen Handlung", die beide auf einen Kontaktabbruch zwischen Menschen und damit auf eine Hemmung im (Wieder-)Aneignungsprozess verweisen. Letztlich ist dies vor dem Hintergrund begrenzter finanzieller Mittel und Ressourcen insbesondere im Langzeitpflegebereich kaum verwunderlich. Insgesamt besteht die Notwendigkeit, sich auf wissenschaftlicher Ebene weiterhin mit der Rehabilitation von Menschen im Wachkoma auseinanderzusetzen und dabei unterschiedliche Tiefen zu betrachten wie auch miteinander zu verknüpfen. Mit Hilfe der Biographieforschung kann dabei interpretativ für den Einzelfall in die Tiefe gegangen werden. Mittels praxis- und handlungsorientierter Projekte können Erkenntnisse zum einen weiterentwickelt und zum anderen in die Praxis transferiert werden. Von Bedeutung wäre sicher die Studie von BOYLE und GREER (1983) bei Patienten/Patientinnen zu wiederholen, die länger als sechs Monate beziehungsweise seit Jahren unter den Bedingungen des Wachkomas leben. Hier können Hinweise gewonnen werden, inwieweit über systematische Angebote Veränderungsprozesse im Verhalten einer Person im Wachkoma initiiert und stabilisiert werden können. Relevant scheint darüber hinaus, neben einer solchen Versuchsreihe beobachtete Verhaltensweisen eines Patienten/einer Patientin gezielt als Lernsequenz in alltägliche und für eine Person bedeutsame Situationen einzubeziehen, um zu erfassen, inwieweit ein häufigeres Auftreten des Verhaltens beziehungsweise seine Erweiterung zu beobachten ist. Dabei ist anzunehmen, dass dies auch mit geringfügigen finanziellen Mitteln realisierbar und umsetzbar wäre.

Eingangs wird in dieser Arbeit hervorgehoben, dass ein traumatisches Ereignis mit ZIEGER (2001a: 21) als eine Unterbrechung der Lebenslinie angesehen werden kann. Die Entwicklung eines Wachkomas beendet die aktuelle Lebenssituation und möglicherweise viele persönliche Zukunftspläne sowohl des Betroffenen/der Betroffenen als auch der Angehörigen. Das Wachkoma bedeutet jedoch auf jeden Fall eine Entscheidung für das Leben durch einen schwer verletzten Menschen, in dem es immer wieder Hoffnung auf Veränderung und Neubeginn gibt, die genährt werden kann durch weitere Forschung und einen optimierten Theorie-Praxis-Transfer:

> „Denn es gibt einen kreisförmigen Zusammenhang zwischen Erkennen und Machen. Wenn man im Machen nicht mehr anwendet, was man erkannt hat, kann man schließlich auch nicht mehr erkennen, was zu machen ist."
> (H.-E. Richter 1978: 23)

4.0 Literatur

ALHEIT, PETER; HAACK, HANNA; HOFSCHEN, HEINZ-GERD ET AL.: Gebrochene Modernisierung – Der langsame Wandel proletarischer Milieus. Eine empirische Vergleichstudie ost- und westdeutscher Arbeitermilieus in den 1950er Jahren. Band II. Soziologische Deutungen. Bremen: Donat Verlag 1999.
AMERICAN ACADEMY OF NEUROLOGY: Position of the American Academy of Neurology on certain aspects of the care and management of the persistent vegetative state patient. Neurology, 39 (1989) 1, 125-126.
ANDREWS, KEITH: Managing the persistent vegetative state. Early, skilled treatment offers the best hope for optimal recovery. British Medical Journal, 305 (1992) 6852, 486-487.
ANDREWS, KEITH: Persistent vegetative state (Letter). British Medical Journal, 303 (1991) 6794, 121.
ANDREWS, KEITH; MURPHY, LESLEY; MUNDAY, ROS ET AL.: Misdiagnosis of the vegetative state: retrospective study in a rehabilitation unit. British Medical Journal, 314 (1996) 7086, 13-16.
ANOCHIN, PJOTR KUSMITSCH: Beiträge zur allgemeinen Theorie des funktionellen Systems. Jena: Gustav Fischer Verlag 1978.
ANOCHIN, PJOTR KUSMITSCH: Das funktionelle System als Grundlage der physiologischen Architektur des Verhaltensaktes. Jena: Gustav Fischer Verlag 1967.
ARTS, W.F.M.; VAN DONGEN, H.R.; VAN HOFEN-VAN DUIN, J. ET AL.: Unexpected improvement after prolonged posttraumatic vegetative state. Journal of Neurology, Neurosurgery, and Psychiatry 48 (1985), 1300-1303.
ATTESLANDER, PETER: Methoden der empirischen Sozialforschung. Berlin, New York 1975.
BAKER, JACQUELINE: Explaining coma arousal therapy. The Australian Nurses Journal, 17 (1988) 11, 8-11.
BARTHOLOMEYCZIK, SABINE; MÜLLER, ELKE: Pflegeforschung verstehen. München, Wien, Baltimore: Urban & Schwarzenberg 1997.
BAYRISCHES STAATSMINISTERIUM DER JUSTIZ: Handbuch für Betreuer. Arbeitshilfe für ehrenamtliche Betreuer. Regensburg, Bonn: Walhalla Fachverlag 1999.
BECKER, MARIA: Der rationale Mythos in der psychotherapeutischen Arbeit mit schwerstmehrfachbehinderten Menschen. Behindertenpädagogik, 40 (2001) 3, 365-375.
BENNER, PATRICIA: Stufen zur Pflegekompetenz. From Novice to Expert. Erster Nachdruck. Bern: Hans Huber Verlag 1995.
BENOLIEL, JEANNE Q. (1987): Considering Human rights in research. In: Woods, Nancy F.; Catanzaro, Marci: Nursing research. Theory and practice. St. Louis, Washington D.C., Toronto: The C.V. Mosby Company. 79-96.
BIENSTEIN, CHRISTEL (1996): Basale Stimulation als Möglichkeit der pflegerischen Förderung. In: Görres, Stefan; Koch-Zadi, Dagmar; van Maanen, Hanneke et al. (Hrsg.): Pflegewissenschaft in der Bundesrepublik Deutschland. 1. Auflage. Bremen: Altera Verlag (=Forum Pflegewissenschaft 2). 176-183.
BIENSTEIN, C.; HANNICH, H.J.: Abschlußbericht. Forschungsprojekt zur Entwicklung, Implementierung und Evaluation von Förderungs- und Lebensgestaltungskonzepten für Wachkoma- und Langzeitpatienten im stationären und ambulanten Bereich anhand von zu entwikkelnden Qualitätskriterien. Dorsten: Verlag Ingrid Zimmermann 2001.

BIENSTEIN, CHRISTEL; FRÖHLICH, ANDREAS: Basale Stimulation in der Pflege. Pflegerische Möglichkeiten zur Förderung von wahrnehmungsbeeinträchtigten Menschen. 6. Auflage. Düsseldorf: Verlag Selbstbestimmtes Leben 1994.
BIRBAUMER, NIELS; SCHMIDT, ROBERT F.: Biologische Psychologie. 3. komplett überarbeitete Auflage. Berlin, Heidelberg, New York: Springer Verlag 1996.
BLUMENTHAL, WOLFGANG (1996): Die Phase F als eigenständiger Abschnitt des Rehabilitationsprozesses – Aufgaben der (Be-)Handelnden auf dem Weg zum Konsens. In: Deutsche Vereinigung für die Rehabilitation Behinderter e.V.: Empfehlungen zur Rehabilitation und Pflege von Menschen mit schwersten neurologischen Schädigungen. Standards der Langzeitbehandlung in Phase F. Bericht über die Klausurkonferenz am 10. und 11. Mai in Maikammer/Pfalz. Friedrich Ebert Anlage 9. 69117 Heidelberg. 27-36.
BOCK, W.J. (1990): Intensivmedizin und Rehabilitation. In: von Wild, K.; Janzik, H.H. (Hrsg.): Neurologische Frührehabilitation. München, Bern, Wien, San Francisco: Zuckerschwerdt Verlag. 102-106.
BOHNSACK, RALF: Rekonstruktive Sozialforschung. Einführung in die Methodologie und Praxis qualitativer Forschung. Leverkusen: Leske und Budrich Verlag 1991.
BOOTH, CATHRYN L.; MITCHELL SANDRA K. (1987): Observing human behavior. In: Woods, Nancy F.; Catanzaro, Marci: Nursing research. Theory and practice. St. Louis, Washington D.C., Toronto: The C.V. Mosby Company. 278-299.
BORN, CLAUDIA; KRÜGER, HELGA; LORENZ-MEYER, DAGMAR: Der unentdeckte Wandel. Berlin: Bohn Verlag 1996.
BORTHWICK, CHRIS: The permanent vegetative state; ethical crux, medical fiction? Issues in Law and Medicine, (1998), 1-17. http: //vhpax.vichealth.vic.gov.au/~borth/PVSILM.htm, download am: 20.01.1998.
BOTTCHER, SHARON A.: Cognitive Retraining. A nursing approach to rehabilitation of the brain injured. Nursing Clinics of North America, 24 (1989) 1, 193-208.
BOWERS MARSHALL, SHARON; CAYARD, CAROL; FOULKES, MARY A. ET AL.: The traumatic coma data bank: a nursing perspective. Part I. Journal of Neuroscience Nursing, 20 (1988) 4, 253-257.
BOYLE, MARY ELINOR; GREER, R. DOUGLAS: Operant procedures and the comatose patient. Journal of Applied Behaviour Analysis, 16 (1983) 1, 3-12.
BRENNER, CHARLES: Grundzüge der Psychoanalyse. Frankfurt/Main: Fischer Taschenbuch Verlag 1991.
F.A. BROCKHAUS: Der Brockhaus. In einem Bänd. 9. vollständig überarbeitete und aktualisierte Fassung. Leipzig, Mannheim 2000.
BÜHRING, PETRA: Wachkoma-Patienten. Um Verbesserungen bemüht. Rund 5000 Menschen in Deutschland liegen im Wachkoma. In der Versorgung gibt es Defizite. Deutsches Ärzteblatt, 98 (2001) 19, A-1225.
BÜNTING, KARL-DIETER: Deutsches Wörterbuch. Chur: Isis Verlag 1996.
BUNDESÄRZTEKAMMER: Deklaration von Helsinki. Empfehlung für Ärzte, die in der biomedizinischen Forschung am Menschen tätig sind. Deutsches Ärzteblatt, 88 (1991) 50, B2927-B2928.
BUNDESMINISTERIUM FÜR GESUNDHEIT (HRSG.): Pflegeversicherung. Bundesministerium für Gesundheit, Referat Öffentlichkeitsarbeit, 53108 Bonn. 2000.
BUNDESMINISTERIUM FÜR GESUNDHEIT (HRSG.): Elftes Buch Sozialgesetzbuch (SGB XI). Bundesministerium für Gesundheit. Referat Öffentlichkeitsarbeit. 53108 Bonn. 1999.
CHEONG, EUN: Beiträge zum Verstehen „schwerstbehinderter" Menschen: Psychologie und Pädagogik geistig behinderter blindtaubstummer Menschen untersucht mit Mitteln der materialistischen Behindertenpädagogik. Dissertation im Studiengang Behindertenpädagogik (FB 12) der Universität Bremen. 2001. Veröffentlicht bei: Afra Verlag, Butzbach.
CHERNISS, C.: Staff burnout. Job stress in the Human Service. Beverly Hills, CA: Sage 1980.

Literatur

CHINN, PEGGY L.; JACOBS, MAEONA: A model for theory development in nursing. Journal of Advanced Nursing, 1 (1978) 1, 1-11.
CHINN, PEGGY L.; KRAMER, MAEONA K.: Pflegetheorie. Konzepte - Kontext - Kritik. Berlin, Wiesbaden: Ullstein Mosby 1996.
DE CLAPIERS, LUC: ohne weitere Quellenangabe. Zitiert nach: Massow, Martin: Gute Arbeit braucht ihre Zeit. Die Entdeckung der kreativen Langsamkeit. München: Wilhelm Heyne Verlag 1998.
CLAUß, GÜNTER; KULKA, HELMUT; RÖSLER, HANS-DIETER ET AL. (HRSG.): Wörterbuch der Psychologie. Köln: Pahl Rugenstein Verlag 1986.
COLLIN, FINN: Nursing science as an interpretative discipline: Problems and challenges. Vard I Norden, 12 (1992), 14-23.
COUNCIL ON SCIENTIFIC AFFAIRS AND COUNCIL ON ETHICAL AND JUDICIAL AFFAIRS: Persistent vegetative state and the decision to withdraw or withhold life support. Journal of the American Medical Association, 263 (1990) 3, 426-430.
DEUTSCHER BERUFSVERBAND FÜR PFLEGEBERUFE (DBfK) (HRSG.): Berufsordnung für Altenpflegerinnen und Altenpfleger, Kinderkrankenschwestern und Kinderkrankenpfleger, Krankenschwestern und Krankenpfleger. Verabschiedet von der Delegiertenversammlung des Deutschen Berufsverbandes für Pflegeberufe im Mai 1992. Eschborn. 1994.
DEUTSCHE VEREINIGUNG FÜR DIE REHABILITATION BEHINDERTER E.V.: Empfehlungen zur Rehabilitation und Pflege von Menschen mit schwersten neurologischen Schädigungen. Standards der Langzeitbehandlung in Phase F. Bericht über die Klausurkonferenz am 10. und 11. Mai in Maikammer/Pfalz. Friedrich Ebert Anlage 9. 69117 Heidelberg. 1996.
DEYOUNG, SANDRA; GRASS, ROBIN B.: Coma recovery program. Rehabilitation Nursing, 12 (1987) 3, 121-124.
DIEKMANN, ANDREAS: Empirische Sozialforschung. Grundlagen, Methoden, Anwendungen. Reinbek: Rowohlt Taschenbuch Verlag 1997 (=rowohlts enzyklopädie).
DOMAN, GLENN: Was können Sie für Ihr hirnverletztes Kind tun? Freiburg im Breisgau: Hyperion Verlag 1980.
DÖRNER, KLAUS; PLOG, URSULA; TELLER, CHRISTINE ET AL.: Irren ist menschlich. Lehrbuch der Psychiatrie und Psychotherapie. Bonn: Psychiatrie-Verlag 2002.
DÖRNER, KLAUS; PLOG, URSULA: Irren ist menschlich oder Lehrbuch der Psychiatrie/Psychotherapie. Wunstorf: Psychiatrie Verlag 1978.
DRERUP, ELISABETH; BARTHOLOMEYCZIK, SABINE (1997): Die Analyse von Forschungsberichten. In: Bartholomeyczik, Sabine; Müller, Elke: Pflegeforschung verstehen. München, Wien, Baltimore: Urban & Schwarzenberg. 71-105.
EBKE, MARKUS (2002): Das Zentralkrankenhaus Bremen Ost im Lichte der Frührehabilitation. In: Haferkamp, Hermann; Tolle, Patrizia: Wachkoma und danach. Eine interdisziplinäre Annäherung zum Verständnis und Rehabilitation. Tagungsband zur gemeinsamen Veranstaltung der Universität Bremen in Kooperation der Studiengänge „Lehramt Pflegewissenschaft" und Behindertenpädagogik und des Selbsthilfeverbandes „Schädel-Hirn-Patienten in Not e.V." am 06. Juli 2001 in der neurologischen Rehabilitationseinrichtung in „Friedehorst" Bremen-Lesum. Dorsten: Verlag Ingrid Zimmermann. 67-74.
ENDERS, CHRISTEL: Rehabilitation kompakt. Berlin, Wiesbaden: Ullstein Mosby 1997.
ERZBERGER, CHRISTIAN; KELLE, UDO: Qualitativ vs. Quantitativ? Wider den Traditionalismus methodologischer Paradigmen. Soziologie, 3 (1998), 45-54.
FAßNACHT, GERHARD: Systematische Verhaltensbeobachtung. Eine Einführung in die Methodologie und Praxis. 2. völlig neubearbeitete Auflage. München, Basel: Ernst Reinhardt Verlag 1995.
FEGER, H. (1983): Planung und Bewertung von wissenschaftlichen Beobachtungen. In: Feger, H.; Bredenkamp, J. (Hrsg.): Datenerhebung. Enzyklopädie der Psychologie. Band 1. Forschungsmethoden. Göttingen: Hogrefe. 1-75.

FEGER, H.; BREDENKAMP, J. (HRSG.): Datenerhebung. Enzyklopädie der Psychologie. Band 1. Forschungsmethoden. Göttingen: Hogrefe 1983.
FELDKAMP, MARGRET: „Behandlung" der Zerebralparese nach Doman. Eine neurophysiologisch begründete Therapie? Der Kinderarzt, 21 (1990) 1, 31-34.
FEUSER, GEORG (2002): Die pädagogisch-therapeutische Perspektive. In: Haferkamp, Hermann; Tolle, Patrizia: Wachkoma und danach. Eine interdisziplinäre Annäherung zum Verständnis und Rehabilitation. Tagungsband zur gemeinsamen Veranstaltung der Universität Bremen in Kooperation der Studiengänge „Lehramt Pflegewissenschaft" und Behindertenpädagogik und des Selbsthilfeverbandes „Schädel-Hirn-Patienten in Not e.V." am 06. Juli 2001 in der neurologischen Rehabilitationseinrichtung in „Friedehorst" Bremen-Lesum. Dorsten: Verlag Ingrid Zimmermann. 75-93.
FEUSER, GEORG: Behinderte Kinder und Jugendliche. Zwischen Integration und Aussonderung. Darmstadt: Wissenschaftliche Buchgesellschaft 1995.
FEUSER, GEORG (1989): Lernen autistischer Kinder. In: Kindlicher Autismus. Erstbeschreibung und wichtige Stationen seiner Erforschung und der Erziehung und Bildung von Kindern mit Autismus-Syndrom. Reader 1. Unveröffentlichtes Manuskript. Universität Bremen. Fachbereich 11. 371-383.
FEUSER, GEORG (1984): Heilpädagogik/Psychiatrie. In: Reichmann, Erwin (Hrsg.): Handbuch der kritischen und materialistischen Behindertenpädagogik und ihrer Nebenwissenschaften. Solms-Oberbiel: Jarick Oberbiel Verlag (=Behindertenpädagogik in Theorie und Praxis. Band 10). 263-270.
FEUSER, GEORG: Gemeinsame Erziehung behinderter und nichtbehinderter Kinder im Kindertagesheim. Ein Zwischenbericht. Hrsg.: Diakonisches Werk Bremen e.V., Landesverband für ev. Kindertagesstätten in Bremen. Bremen: Selbstverlag 1984a.
FEUSER, GEORG; HAFERKAMP, HERMANN: Zwischenbericht zum Forschungsprojekt: Dialogaufbau mit Menschen unter Bedingungen schwerster Beeinträchtigungen der Kommunikationsfähigkeit. Unveröffentlicht. Universität Bremen. Fachbereich 12. Studiengang Behindertenpädagogik. 2000.
FEUSER, GEORG; JANTZEN, WOLFGANG (HRSG.): Jahrbuch für Psychopathologie und Psychotherapie. IV/1984. Köln: Pahl Rugenstein Verlag 1984 (=Studien zur Kritischen Psychologie, Band 35).
FEUSER, GEORG; MEYER, HEIKE: Integrativer Unterricht in der Grundschule. Ein Zwischenbericht. Solms-Oberbiel: Jarick Oberbiehl Verlag 1987.
FLANAGAN, JOHN C.: The critical incident technique. Psychological Bulletin, 51 (1954) 4, 327-358.
FLICK, UWE (2000): Triangulation in der qualitativen Forschung. In: Flick, Uwe; von Kardorff, Ernst; Steinke, Ines: Qualitative Forschung. Ein Handbuch. Reinbek bei Hamburg: Rowohlt Taschenbuch Verlag (=rowohlts enzyklopädie). 309-318.
FLICK, UWE: Qualitative Forschung. Theorie, Methoden, Anwendung in Psychologie und Sozialwissenschaften. Reinbek bei Hamburg: Rowohlt Taschenbuch Verlag 1995 (=rowohlts enzyklopädie).
FLICK, UWE; VON KARDORFF, ERNST; STEINKE, INES: Qualitative Forschung. Ein Handbuch. Reinbek bei Hamburg: Rowohlt Taschenbuch Verlag 2000 (=rowohlts enzyklopädie).
FOULKES, MARY A.; EISENBERG, HOWARD M.; JANE, JOHN A. ET AL.: The Traumatic Coma Data Bank: designs, methods, and baseline characteristics. Journal of Neurosurgery, 75 (1991), 8-13.
FREEMAN, E.A.: Personal opinion. Protocols for the vegetative state. Brain Injury, 11 (1997) 11, 837-849.
FREEMAN, E.A.: The persistent vegetative state: a 'fate worse than death'. Clinical Rehabilitation, 6 (1992), 159-165.
FREEMAN, E.A.: Coma arousal therapy. Clinical Rehabilitation, 5 (1991), 241-249.

FREEMAN, E.A.: The catastrophe of coma a way back. Australia/New Zealand: David Bateman 1987.
FRIEDRICHS, JÜRGEN: Methoden empirischer Sozialforschung. Reinbek bei Hamburg: Rowohlt Taschenbuch Verlag 1973.
FRÖHLICH, ANDREAS: Basale Stimulation. Düsseldorf: Verlag Selbstbestimmtes Leben 1991.
FULLER, CHERYL; YOUNG, CATHY: Level of cognitive functioning: A basis for nursing care of the head injured person. Rehabilitation Nursing, 5 (1984), 30-31.
GALPERIN, PJOTR J.: Zu Grundfragen der Psychologie. Köln: Pahl-Rugenstein Verlag 1980.
GARZ, DETLEF; KRAIMER, KLAUS (HRSG.): Qualitativ-empirische Sozialforschung: Konzepte, Methoden, Analysen. Opladen: Westdeutsche Verlag 1991.
GERSTENBRAND, FRANZ: Das apallische Syndrom. Wachkoma und danach. Schädel-Hirnpatienten in Not e.V., (1999) 0/99, 14-16.
GERSTENBRAND, FRANZ: Das traumatische apallische Syndrom. Klinik, Morphologie, Pathophysiologie und Behandlung. Wien, New York: Springer Verlag 1967.
GIACINO, J.T; ASHWAL, S.; CHILDS, M.D. ET AL.: The minimally conscious state. Definition and diagnostic criteria. Neurology, 3 (2002) 58, 349-353.
GLASER, BARNEY G.; STRAUSS, ANSELM L.: Grounded Theory. Strategien qualitativer Forschung. Bern, Göttingen, Toronto, Seattle: Hans Huber Verlag 1998.
GOBIET, WOLFGANG: Frührehabilitation nach Schädel-Hirn-Trauma. Berlin, Heidelberg: Springer Verlag 1991.
GOBIET, WOLFGANG; GOBIET, RENATE: Frührehabilitation nach Schädel-Hirn-Trauma. Leitfaden zur ergebnisorientierten aktiven Therapie. 2. erweiterte und völlig überarbeitete Auflage. Berlin, Heidelberg, New York: Springer Verlag 1999.
GÖRRES, STEFAN; KOCH-ZADI, DAGMAR; VAN MAANEN, HANNEKE ET AL. (HRSG.): Pflegewissenschaft in der Bundesrepublik Deutschland. Bremen: Altera Verlag 1996 (=Forum Pflegewissenschaft 2).
GRAMS, WOLFRAM: Pflege ist Bildung und braucht Bildung. Zum Zusammenhang von Pädagogik und Pflege. Pflege, 11 (1998), 43-48.
GRANT, NANCY KATHLEEN; REIMER, MARLENE; BANNATYNE, JUDY: Indicators of quality in long-term care facilities. International Journal of Nursing Studies, 33 (1996) 5, 469-478.
GRAY, D. SHAUN: Slow-to recover severe traumatic brain injury: a review of outcomes and rehabilitation effectiveness. Brain Injury, 14 (2000) 11, 1003-1014.
GREVE, WERNER; WENTURA, DIRK: Wissenschaftliche Beobachtung. Eine Einführung. Weinheim: Beltz Verlag 1997.
GRÖNEMEYER, HERBERT: Mensch. © 2002 Grönland unter exklusiver Lizenz der EMI Electrola GmbH & Co. KG.
GROSSMAN, P.; HAGEL, K.: Post-traumatic apallic syndrome following head injury. Part 1: clinical characteristics. Disability and Rehabilitation, 18 (1996) 1, 1-20.
GRUBITZSCH, SIEGFRIED; REXILIUS, GÜNTER (HRSG.): Psychologische Grundbegriffe. Mensch und Gesellschaft in der Psychologie. Ein Handbuch. Revidierte und aktualisierte Neuausgabe der 1981 erschienen Ausgabe. Reinbek bei Hamburg: Rowohlt Taschenbuch Verlag 1987 (=rowohlts enzyklopädie).
GRÜNE, ULRICH F. (1987): Sensorische Deprivation. In: Grubitzsch, Siegfried; Rexilius, Günter (Hrsg.): Psychologische Grundbegriffe. Mensch und Gesellschaft in der Psychologie. Ein Handbuch. Revidierte und aktualisierte Neuausgabe der 1981 erschienen Ausgabe. Reinbek bei Hamburg: Rowohlt Taschenbuch Verlag (=rowohlts enzyklopädie). 960-964.
HAFERKAMP, HERMANN; TOLLE, PATRIZIA: Wachkoma und danach. Eine interdisziplinäre Annäherung zum Verständnis und Rehabilitation. Tagungsband zur gemeinsamen Veranstaltung der Universität Bremen in Kooperation der Studiengänge „Lehramt Pflegewissenschaft" und Behindertenpädagogik und des Selbsthilfeverbandes „Schädel-Hirn-Patienten in Not

e.V." am 06. Juli 2001 in der neurologischen Rehabilitationseinrichtung in „Friedehorst" Bremen-Lesum. Dorsten: Verlag Ingrid Zimmermann 2002.

HAGEL, K.; GROSSMAN, P.: Prognose, Therapie und Dokumentation des traumatischen „Apallischen Syndroms". Eine Literaturstudie. Ministerium für Arbeit, Gesundheit und Sozialordnung (Hrsg.). Baden-Württemberg, Stuttgart. 1994.

HELWICK, LILLIAN DONNELL: Stimulation programs for coma patients. Critical Care Nurse, 14 (1994) 4, 47-52.

HERZOG, GUNTER (1987): Verhaltensstörung/Verhaltenstherapie. In: Grubitzsch, Siegfried; Rexilius, Günter (Hrsg.): Psychologische Grundbegriffe. Mensch und Gesellschaft in der Psychologie. Ein Handbuch. Revidierte und aktualisierte Neuausgabe der 1981 erschienen Ausgabe. Reinbek bei Hamburg: Rowohlt Taschenbuch Verlag (=rowohlts enzyklopädie). 1169-1181.

HESSE, HERMANN: Lektüre für Minuten. Gedanken aus seinen Büchern und Briefen. Frankfurt/M.: Suhrkamp Verlag 1985.

HITZLER, RONALD (1994): Wissen und Wesen des Experten. Ein Annäherungsversuch – zur Einleitung. In: Hitzler, Ronald; Honer, Anne; Maeder, Christoph (Hrsg.): Expertenwissen. Die institutionalisierte Kompetenz zur Konstruktion von Wirklichkeit. Opladen: Westdeutscher Verlag GmbH. 13-30.

HITZLER, RONALD; HONER, ANNE; MAEDER, CHRISTOPH (HRSG.): Expertenwissen. Die institutionalisierte Kompetenz zur Konstruktion von Wirklichkeit. Opladen: Westdeutscher Verlag GmbH 1994.

HOFFMANN-LA ROCHE AG; URBAN & SCHWARZENBERG (HRSG.): Roche Lexikon Medizin. München, Wien, Baltimore: Urban & Schwarzenberg 1984.

HOLTZ, AXEL (1984): Sprache. In: Reichmann, Erwin (Hrsg.): Handbuch der kritischen und materialistischen Behindertenpädagogik und ihrer Nebenwissenschaften. Solms-Oberbiel: Jarick Oberbiel Verlag (=Behindertenpädagogik in Theorie und Praxis. Band 10). 613-617.

HONER, ANNE: Das explorative Interview. Zur Rekonstruktion der Relevanzen von Expertinnen und anderen Leuten. Schweizerische Zeitschrift für Soziologie, 20 (1994) 3, 623-640.

INTERNATIONAL COUNCIL OF NURSES (ICN): ICN-Ethikkodex für Pflegende. Pflege Aktuell, (2000) 10, 563.

JANTSCH, ERICH: Die Selbstorganisation des Universums. Vom Urknall zum menschlichen Geist. München: Deutscher Taschenbuch Verlag 1988.

JANTZEN, WOLFGANG (2002): Gewalt ist der verborgene Kern von geistiger Behinderung. Vortrag auf der Tagung „Institution=Struktur=Gewalt" des Fachverbandes Erwachsene Behinderte und des Heimverbandes Schweiz am 18.11.2002 in Olten (Schweiz). 1-25.

JANTZEN, WOLFGANG (2002a): Verstehende Diagnostik als Rehistorisierung. In: Haferkamp, Hermann; Tolle, Patrizia: Wachkoma und danach. Eine interdisziplinäre Annäherung zum Verständnis und Rehabilitation. Tagungsband zur gemeinsamen Veranstaltung der Universität Bremen in Kooperation der Studiengänge „Lehramt Pflegewissenschaft" und Behindertenpädagogik und des Selbsthilfeverbandes „Schädel-Hirn-Patienten in Not e.V." am 06. Juli 2001 in der neurologischen Rehabilitationseinrichtung in „Friedehorst" Bremen-Lesum. Dorsten: Verlag Ingrid Zimmermann. 137-148.

JANTZEN, WOLFGANG: Der Dialog aus der Sicht der Theorie der Selbstorganisation und der Tätigkeitstheorie. Mitteilungen der Luria-Gesellschaft, (2001) 2, 41-54.

JANTZEN, WOLFGANG (1998): Rehistorisierende Diagnostik als Kern von Qualitätssicherung und Qualitätsentwicklung. Vortrag am 9.5.1998 auf dem Sonderpädagogischen Kongress: Entwicklungen - Standorte - Perspektiven vom 7. - 9.5.1998 in Hannover. 1-15. http://www.uni-koblenz.de/~proedler/hann-vds.htm, download am: 12.06.2002.

JANTZEN, WOLFGANG: Vom Nutzen der Syndromanalyse am Beispiel des Rett-Syndroms. Behindertenpädagogik, 37 (1998a) 4, 342-360.

JANTZEN, WOLFGANG (1996): Diagnostik, Dialog und Rehistorisierung: Methodologische Bemerkungen zum Zusammenhang von Erklären und Verstehen im diagnostischen Prozeß. In: Jantzen, Wolfgang/Lanwer-Koppelin, Willehad (Hrsg.): Diagnostik als Rehistorisierung. Methodologie und Praxis einer verstehenden Diagnostik am Beispiel schwer behinderter Menschen. Berlin: Wissenschaftsverlag Volker Spiess GmbH (=Edition Marhold). 9-31.

JANTZEN, WOLFGANG (HRSG.): Die neuronalen Verstrickungen des Bewußtseins. Zur Aktualität von A.R. Lurijas Neuropsychologie. Münster, Hamburg: Lit Verlag 1994 (=Fortschritte der Psychologie. Band 6).

JANTZEN, WOLFGANG (1994a): Syndromanalyse und romantische Wissenschaft. Perspektiven einer allgemeinen Theorie des Diagnostizierens. In: Jantzen, Wolfgang (Hrsg.): Die neuronalen Verstrickungen des Bewußtseins. Zur Aktualität von A.R. Lurijas Neuropsychologie. Münster, Hamburg: Lit Verlag (=Fortschritte der Psychologie. Band 6). 125-158.

JANTZEN, WOLFGANG: Das Ganze muß verändert werden. Zum Verhältnis von Behinderung, Ethik und Gewalt. Berlin: Wissenschaftsverlag Volker Spiess GmbH 1993 (=Edition Marhold).

JANTZEN, WOLFGANG: Allgemeine Behindertenpädagogik. Band 2. Neurowissenschaftliche Grundlagen, Diagnostik, Pädagogik und Therapie. Weinheim, Basel: Beltz Verlag 1990 (=Edition sozial).

JANTZEN, WOLFGANG: Allgemeine Behindertenpädagogik. Band I. Sozialwissenschaftliche und psychologische Grundlagen. Weinheim, Basel: Beltz Verlag 1987 (=Edition sozial).

JANTZEN, WOLFGANG (1984): Orientierungs- und Abbildintegration durch Tätigkeitsintegration – zur Kritik von Jean Ayres neurophysiologischer Theorie „sensorisch-integrativer Dysfunktion" als Grundlage der Therapie von Lernstörungen. In: Feuser, Georg; Jantzen, Wolfgang (Hrsg.): Jahrbuch für Psychopathologie und Psychotherapie. IV/1984. Köln: Pahl Rugenstein Verlag (=Studien zur Kritischen Psychologie, Band 35). 140-167.

JANTZEN, WOLFGANG/LANWER-KOPPELIN, WILLEHAD (HRSG.): Diagnostik als Rehistorisierung. Methodologie und Praxis einer verstehenden Diagnostik am Beispiel schwer behinderter Menschen. Berlin: Wissenschaftsverlag Volker Spiess GmbH 1996 (=Edition Marhold).

JANTZEN, WOLFGANG; VON SALZEN, WOLFGANG: Autoaggressivität und selbstverletzendes Verhalten. Pathogenese, Neuropsychologie und Psychotherapie. 2. Auflage. Berlin: Wissenschaftsverlag Volker Spiess 1990 (=Edition Marhold).

JENNETT, BRYAN; PLUM, FRED: Persistent vegetative state after brain damage. A syndrome in search of a name. The Lancet, I (1972), 734-737.

JENNETT, B.; TEASDALE, S.; GALBRAITH, J. ET AL.: Severe head injuries in three countries. Journal of Neurology, Neurosurgery, and Psychiatry, 40 (1977), 291-298.

JOHNSON, DAVID A.; ROETHING-JOHNSTON, KAREN: Early rehabilitation of head-injured patients. Nursing Times, 85 (1989) 4, 25-28.

JOHNSON, DAVID A.; ROETHING-JOHNSTON, KAREN: Coma stimulation: A challenge to occupational therapy. British Journal of Occupational Therapy, 51 (1988) 3, 88-90.

JUCHLI, LILIANE: Pflege. Praxis und Theorie der Gesundheits- und Krankenpflege. 8. überarbeitete Auflage. Stuttgart, New York: Thieme Verlag 1997.

KALLERT, T.W.: Das „apallische Syndrom" – zu Notwendigkeit und Konsequenzen einer Begriffsklärung. Fortschritte der Neurologie, Psychiatrie und ihrer Grenzgebiete, 62 (1994), 241-255.

KATER, KATHRYN M.: Response of head injured patients to sensory stimulation. Western Journal of Nursing Research, 11 (1989) 1, 20-33.

KERLINGER, F.N.: Foundations of behavioral research. New York, Chicago, San Fransisco: Holt Rinehart and Winston inc. 1973.

KLEIN, MARTIN: Schmerzempfinden und erhaltenes Bewußtsein im apallischen Syndrom? – Medizinische, juristische und ethische Aspekte. Intensiv, 8 (2000) 2, 63-68.

KLEIN, MARTIN: Das apallische Syndrom. Medizinische, ethische und rechtliche Probleme. Universitas, 54 (1999) 631, 65-76.
KLUCKEN, MICHAEL; PLAPPERT, HUBERT (1987): Behaviorismus. In: Grubitzsch, Siegfried; Rexilius, Günter (Hrsg.): Psychologische Grundbegriffe. Mensch und Gesellschaft in der Psychologie. Ein Handbuch. Revidierte und aktualisierte Neuausgabe der 1981 erschienen Ausgabe. Reinbek bei Hamburg: Rowohlt Taschenbuch Verlag (=rowohlts enzyklopädie). 121-128.
KORNMANN, REIMER: Diagnostik zur Förderung notwendiger Voraussetzungen für basale Lernprozesse bei Menschen mit schwersten Beeinträchtigungen ihrer Lebensvollzüge – zugleich eine Gegenposition zur Diagnostik ihres Lebenswertes. Behindertenpädagogik, 31 (1992) 4, 349-361.
KORNMANN, REIMER: Beratung und Begutachtung im Bereich der Verhaltensgestörtenpädagogik. Kurseinheit 1: Diagnostisches Vorgehen zur Ermittlung von Merkmalen und Bindungen von Verhaltensstörungen. Hagen: Fernuniversität 1982. Zitiert nach: Jantzen, Wolfgang: Allgemeine Behindertenpädagogik. Band 2. Neurowissenschaftliche Grundlagen, Diagnostik, Pädagogik und Therapie. Weinheim, Basel: Beltz Verlag 1990 (=Edition sozial).
KRAMPE, EVA MARIA: Private stationäre Pflege - ein Modell mit Zukunft? Pflege Aktuell, (2000) 7-8, 426-429.
KRETSCHMER, EMIL: Das apallische Syndrom. Zeitschrift für gesamte Neurologie und Psychiatrie, 169 (1940), 576-579.
KÜRTEN, H.; JANZIK, H.H.: Das Verständnis der Wesensänderung nach Schädelhirntrauma unter besonderer Berücksichtigung der prämorbiden Persönlichkeits- und Familienstruktur, Rehabilitation, 27 (1988), 160-165.
KURATORIUM ZNS (HRSG.): Das schwere Schädel-Hirn-Trauma. Ein kurzer Ratgeber für Angehörige. Kuratorium ZNS, Rochusstraße 24, 53123 Bonn. 1997.
LAMNEK, SIEGFRIED: Qualitative Sozialforschung. Band 1. Methodologie. 3. korrigierte Auflage. Weinheim: Psychologie Verlags Union 1995.
LAMNEK, SIEGFRIED: Qualitative Sozialforschung. Band 2. Methoden und Techniken. 3. korrigierte Auflage. Weinheim: Psychologie Verlags Union 1995a.
LANDESARBEITSGEMEINSCHAFT PHASE F NIEDERSACHSEN: Reader zum Ersten Symposium der Landesarbeitsgemeinschaft Phase F Niedersachsen am 5. Oktober 1999 in Lüneburg. 1999.
LEONTJEW, ALEXEJ N.: Probleme der Entwicklung des Psychischen. 6. Auflage. Berlin: Verlag Volk und Wissen 1985.
LEONTJEW, A.N. (1985a): Einleitung: Der Schaffensweg Wygotskis. In: Wygotski, Lew S.: Ausgewählte Schriften. Band 1. Arbeiten zu theoretischen und methodologischen Problemen der Psychologie. Köln: Pahl Rugenstein Verlag. 9-55.
LEONTJEW, ALEXEJ N.: Tätigkeit Bewußtsein Persönlichkeit. Köln: Pahl Rugenstein Verlag 1982.
LEWINN, EDWARD B.; DIMANCESCU, MIHAI D.: Environmental deprivation and enrichment in coma. The Lancet, II (1978), 156-157.
LEVIN, HARVEY S.; SAYDJARY, CHRISTY; EISENBERG, HOWARD M. ET AL.: Vegetative state after closed head injury: a traumatic coma data bank report. Archives of Neurology, 48 (1991) 6, 580-585.
LEYENDECKER, CHRISTOPH: Mehr als nur „Prinzip Hoffnung". Sensorische Anregung und körpernaher Dialogaufbau mit nichtsprechenden schwerstgeschädigten Personen. Zeitschrift für Heilpädagogik, 3 (1997), 109-116.
LOMBARDI, FRANCESCO; TARICCO, MARIANGELA; DE TANITI, ANTONIO ET AL.: Sensory stimulation of brain-injured individuals in coma or vegetative state: results of a Cochrane systematic review. Clinical Rehabilitation, (2002) 16, 464-472.
LOTMAN, JURIJ M.: Über die Semiophäre. Zeitschrift für Semiotik, 12 (1990) 12, 287-305.

LURIA, ALEXANDER R.: Romantische Wissenschaft. Forschungen im Grenzbezirk von Seele und Gehirn. Reinbek bei Hamburg: Rowohlt Taschenbuch Verlag 1993 (=rororo science).
LURIA, ALEXANDER R.: Das Gehirn in Aktion. Einführung in die Neuropsychologie. Reinbek bei Hamburg: Rowohlt Taschenbuch Verlag 1992 (=rororo science).
LURIA, ALEXANDER R.: Sprache und Bewußtsein. Köln: Pahl-Rugenstein Verlag 1982 (=Studien zur kritischen Psychologie).
MARSHALL, LAWRENCE F.; GAUTILLE, THERESA; KLAUBER, MELVILLE R. ET AL.: The outcome of severe closed head injury. Journal of Neurosurgery, 75 (1991), 28-36.
MARX, KARL; ENGELS, FRIEDRICH: Werke. Band 25. Berlin: Dietz Verlag 1977.
MASLOW, A. H.: Psychologie des Seins. Frankfurt/Main: Fischer Taschenbuch Verlag 1992.
MASLOW, A. H.: Motivation und Persönlichkeit. Reinbek: Rowohlt Taschenbuch Verlag 1981.
MASSOW, MARTIN: Gute Arbeit braucht ihre Zeit. Die Entdeckung der kreativen Langsamkeit. München: Wilhelm Heyne Verlag 1998.
MATURANA, HUMBERTO R.; VARELA, FRANCISCO J.: Der Baum der Erkenntnis. Die biologischen Wurzeln des menschlichen Erkennens. 1. Auflage. Bern, München: Goldmann Verlag 1990.
MAYER, KLAUS: Hirnverletzung und Hirnerkrankung. Notwendigkeit und Bedeutung der Frührehabilitation. Arzt & Krankenhaus, (1993) 1, 9-13.
MAYRING, PHILIPP: Qualitative Inhaltsanalyse. Grundlagen und Techniken. 6. durchgesehene Auflage. Weinheim: Deutscher Studien Verlag 1997.
MERZ, AXEL: Die ambulante therapeutische Behandlung von Schädel-Hirnverletzen. Not der Schädel-Hirnverletzen und Schlaganfallpatienten, (2002) 2, 24-26.
MEUSER, MICHAEL; NAGEL, ULRIKE (1994): Expertenwissen und Experteninterview. In: Hitzler, Ronald; Honer, Anne; Maeder, Christoph (Hrsg.): Expertenwissen. Die institutionalisierte Kompetenz zur Konstruktion von Wirklichkeit. Opladen: Westdeutscher Verlag GmbH. 180-192.
MEUSER, MICHAEL; NAGEL, ULRIKE (1991): ExpertInneninterviews – vielfach erprobt, wenig bedacht. Ein Beitrag zur qualitativen Methodendiskussion. In: Garz, Detlef; Kraimer, Klaus (Hrsg.): Qualitativ-empirische Sozialforschung: Konzepte, Methoden, Analysen. Opladen: Westdeutsche Verlag. 441-471.
MINDELL, ARNOLD: Schlüssel zum Erwachen. Sterbeerlebnisse und Beistand im Koma. Solothurn, Düsseldorf: Walter-Verlag 1995.
MOERS, MARTIN (1998): Perspektiven der deutschen Pflegewissenschaft im Lichte internationaler Erfahrungen – zum Verhältnis von Forschung und Theoriebildung. In: Wittneben, Karin (Hrsg.): Forschungsansätze für das Berufsfeld Pflege. Beispiele aus Praxis, Management und Ausbildung. Stuttgart, New York: Thieme Verlag. 347-361.
DU MONT, GERTRUDE: Cholinerge Reizpflege – Entwurf einer neurophysiologischen Krankenpflegetheorie. Deutsche Krankenpflege-Zeitschrift, 40 (1987) 3, 138-142.
MÜLLER, ELKE: Pflege zwischen Tradition, Stagnation und Innovation. Dr. med. Mabuse 111 (1998), 30-34.
THE MULTI-SOCIETY TASK FORCE ON PVS: Medical Aspects of the persistent vegetative state. Part I. New England Journal of Medicine, 330 (1994) 21, 1499-1508.
THE MULTI-SOCIETY TASK FORCE ON PVS: Medical aspects of the persistent vegetative state (2). New England Journal of Medicine, 330 (1994a) 22, 1572-1579.
NADOLNY, STEN: Die Entdeckung der Langsamkeit. München, Zürich: Piper Verlag 1987.
NEANDER, H.; MEYER, R.; FRIESACHER, H. (HRSG.): Handbuch der Intensivpflege. Landsberg: Ecomed Verlag 1993.
NENTWIG, ARMIN (1996): Aktivierende Pflege und Betreuung von Patienten im Wachkoma – Not der Betroffenen und Handlungsmöglichkeiten der Gesellschaft. In: Deutsche Vereinigung für die Rehabilitation Behinderter e.V.: Empfehlungen zur Rehabilitation und Pflege von

Menschen mit schwersten neurologischen Schädigungen. Standards der Langzeitbehandlung in Phase F. Bericht über die Klausurkonferenz am 10. und 11. Mai in Maikammer/Pfalz. Friedrich Ebert Anlage 9. 69117 Heidelberg. 13-20.

NESTMANN, FRANK (1987): Diagnostik. In: Grubitzsch, Siegfried; Rexilius, Günter (Hrsg.): Psychologische Grundbegriffe. Mensch und Gesellschaft in der Psychologie. Ein Handbuch. Revidierte und aktualisierte Neuausgabe der 1981 erschienen Ausgabe. Reinbek bei Hamburg: Rowohlt Taschenbuch Verlag (=rowohlts enzyklopädie). 205-211.

NIEDECKEN, DIETMUND: Namenlos. Geistig Behinderte verstehen. 3. überarbeitete Auflage. Neuwied, Kriftel, Berlin: Luchterhand Verlag 1998.

NIEHOFF, ULRICH; LIERSCH, CHRISTIANE; SCHÄFFNER, UWE: Auf dem Weg zu mehr Selbstbestimmung? Curricula der Fachschulen für Heilerziehungspflege unter die Lupe genommen. Behindertenpädagogik 40 (2001) 3, 376-389.

NOTTER, LUCILLE ELIZABETH; HOTT, JACQUELINE ROSE: Grundlagen der Pflegeforschung. Bern, Stuttgart, Toronto: Hans Huber Verlag 1991.

ODER, W.: Die stille Epidemie. Not der Schädel-Hirnverletzten und Schlaganfallpatienten, 8 (1999) 6, 44.

PLENTER, CHRISTEL: Ethische Aspekte in der Pflege von Wachkoma-Patienten. Orientierungshilfen für eine Pflegeethik. Hannover: Schlütersche 2001.

POLIT, DENISE, F.; HUNGLER, BERNADETTE P.: Nursing research. Principles and methods. Philadelphia: J.B. Lippincott Company 1999 und 1995.

POWELL, GRAHAM E.; WILSON, SARAH L.: Recovery curves for patients who have suffered very severe brain injury. Clinical Rehabilitation, 8 (1994) 1, 54-69.

RAHN, EWALD; MAHNKOPF, ANGELA: Lehrbuch Psychiatrie für Studium und Beruf. 2. durchgesehene Auflage. Bonn: Psychiatrie-Verlag 2000.

REDEKER, CLAUDIA; SONNTAG, ANDREA: Ergebnisse einer Umfrage zur Lebenssituation von Menschen im apallischen Syndrom in Norddeutschland. Mitteilungen der Luria-Gesellschaft, 1/2(1994/1995) II/I, 33-42.

REICHMANN, ERWIN (1984): Isolation. In: Reichmann, Erwin (Hrsg.): Handbuch der kritischen und materialistischen Behindertenpädagogik und ihrer Nebenwissenschaften. Solms-Oberbiel: Jarick Oberbiel Verlag (=Behindertenpädagogik in Theorie und Praxis. Band 10). 310-317.

REICHMANN, ERWIN (HRSG.): Handbuch der kritischen und materialistischen Behindertenpädagogik und ihrer Nebenwissenschaften. Solms-Oberbiel: Jarick Oberbiel Verlag 1984 (=Behindertenpädagogik in Theorie und Praxis. Band 10).

REMMERS, HARTMUT: Pflegewissenschaft und ihre Bezugswissenschaften. Pflege, 12 (1999) 6, 367-376.

RICHTER, HORST-EBERHARD: Engagierte Analysen. Über den Umgang des Menschen mit dem Menschen. Reden, Aufsätze, Essays. Reinbek bei Hamburg: Rowohlt Verlag 1978.

RITZ, A. (1990): Neurologische Frührehabilitation schädelhirnverletzter Kinder und Jugendlicher in einer Spezialabteilung eines Akutkrankenhauses. In: von Wild, K.; Janzik, H.H. (Hrsg.): Neurologische Frührehabilitation. München, Bern, Wien, San Francisco: Zuckerschwerdt Verlag. 187-191.

RIETZ, S.; HAGEL, K.: Spezifische Therapiemaßnahmen in der Behandlung des Wachkomas und ihr effizienter Einsatz. Aktuelle Neurologie, 27 (2000), 252-257.

ROBERT-BOSCH-STIFTUNG (HRSG.): Pflegewissenschaft. Grundlegung für Lehre, Forschung und Praxis. Denkschrift. Gerlingen: Blücher 1996.

ROGERS, MARTHA E.: An introduction to the theoretical basis of nursing. 13. unveränderte Auflage. Philadelphia: F.A. Davis 1970.

ROSENBERG, GARY A.; JOHNSON, STEPHEN F.; BRENNER, RICHARD P.: Recovery of cognition after prolonged vegetative state. Annals of Neurology, 2 (1977) 2, 167-168.

RYLE, GILBERT: The Concept of mind. London: Hutchinson's University Library. Zitiert nach: Szasz, Thomas S.: Recht, Freiheit und Psychiatrie. Auf dem Weg zum „therapeutischen Staat"? Frankfurt/Main: Fischer Taschenbuch Verlag 1980.
SACKS, OLIVER: Der Mann, der seine Frau mit einem Hut verwechselte. Reinbek bei Hamburg: Rowohlt Taschenbuch Verlag 1999.
SAZBON, LEON; FUCHS, CAMIL; COSTEFF, HANAN: Prognosis for recovery from prolonged post-traumatic unawareness: logistic analysis. Journal of Neurology, Neurosurgery, and Psychiatry, (1991) 54, 149-152.
SAZBON, LEON; GROSWASSER, ZEEV: Prolonged Coma, vegetative state, post-comatose unawareness. Semantics or better understanding? Brain Injury, 5 (1991) 1, 1-2.
SAZBON, LEON; GROSWASSER, ZEEV: Outcome in 134 patients with prolonged posttraumatic unawareness. Part 1: parameters determining late recovery of consciousness. Journal of Neurosurgery, 72 (1990), 75-80.
SCHÄDEL-HIRN-PATIENTEN IN NOT E.V.: Langzeitstudie unseres Verbandes zur Phase F (Bestand und Bedarf). Wachkoma und danach, (1998) 3, 40-41.
SCHAEFFER, DORIS; BARTHOLOMEYCZIK, SABINE: Vakuum füllen. Pflegewissenschaft und -forschung in Deutschland. Dr. med. Mabuse, 117 (1999), 40-42.
SCHAIBLE, WILKO (1999): Wer ist die LAG? Aufgaben, Ziele, Perspektiven. In: Landesarbeitsgemeinschaft Phase F Niedersachsen: Reader zum Ersten Symposium der Landesarbeitsgemeinschaft Phase F Niedersachsen am 5. Oktober 1999 in Lüneburg. 5-10.
SCHMOLKE, KLAUS: Snoezelen in der praktischen Anwendung. Not der Schädel-Hirnverletzten und Schlaganfallpatienten, (2003) 1, 20-21.
SCHULZ VON THUN, FRIEDEMANN: Miteinander reden 1. Störungen und Klärungen. Allgemeine Psychologie der Kommunikation. Reinbek bei Hamburg: Rowohlt Taschenbuch Verlag 1997.
SCHWÖRER, CHRISTA: Der apallische Patient. Aktivierende Pflege und therapeutische Hilfe im Langzeitbereich. 3. Auflage. Stuttgart, Jena, New York: Gustav Fischer Verlag 1995.
SCHRANK, KATHARINA: Dialogaufbau mit Kindern im Coma/Apallischen Syndrom. Diplomarbeit zur Erlangung des Magistergrades der Philosophie. Grund- und Integrativwissenschaftliche Fakultät an der Universität Wien 1997.
SCHRÖTER, RALF: Grundlagen der Rhythmik als pädagogisch-therapeutisches Mittel: Therapeutische Rhythmik als kooperative Sinnfindung. Diplomarbeit im Studiengang Diplom-Sonderpädagogik der Universität Oldenburg 1994.
SEIDL, ELISABETH (HRSG.): Betrifft: Pflegewissenschaft. Beiträge zum Selbstverständnis einer neuen Wissenschaftsdisziplin. Wien, München, Bern: Wilhelm Maudrich Verlag 1993 (=Pflegewissenschaft heute. Band 1).
SELYE, HANS: Stress. Bewältigung und Lebensgewinn. München, Zürich: Piper 1988.
SIMONOV, PAVEL V.: Höhere Nerventätigkeit des Menschen. Motivationale und emotionale Aspekte. Berlin: VEB Verlag Volk und Gesundheit 1982.
SOSNOWSKI, CHERYL; USTIK, MELISSA: Early intervention: coma stimulation in the intensive care unit. Journal of Neuroscience Nursing, 26 (1994) 6, 336-341.
SPITZ, RENÉ A.: Vom Säugling zum Kleinkind. Naturgeschichte der Mutter-Kind-Beziehungen im ersten Lebensjahr. 9. Auflage. Stuttgart: Klett Cotta Verlag 1989.
SPRANGER, MATTHIAS (2002): Friedehorst und die Neurologische Rehabilitation. In: Haferkamp, Hermann; Tolle, Patrizia: Wachkoma und danach. Eine interdisziplinäre Annäherung zum Verständnis und Rehabilitation. Tagungsband zur gemeinsamen Veranstaltung der Universität Bremen in Kooperation der Studiengänge „Lehramt Pflegewissenschaft" und Behindertenpädagogik und des Selbsthilfeverbandes „Schädel-Hirn-Patienten in Not e.V." am 06. Juli 2001 in der neurologischen Rehabilitationseinrichtung in „Friedehorst" Bremen-Lesum. Dorsten: Verlag Ingrid Zimmermann. 21-44.

STEPPE, HILDE (1993): Pflege als Wissenschaft – am Beispiel der Entwicklung in den USA. In: Seidl, Elisabeth (Hrsg.): Betrifft Pflegewissenschaft. Beiträge zum Selbstverständnis einer neuen Wissenschaftsdisziplin. Wien, München, Bern: Wilhelm Maudrich Verlag. 15-60.
STÖRMER, WILHELM: Grundlagen der Intensivpflege und Pflege Schwerkranker. Köln: Stam Verlag 1992.
STOWASSER, JOSEF M.: Der kleine Stowasser. Lateinisch-deutsches Wörterbuch. München: G. Freytag Verlag 1980.
STRAUSS, ANSELM L.: Grundlagen qualitativer Sozialforschung. Datenanalyse und Theoriebildung in der empirischen soziologischen Forschung. München: Wilhelm Fink Verlag 1994.
STRAUSS, ANSELM; CORBIN, JULIET: Grounded Theory: Grundlagen Qualitativer Sozialforschung. Weinheim: Psychologie Verlags Union 1996.
SZASZ, THOMAS S.: Schizophrenie. Das heilige Symbol der Psychiatrie. Frankfurt/Main: Fischer Taschenbuch Verlag 1982.
SZASZ, THOMAS S.: Recht, Freiheit und Psychiatrie. Auf dem Weg zum „therapeutischen Staat"? Frankfurt/Main: Fischer Taschenbuch Verlag 1980.
TOIFL, KARL: Chaos im Kopf. Chaostheorie – ein nichtlinearer Weg für Medizin und Wissenschaft. Wien, München, Bern: Verlag Wilhelm Maudrich 1995.
TREVARTHEN, C.; AITKEN, K.J.: Brain development, infant communication, and empathy disorders: intrinisic factors in child in mental health. Development and Psychopathology, 6 (1994), 597-633.
VANIER, M.; LAMOUREUX, J.; DUTIL, E.; HOUDE, S.: Clinical efficacy of stimulation programs aimed at reversing coma or vegetative state (VS) following traumatic brain injury. Acta Neurochirurgica Supplement, 79 (2001), 53-57.
VERBAND DEUTSCHER RENTENVERSICHERUNGSTRÄGER (VDR): Phaseneinteilung in der neurologischen Rehabilitation. Rehabilitation, 34 (1995), 119-127.
VESTER, FREDERIC: Denken, Lernen, Vergessen. Was geht in unserem Kopf vor, wie lernt das Gehirn, und wann läßt es uns im Stich? München: Deutscher Taschenbuch Verlag 1988.
WADE, DERICK T.; JOHNSTON, CLAIRE: The permanent vegetative state: practical guidance on diagnosis and management. The British Medical Journal, 319 (1999), 841-844.
WAGENER, RITA; BERKEMEYER, CORDULA; HOCK, GUDRUN ET AL.: Essen und Trinken bei Menschen mit Alzheimer Demenz. Eine Interaktionsstudie. Pflege, 11 (1998), 89-95.
WAGNER, PETER: Ausgebrannt. Zum Burnout-Syndrom in helfenden Berufen. Bielefeld: Karin Böllert KT Verlag 1993.
WALSHE, THOMAS M.; LEONARD, CHERI: Persistent vegetative state. Extension of the syndrome to include chronic disorders. Archives of Neurology, 42 (1985) 11, 1045-1047.
WALTER, ILSEMARIE (1993): Pflegeforschung aus verschiedenen Perspektiven. In: Seidl, Elisabeth (Hrsg.): Betrifft: Pflegewissenschaft. Beiträge zum Selbstverständnis einer neuen Wissenschaftsdisziplin. Wien, München, Bern: Wilhelm Maudrich Verlag (=Pflegewissenschaft heute. Band 1). 118-148.
WANNER, MARGRET: Treffend gesagt. Das große Buch der Zitate. Über 6000 aktuelle Kurztexte von A-Z. Basel, Giessen: Brunnen Verlag 1990.
WATZLAWICK, PAUL; BEAVIN, JANET H.; JACKSON, DON D.: Menschliche Kommunikation. Formen, Störungen, Paradoxien. 8. unveränderte Auflage. Bern, Stuttgart, Toronto: Hans Huber Verlag 1990.
WHYTE, JOHN; GLENN, MEL B.: The care and rehabilitation of the patient in a persistent vegetative state. Journal of Head Trauma Rehabilitation, 1 (1986), 39-55.
WHYTE, JOHN; DIPASQUALE, MADELINE; VACCARO, MONICA: Assessment of command-following in minimally conscious brain injured patients. Archives of Physical Medicine and Rehabilitation, 80 (1999) 6, 653-660.
VON WILD, K.; JANZIK, H.H. (HRSG.): Neurologische Frührehabilitation. München, Bern, Wien, San Francisco: Zuckerschwerdt Verlag 1990.

WILSON, BARBARA A.; FERGUS, GRACY; BAINBRIDGE, KATE: Case study. Cognitive recovery from „persistent vegetative state": psychological and personal perspectives. Brain Injury 15 (2001) 12, 1083-1092.
WITTNEBEN, KARIN (HRSG.): Forschungsansätze für das Berufsfeld Pflege. Beispiele aus Praxis, Management und Ausbildung. Stuttgart, New York: Thieme Verlag 1998.
WITTNEBEN, KARIN: Pflegekonzepte in der Weiterbildung zur Pflegelehrkraft: über Voraussetzungen und Perspektiven einer kritisch-konstruktiven Didaktik der Krankenpflege. 4. überarbeitete Auflage. Frankfurt/Main: Peter Lang Verlag 1998a.
WOOD, R.L.: Critical analysis of the concept of sensory stimulation for patients in vegetative states. Brain Injury, 5 (1991) 4, 401-409.
WOOD, R.L.; WINKOWSKI; T.B. MILLER, J. ET AL.: Evaluating sensory regulation as a method to improve awareness in patients with altered states of consciousness: a pilot study. Brain Injury, 6 (1992), 411-418.
WOOD, R.L.; WINKOWSKI, T.; MILLER, J.: Sensory regulation as a method to promote recovery in patients with altered states of consciousness. Neuropsychological Rehabilitation, 3 (1993) 2, 177-190.
WOODS, NANCY F.; CATANZARO, MARCI: Nursing research. Theory and practice. St. Louis, Washington D.C., Toronto: The C.V. Mosby Company 1987.
WYGOTSKI, LEW SEMJONOWITSCH: Denken und Sprechen. Frankfurt/Main: Fischer Taschenbuchverlag 1991.
WYGOTSKI, LEW SEMJONOWITSCH: Ausgewählte Schriften. Arbeiten zur psychischen Entwicklung der Persönlichkeit. Band 2. Köln: Pahl-Rugenstein Verlag 1987.
WYGOTSKI, LEW SEMJONOWITSCH: Ausgewählte Schriften. Band 1. Arbeiten zu theoretischen und methodologischen Problemen der Psychologie. Köln: Pahl Rugenstein Verlag 1985.
ZEIER, HANS: Wörterbuch der Lerntheorien und der Verhaltenstherapie. München: Kindler Verlag GmbH 1976 (= Geist und Psyche).
ZIEGER, ANDREAS (2001): Neuropsychologie und Körpersemantik am Beispiel von Wachkoma-Patienten. Überarbeitetes und stark gekürztes Vortragsmanuskript zur Jahrestagung der Deutschen Gesellschaft für Medizinische Psychologie (DGMP) in Greifswald, 4.-7. Juni 2001. 1-13.
ZIEGER, ANDREAS: Das Komaproblem als wissenschaftliche, geistige und praktische Herausforderung einer integrierten Human- und Neurowissenschaft im 21. Jahrhundert. Mitteilungen der Luria-Gesellschaft, (2001a) 2, 5-39.
ZIEGER, ANDREAS: Kriterien für die Einschätzung der Wahrnehmungssituation. Not der Schädel-Hirnverletzten und Schlaganfallpatienten, (2000) 4, 30-33.
ZIEGER, ANDREAS (1999): Entwicklung, Bedeutung und Aufgaben von Einrichtungen der Phase F aus ärztlicher Sicht. In: Landesarbeitsgemeinschaft Phase F Niedersachsen: Reader zum Ersten Symposium der Landesarbeitsgemeinschaft Phase F Niedersachsen am 5. Oktober 1999 in Lüneburg. 28-44.
ZIEGER, ANDREAS: Neue Forschungsergebnisse und Überlegungen im Umgang mit Wachkoma-Patienten. Rehabilitation, 37 (1998) 4, 167-176.
ZIEGER, ANDREAS (1994): Lurijas Bedeutung für ein integriertes humanwissenschaftliches Verständnis im Umgang mit hirnverletzten Menschen (als Subjekt). In: Jantzen, Wolfgang (Hrsg.): Die neuronalen Verstrickungen des Bewußtseins. Zur Aktualität von A.R. Lurijas Neuropsychologie. Münster, Hamburg: Lit Verlag (=Fortschritte der Psychologie. Band 6). 205-266.
ZIEGER, ANDREAS (1993): IV – 2.4 Dialogaufbau in der Frührehabilitation mit hirnverletzten Komapatienten. In: Neander, H.; Meyer, R.; Friesacher, H. (Hrsg.): Handbuch der Intensivpflege. Landsberg: Ecomed Verlag. Loseblattsammlung Kapitel IV-2.4. 1-24.
ZIEGER, ANDREAS: Dialogaufbau in der Frührehabilitation. Erfahrungen mit komatösen Schädel-Hirn-Verletzten. Beschäftigungstherapie und Rehabilitation, (1992) 4, 326-334.

ZIEGER, ANDREAS: Selbstorganisation und Subjektentwicklung – Ontologische und ethische Aspekte neuropädagogischer Förderung schwerstbehinderter Menschen. Behindertenpädagogik, 31 (1992a) 2, 118-137.

ZIEGER, ANDREAS: Ergotherapie und Neuropädagogik. Zu Komplementarität zweier Ansätze im Prozeß der neurologisch-neurochirurgischen Rehabilitation. Beschäftigungstherapie und Rehabilitation, (1992b) 3, 246-251.

ZIEGER, ANDREAS: Neurophysiologische und neuropsychologische Grundlagen des menschlichen Gehirns. 2. leicht korrigierte Auflage. Universität Oldenburg. Zentrum für pädagogische Berufspraxis. Oldenburg 1990.

ZUREK, ADAM (1987): Denkpsychologie. In: Grubitzsch, Siegfried; Rexilius, Günter (Hrsg.): Psychologische Grundbegriffe. Mensch und Gesellschaft in der Psychologie. Ein Handbuch. Revidierte und aktualisierte Neuausgabe der 1981 erschienen Ausgabe. Reinbek bei Hamburg: Rowohlt Taschenbuch Verlag (=rowohlts enzyklopädie). 184-199.

OHNE NAME: Excellent nursing care. Woman awakens from vegetative state, goes to mall. Nursing 2000, 30 (2000) 5, 84.

Tageszeitungen

WURTHMANN, MANFRED: Ein Leben in der Schwebe. Die Wachkoma-Patienten in Friedehorst. WESER-Kurier (Bremen). Nr. 16 (93) vom 21. April 2002. 3.

THEINER, JÜRGEN: Tor zum Leben soll offen bleiben. Kurzentrum Bruchhausen-Vilsen betreibt Spezialabteilung für Hirnverletzte. WESER-Kurier (Bremen), Nr. 4 (21) vom 25. Januar 1998. 13.

OHNE NAME: Zustand zwischen Leben und Tod. WESER-Kurier (Bremen). Nr. 165 vom 18. Juli 2001. Ohne Seite.

OHNE NAME: Erwachen nach 16 Jahren Koma. Neu Mexiko erlebte ein Weihnachtswunder: Patientin sprach Schwestern plötzlich an. WESER-Kurier (Bremen). Nr. 4 vom 6. Januar 2000. Ohne Seite.

OHNE NAME: Wachkoma-Patient muß Bett räumen. WESER-Kurier (Bremen). Nr. 236 vom 9. Oktober 1997. Ohne Seite.

Behindertenpädagogik und Integration

Herausgegeben von Prof. Dr. Georg Feuser

Band 1   Georg Feuser (Hrsg.): Integration heute – Perspektiven ihrer Weiterentwicklung in Theorie und Praxis. 2003.

Band 2   Tobias Erzmann: Konstitutive Elemente einer Allgemeinen (integrativen) Pädagogik und eines veränderten Verständnisses von Behinderung. Eine hermeneutische Arbeit zur Frage eines Paradigmen- oder Perspektivenwechsels durch den gemeinsamen Unterricht von behinderten und nichtbehinderten Kindern und Jugendlichen. 2003.

Band 3   Patrizia Tolle: Erwachsene im Wachkoma. Ansätze für eine theoriegeleitete und empirisch fundierte Pflege. 2005.

www.peterlang.de

Karin Wittneben

Pflegekonzepte in der Weiterbildung für Pflegelehrerinnen und Pflegelehrer

5., neubearbeitete Auflage

Frankfurt am Main, Berlin, Bern, Bruxelles, New York, Oxford, Wien, 2003.
XVI, 316 S., 9 Abb.
Europäische Hochschulschriften: Reihe 11, Pädagogik. Bd. 473
ISBN 3-631-50270-2 · br. € 35.–*

Die 1. bis 4. Auflage erschien unter dem Titel *Pflegekonzepte in der Weiterbildung zur Pflegekraft.*

Im ersten und zweiten Teil erfolgt die pflegetheoretische Fundierung einer Pflegedidaktik anhand des von der Verfasserin entwickelten „Modells der multidimensionalen Patientenorientierung". Dieses pflegetheoretische Fundament wird im dritten Teil mit der bildungstheoretisch fundierten kritisch-konstruktiven Didaktik zu einer kritisch-konstruktiven Pflegedidaktik verknüpft. Der vierte, unmittelbar zeitnahe Teil enthält eine systematisch ausgearbeitete Überleitung zu einer kritisch-konstruktiven Pflegelernfelddidaktik. Diese knüpft an das in der Berufs- und Wirtschaftspädagogik aktuell breit diskutierte Lernfeldkonzept an und macht es erstmalig für die Pflegeberufspädagogik fruchtbar. Grundlegende Ausführungen zur Handlungsorientierung auf der Ziel-, Inhalts- und Vermittlungsebene geben konkrete Hinweise für eine pflegehandlungsbezogene und pflegelernfeldorientierte Lehrplanentwicklung.

Aus dem Inhalt: Krankheitsorientierung in der Patientenorientierung · Verhaltensbezogene Patientenorientierung · Handlungsorientierte Patientenorientierung · Fachdidaktik der Krankenpflege · Pflegebegriffe in der beruflichen Weiterbildung · Pflegedidaktik · Handlungs- und lernfeldorientierte Pflegedidaktik

Frankfurt am Main · Berlin · Bern · Bruxelles · New York · Oxford · Wien
Auslieferung: Verlag Peter Lang AG
Moosstr. 1, CH-2542 Pieterlen
Telefax 00 41 (0) 32 / 376 17 27

*inklusive der in Deutschland gültigen Mehrwertsteuer
Preisänderungen vorbehalten

Homepage http://www.peterlang.de